Frank König

Ein Chefarzt klagt an

Frank König

Ein Chefarzt klagt an

Von der Profitgier der Klinikbetreiber

Econ

Econ ist ein Verlag der Ullstein Buchverlage GmbH

ISBN 978-3-430-30035-3

Umschlaggestaltung: Gabriele Burde
Umschlagfoto: Mauritius
Autorenfoto Umschlagklappe: Foto Dorp, Gera
Gesetzt aus der Meta und der Minion bei LVD GmbH, Berlin
Druck und Bindung: CPI books Leck
Printed in Germany

Das ist die wahre Erfahrung von Freiheit,
das Wichtigste auf der Welt zu haben – ohne es zu besitzen.

Paulo Coelho

Inhalt

Vorwort 9
Einführung 13

Der Sprung ins kalte Wasser

Der Karrierekick 17
Ankunft in der Höhle des Löwen 24
Ein Rehamärchen 36

Der ganz normale Wahnsinn

»Die Faulpelze gehören ins Arbeitslager« 53
Der Kliniktransfer in die Rationierung 56
Therapeutische Lügen 74
Alles ist schon abgeklärt? 83

Zielgruppengerechte Behandlung?

Whirlpool und Neuroleptika 91
Der Hals schwillt an 98

Die Herrscher unserer Rehawelt

Die Visite des Imperators 111
Die konspirative Direktorin 125

Ressourcenverknappung

Massage im Takt der Stechuhr 133
Störtebeker und der Pflegecrash 144
Casting-Show 154

Akquise und Marketing

Die retuschierte Klinik 157

Die Zukunft

Tag der Inspirationen.......................... 169
Zielgruppenorientierung 188
Der Klinikförderpreis 202
Natürlicher Widerstand 206
Personalfragen 208

Aus dem Osten kommt das Licht

Russisches Roulette 213

Showdown

Kalkuliertes Risiko? 223
Antreten zur Entwertung 237
Die Astroshow.......................... 247

Epilog

Stille Nacht 255
Abschiedssymposium 256
Beziehungsklärungen 262

Anhang

Empfehlungen für potentielle Patienten 269
Denkanstöße für politisch Verantwortliche.......................... 270

Vorwort

Der radikale Umbau des Gesundheitswesens geht immer mehr zu Lasten von Patienten, Ärzten und Pflegepersonal. Das Mantra der Profitmaximierung um jeden Preis hat in den vergangenen Jahren dazu geführt, dass Krankenhäuser zunehmend zu Marktplätzen wurden, auf denen »Gesundheit« feilgeboten wird, als sei sie ein verhandelbares Gut. Doch eine Klinik ist kein Autowerk oder Softwareunternehmen. Es gibt Bereiche in unserer Gesellschaft, die vor einer rein marktwirtschaftlichen Herangehensweise geschützt werden müssen – auch wenn es sich dabei um eine Wachstums- und Zukunftsbranche handelt!

Dr. Frank König beschreibt offen und schonungslos die Auswirkungen dieses puren Profitstrebens auf seine tägliche Arbeit und reflektiert dabei auch die eigenen Gefühle, traumatische Erlebnisse, seine Unzufriedenheit, Ohnmacht und Wut.

Er erzählt von der üblich gewordenen Unterminierung der Kompetenz von Ärzten und Pflegekräften und von der Missachtung des Patientenwohls. Durch politische, überwiegend finanziell begründete Entscheidungen werden kostenreduzierende »Kurzbehandlungsprogramme« installiert, die häufig zu einem Niedergang der Qualität in der stationären und ambulanten Versorgung führen. Die Behandlungsteams können unter desolaten strukturellen Bedingungen und Voraussetzungen oft nur schlechte klinische Arbeit leisten, es kommt häufig zu Burn-out-Syndromen und zu einer Demoralisierung der Beschäftigten.

Die persönlichen Erfahrungen zeigen ein Bild des Arztberufes, das nur wenig mit den Klischees von Fernsehkliniken und angeblich millionenschweren Chefärzten zu tun hat. Vielmehr verwandelt sich der frühere Traumberuf in einen Albtraum: Der Patient und der Arzt, die Pflegekraft, der Sozialarbeiter, die Verwaltungsangestellten, alle Bediensteten einer Klinik, deren zu schützende Beziehung Grundlage einer jeden Behandlung und Rehamaßnahme ist, sind gänzlich irrelevant geworden. Die Beschäftigten im Gesundheitssektor verkommen ebenfalls zu einer Ware, die ausgebeutet wird, so weit und so lange es nur geht. Kriminell anmutende Methoden, der Missbrauch von Treu und Glauben, Vertrauen und Verträgen sind an der Tagesordnung. Dr. Frank Königs Dokumentationen und Reflektionen sollen helfen darüber nachzudenken, wie man den Strukturen ganz praktisch begegnen kann, die sich zunehmend abwegig und krank entwickeln.

Bisher gibt es nicht viele Menschen, die sich mit den Angestellten des Gesundheitswesens öffentlich solidarisieren, obwohl es auch um ihre eigene zukünftige medizinische Versorgung geht. Wie kommt das? Neben dem oft unrealistischen, aber weit verbreiteten Bild vom Arztberuf wäre eine Erklärung, dass Klinikmitarbeiter neben der Erledigung ihrer primären Arbeitsaufgaben, der Pflege und Behandlung von Kranken, ständig in Kontakt mit fundamentalen menschlichen Ängsten sind, nämlich mit Leben und Tod. Psychoanalytisch ausgedrückt müssen sie mit Vernichtungsängsten umgehen. Es bestehen Hinweise darauf, dass im Individuum, aber auch in Organisationen und der Gesellschaft allgemein, ein Druck dahingehend besteht, sich permanent dieser heftigen Gefühle durch Projektion Erleichterung zu verschaffen. Institutionen – wie zum Beispiel Kliniken und Krankenkassen – werden dann von Patienten und Angehörigen als ein Container für ihre Urängste wahrgenommen und benutzt. Die Art und Weise der Klinikorganisation, der Arbeit von Ärzten und Pflegekräften spielen in dieser unbewussten »Abwehrschlacht« gegen den Tod und im Genesungsprozess eine bedeutsame Rolle. Gleichzeitig müssen Krankenhausmitarbeiter auch mit ihren eigenen Ängsten umgehen, um nicht im Burn-out zu enden. Wenn ein solcher seelischer Aspekt vernachlässigt wird, wenn die Funktion des »Angst-Containers« nicht verstanden wird und wenn die unverzichtbare menschliche Zuwendung aufgrund eines zunehmend betriebswirtschaftlich organisierten Gesundheitssystems nicht mehr ausreichend geleistet werden kann, dann werden wir es auf lange Sicht mit massiven Problemen und Rückwirkungen auf das gesamte Sozialwesen zu tun bekommen. Je größer die Lücke wird zwischen dem, was Patienten benötigen, und dem, was Ärzte angesichts des Profitwahns noch leisten können, desto ineffektiver wird das ganze Gesundheitssystem. Wahrscheinlich wird dieser Teufelskreis der Öffentlichkeit erst dann wieder bewusster werden, wenn sich in etwa 15 Jahren die Hälfte der jetzt praktizierenden Mediziner in den Ruhestand verabschiedet hat und die Patienten noch länger um einen ambulanten und stationären Behandlungsplatz anstehen müssen. Doch jenseits dieses Teufelskreises öffnet sich ein Raum für kritisches Denken und Fragen. Das Buch von Dr. Frank König lädt ein, diesen Raum zu betreten.

Dr. med. Gerhard Schell

Dr. med. Gerhard Schell ist Nervenarzt, Facharzt für Psychosomatische Medizin und Psychotherapie und Psychoanalytiker (DPV/IPA). Er war bis 2006 Chefarzt eines Rehazentrums und praktiziert jetzt als Psychoanalytiker in Stuttgart.

Einführung

Dieses Buch ist ein Bericht über Erfahrungen und Geschehnisse in unserem Gesundheitswesen, die ich in jahrelanger Tätigkeit als Chefarzt aus nächster Nähe erlebt und beobachtet habe. Meine persönlichen Schilderungen stehen stellvertretend für viele Medizinerkarrieren in diesem Land und sind ein Versuch, das Schweigen von Ärzten zu brechen und Patienten wieder eine Stimme zu geben. Sie wenden sich an interessierte Leser und Laien, an jeden Menschen, der sich einer Krankenhausbehandlung anvertrauen muss, an Mitarbeiter und Verantwortliche von medizinischen Einrichtungen.

Die Klinik, die hier beschrieben wird, existiert nicht in einer bestimmten Stadt oder realen Gegend. Sie hat weder Adresse noch Telefonanschluss. Sie ist ein für dieses Buch geschaffener Ort, an dem meine Erfahrungen zusammenfließen. Namen und Handlungen sind frei erfunden oder bis zur Unkenntlichkeit verfremdet. Gespräche und Dialoge sind zwar ihrem Sinn und Gehalt nach aus dem Klinikleben gegriffen, aber nicht zitiert. Dennoch handelt es sich hier um keinen Arztroman oder das Skript für eine TV-Serie. Was in der Klinik dieses Buches geschieht, ist tägliche, knallharte Realität in deutschen Krankenhäusern zwischen Husum und Oberstorf.

Politiker, Unternehmensberater, Sozialgutachter und Investoren haben die Macht in unseren Krankenhäusern übernommen. Der Alltag ist dort degradiert zum Börsenspiel und organisiert als Wirtschaftsunternehmen. Nur: Das »Produkt«, um das es geht, ist unsere Gesundheit. Die Richtlinien von Hippokratischem Eid oder Genfer Gelöbnis stehen in den Medizinkonzernen der Gegenwart nicht mehr an vorderster Stelle. »Die Gesundheit des Patienten wird meine erste Sorge sein« – die Einhaltung dieses Schwurs muss unter den sich immer weiter verschärfenden Bedingungen inzwischen täglich neu erkämpft werden. Medizinische Ethik und Wirtschaftlichkeit werden nicht zum Nutzen aller miteinander verbunden, sondern immer wieder gegeneinander in Stellung gebracht. Dieser Zerreißprobe sind Personal wie Patienten gleichermaßen ausgesetzt.

Wie das genau aussieht und sich auswirkt, wird in diesem Buch beschrieben. Es nimmt Sie mit hinter die Kulissen der großen Visiten und Dienstkonferenzen, es schildert die gesundheitspolitische Prostitution von Ärzten und enthüllt den ganz normalen Wahnsinn im medizinischen Betrieb. Die Vorstellung vom Chefarzt als sozialer Institution und väterlichem Halbgott in einer Lebensstellung, der frei von menschlichen Schwächen, brutalem Konkurrenzkampf und profanen Karriereerwägungen eine makellose Klinik führt, kann ad acta gelegt werden.

Die hier dargestellten Ereignisse mögen subjektive Beobachtungen und Wahrnehmungen sein und selbstverständlich sind nicht alle Krankenhausträger sowie -betreiber gleich. Sie unterscheiden sich in ihren Unternehmenstraditionen und -philosophien. Dennoch ist in diesem Bereich derzeit eine grundlegende Tendenz erkennbar, die für die Zukunft unseres Gesundheitswesens nichts Gutes ahnen lässt und daher öffentlich thematisiert werden sollte.

Ich möchte hiermit einen Versuch wagen, die Sprachlosigkeit vieler leitender Ärzte überwinden zu helfen. »Leitend« und »leidend« umfassen als Begriffe in vielen Unternehmen nicht nur eine sprachliche Nähe. Führungspositionen wirken auf diejenigen, die sie innehaben, oft genug nicht nur herausfordernd, berauschend und beglückend, sondern ebenso einzwängend, erdrückend und zerstörerisch. Und wenn diese hart erkämpften Posten schließlich verloren gehen (und das tun sie früher oder später alle), stellen sich häufig Gefühle von Scham und persönlichem Versagen ein und weniger von Befreiung. Auch ich habe eine solche Krise erlebt – und glücklicherweise gut überstanden. Heute arbeite ich als Mediziner mit größeren Freiheitsgraden, fühle mich wieder wohl in meiner Haut und kann jedem neuen Chefarztangebot mit einem ebenso gelassenem wie klaren NEIN begegnen.

In tiefem Respekt widme ich dieses Buch allen Patienten, die ich kennen lernen durfte und die sich mir und meinem Team anvertraut haben. Daher gebührt diese Achtung ebenso meinen Mitarbeitern, die unter dem äußersten Einsatz ihrer Kräfte die Patientenversorgung ermöglichten und zu mir standen. Vielen Dank für Ihr Vertrauen!

Zudem habe ich allen Wegbegleitern, Freunden sowie meiner Lebensgefährtin und meinen Eltern Sigrid und Heinz König im Besonderen für ihre Unterstützung zu danken.

Ein ebenfalls großer Dank geht an Frau Pauw (Literaturmanagement Hamburg) für die anregenden Hinweise während der Manuskripterstellung. Frau Kühne danke ich herzlichst für ihre Loyalität, Geduld und ihren Fleiß in allen Phasen der Entstehung dieses Buches.

Frau Jänisch und ihrem Team vom Econ Verlag Berlin gebührt hohe Anerkennung für die sprachliche Überarbeitung und kritische Durchsicht des Manuskripts.

Ich wünsche allen Lesern eine anregende Lektüre und hoffe auf eine kritische Diskussion über die Auswirkungen einer zunehmend allein betriebswirtschaftlich orientierten Krankenhauspolitik.

Dr. Frank König

Der Sprung ins kalte Wasser

Der Karrierekick

»Möchtest du Chefarzt werden?« Die Frage meines Freundes am Telefon klingt ernsthaft. »Wieso?«, frage ich zurück, ein wenig erschreckt und überrascht zugleich. »Vor mir liegt ein Supervertrag für eine Stelle in einer privaten psychosomatischen Klinik, die ich aber aus familiären Gründen nicht annehmen kann. Bevor ein anderer zugreift, biete ich dir die Bewerbung an!«

Für einen Moment bin ich sprachlos. Könnte dies die Chance meines Lebens sein? Wie lange träume ich eigentlich schon davon, das Angestelltendasein im öffentlichen Dienst zu verlassen und selbst Regisseur einer Klinik zu werden?

Auf der anderen Seite: Ausgestattet mit einem unbefristeten Vertrag als Oberarzt leite ich seit zwei Jahren die Spezialabteilung für depressive Erkrankungen an einer Universitätsklinik. Mein Chef unterstützt mich, ich habe in den USA forschen können und bereite mich auf den akademischen Titel Privatdozent vor ... Was will ich mehr? Eigentlich läuft doch alles gut. Eigentlich. Denn da ist auch noch meine Scheidung, die sich gerade zu einem komplexen Projekt entwickelt, das alle Besitztümer und auch meine wissenschaftliche Arbeit gefährdet. »Das Finanzamt wird dich schon zu mir zurückprügeln«, prophezeit meine Frau. Diese private Situation zwingt mich zu einer profitableren Alternative, um dem finanziellen Druck, den eine Trennung auslöst, standzuhalten.

Es bleibt nur ein Ausweg: Ich muss auch beruflich einen Neustart wagen und werde das Angebot eines Chefarztvertrages schon aus rein monetären Erwägungen kaum ablehnen können.

So antworte ich schließlich meinem Freund, dass ich die Bewerbung in die Wege leiten werde.

Die Unterlagen sind schnell vorbereitet. Im Autoatlas suche ich den Ort, in dem die Klinik liegt. Es ist ein romantisches Kurstädtchen, ungefähr 250 Kilometer von meinem gegenwärtigen Arbeitsplatz entfernt. Tage zwischen Hoffen und Bangen folgen: Erhalte ich die Zusage? Und bin ich nach fünf Jahren als Oberarzt schon fähig, eine ganze Klinik zu führen? Dann, endlich der entscheidende Anruf! Bereits für die Woche darauf wird der Vorstellungstermin vereinbart. Vorab erhalte ich per Post den Vertragsentwurf. Es handelt sich zwar nicht um ein Angebot, das mit einem Deal im Profifußball vergleichbar wäre, aber für einen Mediziner in Deutschland ist die Offerte doch sehr interessant. Weiterhin ist zu lesen:

»… der Arzt hat alle Patienten der Klinik nach dem Stand der medizinischen Wissenschaft zu untersuchen, zu behandeln bzw. nachgeordnet Ärzte anzuleiten … im Rahmen seiner ärztlichen Tätigkeit ist er unabhängig und nur an standesrechtliche … Vorschriften gebunden. (…) Die Klinik stellt im Einvernehmen mit Chefarzt/Verwaltungsleiter die erforderlichen ärztlichen und nichtärztlichen Mitarbeiter ein …«

Mein Anwalt berät mich noch in den Details, um nicht die gefährlichen Klauseln zu übersehen. Alles geht so schnell und reibungslos, dass ich es kaum glauben kann. Diese Wende in meinem Berufsleben ist wie ein Lottogewinn. Mich durchflutet eine Welle von neuer Energie und Spannkraft, wie ich sie nicht mehr für möglich gehalten habe.

*

Als ich zum Bewerbungsgespräch erscheine, bin ich beeindruckt: Marmor, Glasfassaden, Firmenwappen, Mahagonieinrichtung. Unfassbar für jemanden, der bisher in einem öffentlichen Krankenhaus gearbeitet hat. Der Empfang ist auf den ersten Blick sehr herzlich, Hände werden geschüttelt, Höflichkeiten ausgetauscht. Nach dem Smalltalk geht es unter den kritischen Blicken der beiden Geschäftsführer dann rasch ans Eingemachte: komplette Entwertung des früheren Chefarztes, meine Gehaltsvorstellung, nicht zu vergessen der Privatpatientenanteil. Und noch ein Hinweis: »Für dieses Gehalt erwarten wir von Ihnen eine betriebswirtschaftlich orientierte Klinikführung und ein neues Therapiekonzept, in dem sich die bestehende psychosomatische Abteilung mit der neuen orthopädischen verbindet, denn wir haben in unserer Klinikgruppe nichts zu verschenken!«

Der Vertragsunterzeichnung steht nichts mehr im Wege. Ich fühle mich geschmeichelt und spüre doch gleichzeitig ein Frösteln. In diesem Augenblick erfahre ich am eigenen Leib, was Menschen beschreiben, die auf dem Weg zum Karrieregipfel sind: Je näher man ihm kommt, desto dünner und eisiger wird die Luft.

*

Mein bisheriges Dienstzimmer ist inzwischen fast vollständig in Umzugskartons verpackt. Ich kontrolliere noch einmal die Schreibtischschubladen, finde eine Schreckschusspistole und einen Jagddolch, die in der Vergangenheit zwei suizidgefährdete Patienten mit sich führten. Auf den Waffen liegt ein loses Blatt Papier mit einer Widmung meines früheren Chefs: »Für Frank! Viel Erfolg an diesem Platz!« Ich habe es über die Jahre hinweg wohl behütet, sozusagen in der Ehrenschublade belassen. Sorgfältig falte ich den Zettel zusammen und stecke ihn als Talisman in meine Brieftasche.

»Ihnen, Herr Doktor, kann das nicht passieren«, stellten die Patienten oft fest, nachdem sie mir in diesem Raum ihre Lebensdramen anvertraut haben. Woher wollten sie das wissen? Auch Ärzte sind nur Menschen. Was für ein Bild gibt unser

Berufsstand in der öffentlichen Wahrnehmung ab? Was mögen die Klienten eigentlich über uns Psychiater denken, wenn sie sich uns anvertrauen? Ihr unstillbares Verlangen nach emotionaler Zuwendung erfüllt selbst noch zum Abschied mein Büro. Manchmal presste ich mich an die Lehne des Sessels, um dem Druck, der im Gesprächsverlauf entstand, wenigstens etwas zu entfliehen. Ich habe geübt, in begrenzter Zeit die berühmte stellvertretende Hoffnung zu vermitteln. In kurzer Zeit den Versuch zu wagen, mit einem Unbekannten eine tragfähige therapeutische Allianz zu schmieden. Mit ihm sich gegen seine andrängenden Suizidgedanken zu verbünden. Das Wagnis einzugehen, bis zum nächsten Morgen ein Bündnis mit dem Leben zu schließen, um seiner Selbstaufgabe, wenigstens für die nächsten Stunden, wirksam zu begegnen.

Danach einige Wochen Zeitgewinn als therapeutischer Anspruch für ein Menschenleben. Drei Wochen Lebenszeit der Verzweiflung abtrotzen, meistens in qualvoller Melancholie. Drei Wochen warten, bis endlich auch die Glückshormone, durch Antidepressiva stimuliert, ihre segensreiche Wirkung entfalten. Bin ich mittlerweile ein Psychoprofi geworden? Was ist dafür der Gradmesser? Ein guter Schlaf des Therapeuten? Ich träume tatsächlich nur selten von den Dramen der mir anvertrauten seelischen Not.

*

Wie würden unsere Patienten wohl über uns denken, wenn sie die großen Doktoren in den kleinen, täglichen Machtkämpfen sehen könnten?

Mein Chef an der Uniklinik, den ich sehr schätzte, ließ zum Beispiel die Tür zu seinem Büro stets offen. Uns alle quälten Schuldgefühle, wenn wir nach den obligatorischen Überstunden doch noch vor Einbruch der Dunkelheit nach Hause gingen und an seiner Tür vorbei mussten. Mein Schlafbedürfnis reduzierte sich damals auf ein Minimum. Mein Chef war nahezu mit der Abteilung verheiratet. Im Kreise der Geschiedenen und Singles meiner Berufsgruppe fühlte ich mich mit Familienpflichten fast schon als Behinderter …

Mein Nachfolger wird ein jüngerer Stationsarzt, der noch um seine Vertragsverlängerung kämpft. Auch an Universitätskliniken sind befristete Arbeitsverhältnisse heute leider üblich. Besonders für Assistenzärzte ist eine vorausschauende Lebensplanung sehr schwierig, oft nahezu unmöglich geworden. Obwohl Ärzte dringend gebraucht werden, verhindert man in diesem Land halbwegs sichere und fördernde Arbeitsbedingungen. Durch Kurzzeitverträge und die ständige Sorge ums berufliche Fortkommen zudem erpressbar geworden, können wir alle gefügig gemacht und bis aufs Blut ausgebeutet werden.

Traumberuf Arzt? Das war einmal. Etwas provokant und nur wenig zugespitzt formuliert: Der Helfer und Heiler ist zum Verwalter von Patienten geworden, die im Eiltempo durch den Betrieb geschleust werden. Effektivität und Effizienz sind die Zauberworte, mit denen die heutigen Medizinfabriken am Laufen gehalten werden. Doch wir können noch so ausgefeilte Arbeitspläne entwickeln, noch so reibungslos funktionierende Apparate anschaffen, noch so raffiniert die Budgets kalkulieren, noch kompliziertere Diagnostiksysteme erschaffen und noch so viele Operationssäle rund um die Uhr auslasten – es wird immer ein entscheidender Rest zu tun bleiben, der zwar nicht computertauglich, aber unverzichtbar für die Heilung und Gesundung der uns anvertrauten Patienten ist: die Zuwendung von Mensch zu Mensch.

Selbst die widerstandsfähigsten Idealisten werden im heutigen Medizinbetrieb früher oder später zermürbt. Entfesselte Bürokratie, chronische Überlastung, permanenter Kostendruck, innere Abstumpfung und ewige Konkurrenz – zu Risiken und Nebenwirkungen fragen Sie Ihren Arzt oder Apotheker. Doch unter solchen Bedingungen wird der Arzt oft genug selbst zum Risiko. Patienten liegen auf den Operationstischen, während den Chirurgen nach Bereitschaftsdiensten ohne Pause vor Müdigkeit fast die Augen zufallen. Überarbeitete Schwestern können schon mal die Dosis am Tropf falsch einstellen. Und dass gesetzlich Versicherte unendlich lang auf Termine aller Art warten, während Privatpatienten im separaten Wartezimmer sich in der Regel auf ganzheitliche Zusatzleistungen freuen dürfen, ist inzwischen allseits bekannt, wird vom überwiegenden Teil der Bevölkerung jedoch erstaunlich gleichmütig hingenommen.

Um Missverständnissen vorzubeugen: Ich bin sicher, dass die meisten meiner Kollegen aller Hierarchieebenen nach bestem Wissen und Gewissen handeln und unter den gegebenen Umständen alles Menschenmögliche versuchen, um ihren Patienten zu helfen. Mir ist ebenfalls selbstverständlich klar, dass das öffentliche Gesundheitswesen finanzierbar bleiben muss. Jeder halbwegs informierte Zeitgenosse, der in den letzten Jahren mit offenen Augen durch unsere Welt ging, hat wahrnehmen können, dass wir gegenwärtig nicht nur durch die demographische Entwicklung, sondern ebenso durch die Explosion des medizinisch-technologischen Fortschritts an eine ökonomische Grenze geraten. Nicht alles, was möglich ist, ist auch bezahlbar. Rationierung ist längst keine Frage mehr des Ob, sondern des Wie. Es geht nicht erst in der Zukunft, sondern bereits heute darum, eine vernünftige Balance zwischen dem technisch Machbaren und dem medizinisch Sinnvollen herzustellen. Daraus folgen jedoch auch Fragen bezüglich der Gerechtigkeit, Fragen nach Selbstbestimmung, nach dem Menschenbild und den ethischen Grundsätzen, an denen wir uns in Zukunft orientieren wollen. Doch selbst, wenn ich dies alles voraussetze und anerkenne, dass auch und gerade im Gesundheitswesen sorgsam mit Budgets und Ressourcen umgegangen werden muss – so komme ich doch nicht an ein paar Fragen vorbei: Kann man ein Krankenhaus wie eine Autowerkstatt oder ein anderes Unternehmen führen? Muss man rein profitorientiert arbeiten, selbst wenn dies auf Kosten von Patienten und Personal geht? Die landläufige – und betriebswirtschaftlich sicher nachvollziehbare – Antwort lautet: Ja, denn sonst gäbe es die Klinik nicht mehr. Doch wie lange kann eine Firma überleben, deren Produktqualität kontinuierlich sinkt? Zudem erwartet man vom Arzt betriebswirtschaftliche Verantwortung, ohne ihn am Erfolg angemessen zu beteiligen. Natürlich gibt es Unterschiede zwischen den Fachrichtungen. Apparatemedizin war im Vergleich zu den sprechenden Fakultäten und Hausärzten über Jahre hinweg zum Beispiel viel besser honoriert. Die Auswirkungen spüren wir jetzt, wenn zum Quartalsende die Praxen schließen, weil die Budgets ausgeschöpft sind. Wer arbeitet schon gern zum Nulltarif?

Unsere Gesellschaft ist so reich, dass sie sich den Luxus einer staatlich finanzierten Medizinerausbildung leisten kann, um dann den Absolventen die Berufsausübung in diesem Land so unattraktiv zu machen, dass sie ihre Zukunft häufig im Ausland suchen. Wenn ein solch generöser Umgang mit Steuergeldern, Wissen und Können offenbar möglich ist, warum ist unser Land dann plötzlich nicht mehr wohlhabend genug, um die Qualitätsstandards seines Gesundheitswesens heute und in Zukunft zu sichern, statt Kostenreduktion um jeden Preis durchzudrücken, die unweigerlich zu Qualitätsminderung führt und weiterhin führen wird?

*

Mein Stationsarzt nimmt den Schlüssel behutsam aus meiner Hand entgegen. »Vielen Dank für alles, machen Sie es gut, wir bleiben in Kontakt. Ich werde das Schiff schon weiterführen.«, meint er zuversichtlich.

Gedankenversunken gehe ich noch einmal durch die Abteilung, die fünf Jahre meine berufliche Heimat war. Einige Patienten erscheinen auf dem Flur. »Gute Besserung!«, wünsche ich ihnen noch. Viele sind zu schwer krank, um diesen Abschied zu erfassen.

Ein letztes Mal fällt die gläserne Stationstür hinter mir ins Schloss. Jene Tür, deren Absperrung am Morgen der Hinweis darauf war, dass in der Nacht zuvor ein Patient mit Selbsttötungsabsichten und Weglaufgefahr zur Aufnahme kam.

Ich verabschiede mich vom Pförtner, dessen Unterschrift auf meinem Laufzettel nun endgültig das Ende meiner Universitätslaufbahn besiegelt. »Wir werden Sie vermissen. Alles Gute für Ihre Zukunft, Herr Oberarzt!«, wünscht er mir noch. Wie oft war er doch knurrig gewesen, wenn wir unsere Dienstpiepser nicht bei uns trugen. Doch heute Abend scheint das alles vergessen zu sein. Ich war ein Teil dieser Mannschaft, die mich förderte, forderte, ausbeutete, aber auch schützte. Nun wechsle ich in das Haifischbecken der privaten Klinikbetreiber.

Was ich dort als Chefarzt in beruflicher und persönlicher Hinsicht erlebt habe, ist für mich noch heute kaum zu glauben. Mit der Offenlegung meiner Erfahrungen in diesem Buch möchte ich – wie eingangs bereits erwähnt – einen Einblick hinter die Kulissen einer Chefarztlaufbahn geben, die stellvertretend für viele meiner Kollegen steht. In einer sich rasant verändernden Kliniklandschaft und einem System, in dem Machtgier, Intrigen und Profitorientierung in Reinkultur die Oberhand gewinnen, verkommen wir zu Technokraten und versuchen, das Schmerzensgeld für unser Schweigen möglichst lange zu erhalten.

Ankunft in der Höhle des Löwen

Etwas grau wirkt die schneebedeckte Bergwelt an diesem kalten Montag Anfang Februar. Mein Opel Tigra bringt mich sicher in diese von vielen Künstlern gerühmte Kleinstadt. Wie ein bunter Hund steht er nun zwischen den noblen Karossen der wohlsituierten, örtlichen High Society. Pech, wenn man nicht der Erbengeneration angehört. Ist mein Entschluss richtig gewesen, den Vertrag zu unterzeichnen? Passe ich überhaupt hierher? Und was hatte dieser seltsame Anruf zu bedeuten, der mich gestern vor der Abfahrt in mein neues Leben von der Verwaltungsleiterin erreichte: »Bitte kommen Sie schnell, ich habe das Gefühl, die Klinik wird vom KGB übernommen!« Dieses Telefonat hatte mich so beschäftigt, dass ich auf der eisglatten Fahrbahn ins Schleudern geriet und um ein Haar von ihr abgekommen wäre. Was sind das für Zeichen?

Viel Zeit zum Grübeln bleibt mir jedoch nicht, denn es drängt sich die ganz banale Frage auf: Wo kann ich wohnen? Günstige Mieten sind in dieser begehrten Region derzeit nicht zu finden. Das Unternehmen hat mir für die erste Zeit ein Klinikappartement angeboten, doch diesem Arrangement stehe ich eher zurückhaltend gegenüber. Als Psychotherapeut habe ich im Verlauf meines Berufslebens erfahren, dass Distanz gegenüber Patienten und Arbeitsplatz für die eigene Psychohygiene sehr wichtig ist.

*

Mein erster Tag als Chefarzt beginnt. Die Klinik liegt in einer kleinen, idyllischen Parklandschaft. Beim ersten Anblick verschlägt es mir den Atem: Ich stehe vor einer Baustelle! Offensichtlich handelt es sich hier um die Endphase einer Rekonstruktion, und im Erdgeschoss fehlen noch die Fenster. Ich trete ein in die große Vorhalle, hinein in eine Staubwolke und den ohrenbetäubenden Lärm von Bohrmaschinen. Hier werde ich von nun an der Chefarzt sein? Meine Schuhe für den Dienstantritt auf Hochglanz zu polieren, hätte ich mir sparen können.

Im Empfangsbereich befindet sich ein provisorisches Büro mit Coffee-Shop-Atmosphäre, in dem mich schon Frau Fröhlich erwartet. Sie ist die besagte Verwaltungsleiterin, die mich gestern bereits anrief, eine charmante Mittfünfzigerin. »Grüß Gott, Herr Chefarzt, eigentlich verdienen Sie einen Blumenstrauß, weil Sie endlich da sind! Doch darauf habe ich heute verzichten müssen. Es gibt vieles zu tun, wir sind mit der Sanierung des Gebäudes im zeitlichen Verzug. Sie werden dringend erwartet.« Ihr Händedruck wirkt kräftig, fast ein wenig maskulin. Ihr schwarzes Haar ist durch den Baustaub grau eingefärbt.

Der Lärm und Schmutz erwecken Erinnerungen an meine Kindheit in der elterlichen Schreinerei. Die Suche nach einer ruhigeren, inspirierenden Umgebung wurde dadurch zu einem wichtigen Bestandteil meines Lebensweges. Spätestens seit Abschluss meiner Psychoanalyse ist mir bewusst, dass ich die Rivalität gegenüber dem allmächtigen, handwerklich geschickten, Vater mit intellektuellem Anspruch ausgetragen habe. Bereits als Baby schrie ich lauthals, wenn sich jemand mit verschmutzten Händen in meine Nähe wagte!

Bin ich an diesem Ort, um die Konflikte der Adoleszenz erneut auszufechten?

»Möchten Sie einen Kaffee?«, schreit mir Frau Fröhlich ins Ohr. Ich schrecke zurück. »Vielen Dank für das Angebot, aber vielleicht können wir einen Kaffee außerhalb dieser Baustelle trinken?« Sie ruft: »Eine gute Idee, vielleicht später. Doch ich möchte Ihnen zunächst Ihren orthopädischen Chefarztkollegen vorstellen.« Beherzt ergreift sie meinen Arm und führt mich über den Bauschutt, der überall auf den Fluren verteilt ist. Plötzlich vernehme ich Gebrüll. Die Verwaltungsleiterin deutet mit vielsagendem Blick in die Richtung aus der es kommt. »Das ist er! Das ist er!«, presst sie hervor und wirft mir bedeutungsvolle Blicke zu. Ein hagerer Mann von Anfang 50 kommt uns entgegen – in einem Armeeoverall der ehemaligen DDR! Ich kann es kaum glauben, immerhin schreiben wir das Jahr 11 nach der Wende. »Nu, Nu, mein Gudster ... Sie sind also mein neuer Partner für die Psychosomatik ...«, grinst er und streckt mir seine Hand entgegen. »Wir brauchen hier Männer, die zupacken und keine Unikader! Verstehense?« Er meint das wohl in Anspielung auf meinen Anzug und die Krawatte. »Mein Name ist Eichler,

Dr. Eichler – ein Wissenschaftler bin ich nicht, aber praktizierender Orthopäde, ha ha ha! Na, Sie wissen doch mein Gudster, einfach mechanisch denkend, funktionell und praktisch, wie hier erforderlich!« Diese Mischung aus Sanitätsoffizier, Bauarbeiter und ehemaligem Leistungssportler macht mich sprachlos.

Auf allen Etagen bemühen sich Handwerker um die Einhaltung des Zeitplanes. In circa drei Wochen soll die Wiedereröffnung stattfinden. Obwohl ich trotz meiner Herkunft keine Ahnung davon habe, scheint mir dieser Termin eher unrealistisch.

Nach der geführten Tour über die Baustelle bin ich auf mein zukünftiges Büro sehr neugierig. Mein neuer Kollege verabschiedet sich. Ein Handwerker rief dringend nach ihm und benötigte offensichtlich seinen Rat.

Über einen Treppenabsatz führt ein schmaler dunkler Gang vorbei an drei Büroräumen. Das hinterste Zimmer ist mit circa 10 Quadratmetern das größte und diente als früheres Chefarztbüro, erklärt Frau Fröhlich. Die Klinik war unter der Leitung ihres früheren Besitzers als Privatsanatorium geführt worden. Wahrscheinlich stellte sie über zwei Jahrzehnte eine Goldader dar. So empfängt mich das Monument des Vorgängers auf einem Foto an der Wand eines Büros. Wie durch ein Wunder hat das kleine Bild alle Sanierungsarbeiten überstanden. Es ist verschmutzt und hängt schief. Der alte Besitzer wirft verschmitzte Blicke auf Frau Fröhlich und mich herab.

In meinem zukünftigen Vorzimmer befindet sich noch das provisorische Büro der Bauleitung. Dr. Eichler residiert an der Stirnseite des großen Tisches. Von hier aus führt er Dienstbesprechungen mit den Handwerkern, koordiniert das Baugeschehen, streitet sich mit dem Architekten. Er herrscht bereits auf ganzer Breite. Funktionell, funktional und effizient sind seine Lieblingsworte. Wenn Dr. Eichler sich über den Fortgang der Sanierung ärgert, entreißt er manchmal den Bauleuten zum Beispiel die Bohrmaschine und stemmt selbst die Löcher in die Wand. Besonders dem Ausbau des Untergeschosses, der zukünftigen Physiotherapieabteilung, gilt sein großes Augenmerk. So sehr es zu schätzen ist, wenn Führungskräfte sich einbringen und mit anpacken, so hatte ich das, zumal in dieser Form und in diesem Ausmaß, nicht erwartet. Am Ende des ersten Arbeitstages quält mich ein fast unstillbarer Hustenreiz und mein schwarzer Anzug ist hellgrau eingefärbt. Ich versuche in einem Landgasthof, den ankommenden negativen Gefühlen und Zweifeln etwas Positives entgegenzusetzen. Die erste Nacht verbringe ich erschöpft und traumlos.

*

Am nächsten Morgen komme ich zu keinem Frühstück. Nach Durchqueren der Handwerkerscharen in den unteren Etagen begrüßt mich Frau Fröhlich, offensichtlich um Humor bemüht: »Guten Morgen, Herr Chefarzt, haben Sie gut geschlafen? Schön, dass Sie noch nicht wieder abgereist sind. Darf ich Ihnen einen Kaffee anbieten?« Ich habe das Gefühl, die Verwaltungsleiterin sucht dringend einen Verbündeten. Dr. Eichler eilt herbei und unterbricht uns mit dem Hinweis: »Wenn Sie telefonieren möchten, haben wir dieses Handy. Natürlich nur für dienstliche Telefonate, versteht sich!«

Vieles habe ich mir vorstellen können, aber die Übernahme einer Baustelle ist für mich in meiner bisherigen Berufslaufbahn einmalig. Ich versuche meine Gedanken zu ordnen: Chefarzt … Bauleitung … Klinikumzug … Probezeit überstehen. Ist das hier nur das normale Chaos der ersten Tage?

Am Konferenztisch bekomme ich einen Platz gegenüber Dr. Eichler und überlege, wie ich von hier aus meine Kontakte zu den mir bekannten Ärzten und Kliniken wieder aufnehmen könnte. Der Satz der Klinikbetreiber nach Vertragsabschluss – »Sie müssen sich natürlich auch um die Zuweisung von Patienten bemühen!« – hallt mir noch in den Ohren. Dr. Eichler reißt mich aus meinen Gedanken. »Ich habe Ihre Psycho-Patienten in der Landhausklinik schon besucht, mit denen kann ich nich viel anfangen und deshalb kümmere ich mich lieber um den Bau«, meint er. »Denn Baujeschehen ist doch Männersache, nich wahr Herr Kolleje?«, blinzelt er mich spitzbübisch mit einem Seitenblick auf Frau Fröhlich an. Dann wechselt seine Stimmlage zu einer etwas befehlsartigen Gebetsmühle. »Sie kümmern sich einfach um die Krankentragen und einen Notfallkoffer für die Klinik! Sie sind doch Notarzt, Herr Kolleje, oder?« Langsam nervt er mich. Ich nicke stumm. Meine Bewerbungsunterlagen studiert er offensichtlich auch schon. Welche Indiskretionen werden mich noch überraschen? Auf einem Blatt fixiere ich meine ersten Telefontermine noch während der Besprechung. Da erreicht mich der Anruf eines befreundeten Arztes. Ich fliehe aus dem Bauleiterbüro und vor den lautstarken Bohrmaschinen in einen leeren, ruhigeren Nebenraum. Mein Bekannter sucht auch eine Chefarztstelle und bewirbt sich bereits anderenorts seit Monaten. Interessiert erkundigt er sich nach meinem ersten Eindruck. Oh mein Gott, schon wieder diese unvermeidlichen Bohrmaschinen! »Ach schön, die bringen dir gerade deine Regale an …?«, kommentiert er arglos den Lärmpegel. Ich spüre seine Bewunderung für meinen Schritt vom öffentlich-rechtlichen Oberarzt zum Chefarzt in einer Privatklinik. Wenn er wüsste …! Wenn ich gewusst hätte …! Mit allem verfügbaren Charme versuche ich die peinliche Situation zu retten. Es wäre mir unangenehm, wenn der Eindruck entstünde, meine neue Position sei ein sozialer Abstieg. So spanne ich den Bogen von den imaginären Regalwänden bis zu meinem Super-Team, das ich in den nächsten Tagen kennen lernen werde. Vom »Kriegschirurgen« als nächstem Partner berichte ich vorsorglich nicht. Doch reden kann ich ohnehin kaum noch, denn durch die Staubentwicklung im Flur packt mich wieder der quälende Reiz im Rachen. Mit erstickter, heiserer Stimme danke ich ihm und verabschiede mich, zutiefst berührt von seinen Glückwünschen.

*

Es ist nicht alltäglich, dass Kollegen anrufen, um zu gratulieren. Viel zu sehr sind wir im neidischen Belauern unserer ärztlichen Besitzstände gefangen. Das Wohl der Patienten wird darüber oft zur Nebensache. Viel zu viele Gedanken machen wir uns um die sozialen Rangkämpfe und die geringfügigen Vorteile, die ein anderer für sich verbuchen könnte. Der Wunsch, es besser zu treffen als der Nachbar, Kollege oder Intimfeind mag eine wichtige Triebfeder in der menschlichen Entwicklung und Teil unserer Existenz sein. Ohne den ständigen sozialen Vergleich säßen wir wohl noch im Bärenfell in den Höhlen. Doch durch den scheelen Blick wird Neid schnell destruktiv und engt den geistigen und emotionalen Horizont weiter ein.

*

Ein hagerer Mann mit blond gewelltem Haar und großem Oberlippenbart betritt den Raum. »Grüß Gott, mein Name ist Behnsen, ich bin der Architekt! Sind Sie der neue Chefarzt der Psychosomatik?« Ich bejahe. »Es tut mir leid, dass ich Sie stören muss«, sagt er. »Ich benötige dringend unser Telefon! Ihre Hauptverwaltung hat entschieden, dass vor Anlieferung der Telefonanlage nur ein einziges mobiles Gerät zur Außenwelt für alle Führungskräfte ausreichend ist«, erläutert Herr Behnsen mit ironischem Unterton und verschmitztem Lächeln. Die Nutzung privater Mobiltelefone für dienstliche Zwecke sei natürlich möglich, werde aber nicht erstattet. Die Einführung in den wirtschaftlichen Führungsstil eines privaten Klinikträgers hat also ohne Zweifel bereits begonnen. Auch der Zeitverzug der Sanierungsarbeiten muss wieder eingeholt werden. Für die Orthopädie sind in wenigen Wochen schon feste Patientenkontingente vorgesehen. Eine weitere Verzögerung der Klinikeröffnung ist somit nicht denkbar.

Mit Herrn Behnsen verstehe ich mich seit dem ersten Tag sehr gut. Die Chemie stimmt zwischen uns. Er zieht seine Umwelt mit dem ihm eigenen Charme sofort in seinen Bann. Häufig sitzen wir an den folgenden Tagen zusammen und diskutieren die vielen noch offenen Fragen. Meinem orthopädischen Pendant scheint diese konstruktive Zusammenarbeit auf dem kurzen Dienstweg mit einem »Klinikexperten« eher ein Dorn im Auge zu sein. Wenn er uns bei einem Gespräch überrascht, zieht er es meistens an sich und spielt sich in den bautechnischen Fragen auf. Herr Behnsen nimmt diese Situationen sehr gelassen. Meist zwinkert er uns ironisch zu und korrigiert den Orthopäden mit höflicher Sachkompetenz. Er hat als gefragter Architekt auch noch andere Baustellen zu betreuen, deshalb ist er nur tageweise bei uns. Das hat zur Folge, dass sich die Handwerker zunehmend an unserem »Sanitätsoffizier« orientieren. Sanierungen von Gebäuden oder Kostenvoranschläge haben mich in meinem Leben noch nie sonderlich interessiert. Nach meinem Studium standen das Streben nach medizinischer Sachkompetenz und die Wertschätzung für Patienten eher im Vordergrund, als der Besuch von Seminaren für Gesundheitsökonomie. Diese Eigenschaften helfen mir auf der Baustelle allerdings wenig und ich muss die handwerklichen Argumente von Dr. Eichler zunächst einmal hinnehmen. Wenn wir über Investitionsvorschläge abstimmen, schließe ich mich jedoch in der Regel Frau Fröhlichs Votum an. Ich vertraue darauf, dass sie schon wissen wird, was in dieser Phase sinnvoll ist. Ohnehin verstehe ich die ganze Aufregung im Bauleiterbüro nicht, da die letzte Entscheidung die Geschäftsleitung treffen wird. Doch jeder versucht nun einmal seine Probezeit erfolgreich zu überstehen und das Terrain für spätere Zeiten abzustecken. Das ist nachvollziehbar und verständlich, macht die Situation aber nicht angenehmer oder kollegialer.

Für Chefärzte beträgt die Probezeit im Unternehmen sechs Monate. Bereits drei Monate vor mir nahm Dr. Eichler seine Tätigkeit auf. Psychoanalytisch gesehen, könnte er während der Rekonstruktion der Klinik eine libidinöse Ersatzbefriedigung von Machtphantasien ausleben. Später werde ich erfahren, dass seinen ebenso permanenten wie rigorosen Versuchen, neue Einflussbereiche zu erschließen, eine narzisstische Kränkung zugrunde liegt: Er darf nicht mehr operieren. Dieser Verlust seiner chirurgischen Identität hinterließ offenbar eine schmerzhafte Lücke, die mit stetiger Machtexpansion gefüllt werden muss.

Wenn Dr.Eichler mit dem Architekten Behnsen diskutiert, prallen militantes Vorgehen und nonchalante Lebensart ungebremst aufeinander. Aufgrund dieser Interaktionen erschließen sich für mich vom ersten Tag an neue Tätigkeitsbereiche. Mein Aufgabengebiet erweitert sich zunehmend auf die psychologische Betreuung der von diesem Kommunikationsstil traumatisierten Mitarbeiter, vor allem unserer Verwaltungsleiterin Frau Fröhlich. Die eigentlich selbstbewusste Managerin wird in den folgenden Wochen zusehends labiler. In unseren Besprechungen presst sie die Worte nur noch kurz hervor. Ihr Gesicht erscheint oft blass. Die tiefen Augenringe sprechen Bände. Dies alles weist auf ein für mich offenkundiges Mobbing hin, das sie, wahrscheinlich auch aus Scham, mir gegenüber verschweigt. Ich hingegen fühle mich noch zu unsicher, um sie danach zu fragen. Bereits seit meiner Vertragsunterzeichnung quält mich ein Verdacht: Besitzen in diesem Unternehmen vielleicht verschiedene Mitarbeiter einen konspirativen Auftrag? Soll Frau Fröhlich etwa in eine ausweglose Doppelbindungssituation gebracht werden? Eine solche Lage beschreibt einen psychologischen Zustand, der die Auswahl zwischen zwei Handlungsalternativen beinhaltet. Wie auch immer der Protagonist entscheidet, die Konsequenz seines Handelns bleibt für ihn negativ! In unserer Situation bedeutet das eine Abmahnung oder die spätere fristlose Kündigung. Wo bin ich hier bloß hingeraten?

*

Die Wohnungssuche gestaltet sich ebenfalls schwieriger als erwartet. Im Umland finde ich endlich nach einigen Wochen in einem kleinen Dorf eine erschwingliche Bleibe. Das kleine Appartement besteht aus zwei Zimmern mit Bad und befindet sich über einer Garage gegenüber den Stallungen der Rinder. Das Schlafen bei offenen Fenstern wird wohl nicht möglich beziehungsweise nur um den Preis herüberwehender Düfte zu haben sein. Der allabendliche Imbiss wird aus mitgebrachten belegten Broten, etwas Obst und viel Mineralwasser bestehen, denn ein Kühlschrank gehört nicht zur Ausstattung. Egal, versuche ich mich zu trösten, dafür bin ich nun Chefarzt und versuche dem Etablissement etwas Charme und Ambiente abzugewinnen.

Die Besitzerin heißt Traudl. Seit dem Tod ihres Mannes führt sie den Hof allein und kann mit drei Ferienwohnungen seine Rentabilität wohl erheblich steigern. Meine Wirtin achtet peinlich genau darauf, dass ich das Frühstück pünktlich einnehme und kündigt mir für eventuellen Damenbesuch einen erhöhten Zimmertarif an. Für meine unregelmäßige Anwesenheit zeigt sie wenig Verständnis. Denn wer bei Traudl wohnt, bekundet seine Bodenständigkeit und reist doch nicht mehr umher!

Nach der Arbeit falle ich oft nur noch erschöpft in das ausgelegene Doppelbett mit großer Ritze. Schräg gegenüber ist an der Zimmerdecke ein vorsintflutlicher Fernseher angebracht, der mir von Montag bis Freitag mit bunten Bildern das langsame Hinübergleiten in den Schlaf versüßt. Der Traum von der fernen Glitzerwelt der Stars und Sternchen tröstet mich ein wenig über meinen derzeitigen Berufsalltag hinweg …

Am Wochenende bin ich sehr froh, in die gemeinsame Wohnung zurückkehren zu können, die ich mit meiner Lebensgefährtin Marie teile. Die über 200 Kilometer Bundesstraße bieten eine wohltuende Distanz zu meinem aufreibenden Job und zu den Blicken von Traudl, in denen ich täglich die eine Frage erkenne: Wird er es schaffen, die Arbeitsplätze zu erhalten und die Klinik zu belegen? Zumal der Vorgänger als Eigentümer und Chefarzt in Personalunion eine lokalpolitische Ikone darstellt und unverändert hohes Ansehen in der Bevölkerung genießt. Nun wird jeder Nachfolger an der Leistung des Vorgängers gemessen. Doch es gibt einen feinen Unterschied: Die goldenen

Zeiten des deutschen Kurwesens gehören der Vergangenheit an. Es geht mittlerweile auch hier um knallharte Kosteneinsparungen, um Wirtschaftlichkeit um jeden Preis. Sie ist das Ziel, kein Mittel. An uns Chefärzten geht dieser Kelch ebenfalls nicht vorüber. Wir sind nicht halb so privilegiert, unabhängig und über jeden Zweifel erhaben, wie es die Mythen aus den Fernsehkliniken dem Publikum und mancher Kollege seinen Patienten noch immer versucht, glaubhaft zu machen.

*

Einige Zeit später erscheint der frühere Besitzer im Gebäude und fordert Zugang zu den Restbeständen seiner Krankenakten, die sich offenbar noch auf dem Dachspeicher befinden. Der Pensionär, ein vitaler, sonnengebräunter Endsechziger, mustert mich prüfend. Für ihn kann keine zukünftige Gesundheitsreform mehr bedrohlich werden. Er hat seine Klinik wahrscheinlich noch im günstigsten Moment an unsere Unternehmensgruppe verkaufen und seinen Ruhestand vergolden können. Beneidenswert! Nach einem knappen »Grüß Gott!« und kräftigen Händedruck wendet er sich ab, um seine Akten zu suchen. Diese kurze Stippvisite wird unser einziger Kontakt bleiben. Natürlich vergesse ich ihn zu fragen, ob ich sein Bild in meinem zukünftigen Büro abhängen darf. Zumal der Lärm der Bohrmaschinen und Stemmarbeiten im Untergeschoss jede weitere Kommunikation zunichte macht. Unsere Arzthelferin Lisa, die mit ihren 20 Jahren bereits für ihn gearbeitet hat, fegt derweil mit Tempo durch die Klinik, um ihm alle Türen zu öffnen.

*

So bin ich also Chefarzt einer Baustelle geworden. Die Erinnerung an die frühere Position in der Universitätsklinik ruft in mir fast paradiesische Inspirationen hervor. Wir könnten doch auch hier eine medizinische Fachbibliothek gemeinsam für Orthopädie und Psychosomatik einrichten? Mein Vorschlag führt beim Treffen mit den Geschäftsführern des Unternehmens zu heftigen Diskussionen. Einer von ihnen, Herr Keilhauer, antwortet auf dieses Ansinnen: »Lieber Herr Doktor, Ihre Mitarbeiter sollen arbeiten und nicht unerlaubte Pausen zum Lesen nutzen. Sie werden für die Rehabilitation und nicht für Schmökerstunden von uns bezahlt! Kümmern Sie sich zukünftig um Ordnung und Disziplin in dem Schlamperladen Psychosomatik. Melden Sie uns alle Faulpelze! Sie wissen doch, Ihrem Vorgänger haben wir fristlos gekündigt. Er schätzte mehr die Seen der Umgebung als die Visiten. Schlechte Beispiele färben immer ab. Das darf in der neuen Klinik nie wieder passieren.«

Nun bin ich endgültig für das Kennenlernen meines Teams und der restlichen Patienten gewappnet, die auf die Ankunft des neuen Chefarztes warten. Sie leben und arbeiten derzeit noch in einer psychosomatischen Fachklinik, welche die Klinikgruppe einige Kilometer entfernt betreibt. Sie ist in einem Landhaus untergebracht und der Mietvertrag läuft in diesem Frühjahr aus. Wahrscheinlich um die betriebswirtschaftliche Effizienz des Unternehmens zu steigern, erwarb der Träger die rekonstruktionsbedürftige Kurklinik, fügte der psychosomatischen eine orthopädische Abteilung hinzu und verdoppelte so die Anzahl der Betten.

Anfang April ist es endlich soweit. Frau Fröhlich annonciert meinen ersten Besuch in der alten Fachklinik, die mit dem Ende der Sanierung am neuen Standort also geschlossen wird. Frau Fröhlich wird mich während des Antrittsbesuches ebenfalls begleiten. Für mich also Zeit genug, um während der Fahrt, ohne Observation durch Dr. Eichler, einige mich interessierende Fragen mit ihr zu besprechen. Zuvor habe ich mich jedoch auf sein Geheiß noch um die Bestellung des Notfallkoffers, von Krankentragen und Feuerlöschern zu kümmern. Insbesondere, da jeweils mehrere Angebote einzuholen sind. Wir als Chefärzte können nur empfehlen, die Entscheidung für den Kauf trifft die Geschäftsführung.

Ein Rehamärchen

Bereits seit meinem Dienstantritt drängt mich die Hauptverwaltung, das neue Therapiekonzept der Klinik zu entwerfen. Ihr Anliegen besteht darin, durch Vorlage eines den Richtlinien der Kostenträger entsprechenden Klinikkonzepts einen festen Belegungsvertrag zu erhalten. Damit wäre die Auslastung unserer Betten nahezu garantiert. Eine planbare Belegung ist der Traum aller Klinikträger in einer sich rasant wandelnden Krankenhauslandschaft. Im Unterschied zu Akutkrankenhäusern bedarf es für die Aufnahme eines Patienten in eine Rehabilitationsklinik der vorausgehenden Kostenzusage einer Krankenkasse oder Rentenversicherung. Diese Genehmigung wird auf Basis eines Antrags der Akutklinik beziehungsweise des behandelnden Arztes geprüft. Das Ziel einer Rehabilitation besteht also in einer Nachbehandlung zum Beispiel von operativen Eingriffen oder in der Linderung bestehender Gesundheitsprobleme, um die Arbeitsfähigkeit wieder herzustellen oder den Grad der Erwerbsminderung einzuschätzen. Im Konzept einer führenden Klinik finden sich folgende Ziele für eine psychosomatische Rehabilitation:

»… Sie umfasst die ganzheitliche Therapie von seelischen und körperlichen Erkrankungen, die zu chronifizieren drohen oder bereits chronifiziert sind … Soweit Krankheitsentwicklungen als unabänderlich hingenommen werden müssen, zielt die Behandlung auf eine bessere Krankheitsbewältigung …«

Erst im Verlauf der nächsten Wochen wird mir richtig bewusst, dass es darum geht, den Erwartungen der Geschäftsführung zu entsprechen und *gleichzeitig* ein tragfähiges medizinisches Behandlungskonzept mit einem ausreichenden Personalbestand zu erstellen. Diese Aufgabe ist deshalb so kompliziert, weil das von mir zu erstellende Konzept und die Wirklichkeit einer Rehabilitationsbehandlung in einem krassen Missverhältnis stehen. Anders gesagt: Ich soll schlüssig erklären, dass ein Kreis ein Quadrat und zwei plus zwei gleich fünf ist. An meinem Schreibtisch raufe ich mir oft die Haare. Wie soll ich psychosomatische und orthopädische Erkrankungen als behandelbar darstellen, wenn der Personalschlüssel aufgrund des zu geringen Tagespflegesatzes dies nicht zulässt? Rehakliniken arbeiten zum Spartarif. Tagessätze, die zwischen 30 und 50 Prozent unter jenen von Akutkrankenhäusern liegen, sind längst die Regel. Defizite werden sofort durch Personalreduktion ausgeglichen. Die vorhandenen Ärzte und Schwestern können nur mit äußerster Belastung und mit unzähligen unbezahlten Überstunden die Patientenversorgung überhaupt noch garantieren. Die gewünschte psychosomatische Mitversorgung der circa 50 hinzukommenden orthopädischen Patienten ist komplett unrealistisch. Doch die Geschäftsführung insistiert, ein umfassendes Behandlungskonzept für beide Abteilungen muss her, wie auch immer. Wenn ich Dr. Eichler auf die kommenden Personalengpässe hinweise, schmunzelt er nur. In einer der nächsten Besprechungen mit der Unternehmensleitung überreicht mir der zweite Geschäftsführer, Herr Greifzu, schnaufend das frühere Therapiekonzept meines gekündigten Vorgängers: »Schauen Sie sich dieses Machwerk an. Damit sind wir bei den Verhandlungen mit den Kostenträgern durchgefallen. Ihr Chefarztvorgänger hat auch noch kritische Fragen an den Vertrauensarzt gestellt. Wenn das noch einmal passiert, sperren wir die Klinik zu. Wir haben die Nase voll!«

Schritt für Schritt steige ich ein in die mir bis dahin unbekannte Welt der Rehabilitation. Wichtig ist das Buhlen um den Kostenträger mit möglichst vielen Leistungsangeboten bei geringsten Tagessätzen. Einfach gesagt: Es geht um gesundheitspolitische Prostitution.

*

In psychosomatischen Kliniken leidet der Hauptteil der Patienten unter Depressionen und Schmerzzuständen. Weitere häufige Diagnosen bestehen in Suchterkrankungen und so genannten neurotischen Störungen. Hier manifestieren sich zum Beispiel Ängste aufgrund von erlebten Konflikten und Kränkungen in der Lebensgeschichte des Patienten, deren Ursachen ihm jedoch nicht bewusst sind. Die Richtlinien der Kostenträger legen im Gegensatz dazu jedoch fest, dass es für die überwiegende Mehrheit der depressiven Patienten gar keinen Rehabilitationsbedarf gibt. Deshalb werden Diagnosen geschönt. Schwerkranke, depressive Patienten, die vielfach psychiatrische Akutkliniken aus Angst vor der »Klapsmühle« ablehnen, kommen als Menschen mit »psychovegetativen Erschöpfungszuständen« in die Rehaklinik, die aber für diesen Schweregrad weder personell noch medikamentös gerüstet ist.

Eine klassische Rehabilitationsbehandlung ist in der Medizin zum Beispiel nach operativen Eingriffen in der Orthopädie, zur Nachbehandlung von Tumorleiden, bei Stoffwechsel- oder Herzerkrankungen möglich. Wie bereits erwähnt, bedarf es dafür eines Antragverfahrens, bevor die Kosten übernommen werden. Gleiches gilt, wie ebenfalls angesprochen, auch für die Psychosomatik, deren Wurzeln in der Inneren Medizin liegen. Deren Patienten sind gegenwärtig jedoch Spielbälle in einem Verteilungskampf zwischen Internisten, Psychotherapeuten und Psychiatern. Jede Fachrichtung erhebt den Anspruch, sie am besten im eigenen Reich versorgen zu können. Der Kuchen ist mittlerweile verteilt, doch der Honorartopf leider nicht größer geworden. Die klassische Kur, deren Motto früher im periodischen »Kuren und Huren« zu bestehen schien, wird somit zu einem wichtigen Instrument gesundheitspolitischer Lobbyismen. Jede Klinik kann nur mit ausreichend »Patientenumsatz« überleben. Jedes belegte Bett erhält Arbeitsplätze. Die wiederum sollten heute auch im Krankenhaus möglichst profitabel sein, denn die öffentlichen Kassen sind leer. So entsteht zunehmend eine Industrie für Gesundheit, die Kollision zwischen dem ethischen Anspruch einer optimalen medizinischen Behandlung und marktwirtschaftlichen Mechanismen ist programmiert. Es geht also nicht mehr nur um die eingangs gestellte Frage, ob das medizinisch Machbare auch in jedem Fall sinnvoll ist. Wir stehen inzwischen ebenso vor dem Problem, dass das medizinisch Sinnvolle in zahlreichen Fällen nicht mehr finanziert wird.

Die Geschäftsführung gibt mir schließlich deutlich zu verstehen, dass von der Anerkennung des Therapiekonzeptes nicht nur die Zukunft der Klinik, sondern auch das erfolgreiche Ende meiner Probezeit abhängt.

*

Am Ende eines jeden Arbeitstages warten unzählige handschriftliche Korrekturen auf ihre Einarbeitung in das neue Therapiekonzept. Mir bleiben nur noch zwei Wochen bis zum Termin der Vorlage. Ich bin sicher, dass die Darstellung zum Beispiel meditativer Verfahren, welche zur ganzheitlichen Behandlung gehören, Klinikbetreiber und Kostenträger erzürnen lassen. Obwohl diese Entspannungsverfahren unter der Leitung meines Vorgängers erfolgreich angewandt wurden, hält die Geschäftsführung diese nun für eine Luxustherapie. Kostenträger vergüten solche Behandlungen im Pflegesatz längst nicht mehr. Ich spüre starke Zweifel. Soll ich mich so verkaufen, diesem Druck einfach widerstandslos nachgeben? Zunehmend erfinde ich Bereiche, die wir personell und aus Kapazitätsgründen zukünftig gar nicht abzudecken vermögen. So nimmt eine fiktive Entspannungsgruppe unter Leitung einer Physiotherapeutin ihre Arbeit auf. »Sie geben sich doch die größte Mühe, mehr können Sie nicht tun«, meint meine Sekretärin Heidi. »Ihre Vorgänger haben es besser gehabt.« Ich blicke sie fragend an. »Nun«, meint sie, »die Zeiten sind halt schwieriger geworden.« Sie spürt meine Anspannung und abnehmende Hoffnung, dass mein Konzept von der Geschäftsführung akzeptiert wird. »Sie sind mein achter Chef in dieser Klinik!«, sagt Heidi sarkastisch. Und fügt in ihrem trockenen Humor hinzu: »Na ja, mal sehen, wie lange Sie es hier aushalten.« Diese Feststellung tröstet mich wenig. Im Gegenteil, sie treibt mir den Schweiß auf die Stirn.

Entscheidend wird die Vorstellung beim Kostenträger. Ich frage mich häufig, wie viele leitende Ärzte diese Prozedur hinter sich bringen müssen? Insbesondere, wenn ihnen signalisiert wird, dass die Nichtannahme des Konzepts den eigenen Arbeitsplatz und die der Mitarbeiter gefährden wird. Sein oder Nichtsein, das wird hier die Frage. Am besten wende ich mich an den erfahrenen Chefarzt einer anderen Rehabilitationseinrichtung. Als Vertreter der Universität hielt ich vor zwei Jahren in seiner Klinik einen Vortrag. Damals habe ich viele seiner Bemerkungen nicht verstanden. Das System Rehabilitation war mir vollkommen fremd. Ich befürchte, dass er meinen Anruf missverstehen könnte. Ich weiß, seine Klinik hat schwierige Jahre des Überlebenskampfes hinter sich. Nun hat er feste Belegungsverträge. Warum sollte er mir, seinem nächsten Konkurrenten, ausgerechnet jetzt helfen? Doch er freut sich in seiner ruhigen Art über meinen Anruf und erleichtert notiere ich seine Hinweise.

Tags darauf lege ich meinen Entwurf Dr. Eichler vor. Am Nachmittag betritt er mein Büro. »Vielen Dank für das Konzept, Herr Kolleje. Mir ist auch schon längst klar, dass das nicht optimal sein kann. Aber wir machen hier eben funktionale Reha. Zwei Anwendungen am Tag und Schluss. Nach drei Wochen nächste Runde!« Er hält kurz inne und fügt dann hinzu: »Sie kommen von der Uni, da ist das eben anders mit dem doppelten Pflegesatz pro Tag. Wir sind hier die letzten, die den Mangel noch mit 'nem Anstrich von Qualität verkoofen. Sie werden sich schon dran gewöhnen. Ich habe als Oberarzt bereits mehrere Jahre Rehaerfahrung, da weiß man, wie der Hase läuft.« Bevor ich Luft holen und antworten kann, setzt er mit knurrendem Unterton nach: »Und außerdem, für mich ist hier meine letzte Stelle vor der Pensionierung. Ich möchte nicht mehr meinen Arbeitsplatz wechseln müssen, nur weil jemand denkt, das Rad neu erfinden zu müssen!«

*

War tatsächlich der einzige Grund für den Rauswurf meines Vorgängers, dass sein Konzept vor zwei Jahren von den Kostenträgern als Grundlage für einen Belegungsvertrag nicht akzeptiert wurde? Die älteren Mitarbeiter scheinen viel zu wissen, doch alle vermeiden diesbezüglich ein offenes Gespräch. Nun plage ich mich mit den gesetzlich festgelegten Rehabilitationskriterien ab und bemühe mich, diese auf unser neues Konzept zu adaptieren. Das gelingt häufig nur teilweise, da diese, wie schon gesagt, für den Hauptteil unserer Patienten eigentlich nicht zutreffen und sehr rigide sind. So sind Zeiteinheiten für die physiotherapeutische, psychologische Einzel- und Gruppentherapie sowie ärztliche Tätigkeiten exakt vorgeschrieben. Im Gegensatz dazu stehen flexible Angebote der Klinik, die von engagierten Mitarbeitern entwickelt worden sind. Diese Therapiebestandteile erfreuen sich bei den Patienten zwar großer Beliebtheit, sind aber in keinem Katalog der Kostenträger zu finden. So ist das meditative Tanzen mit der erfahrenen Physiotherapeutin ein ständig nachgefragtes Highlight besonders von jenen Klienten, die den sonstigen gruppentherapeutischen Angeboten zurückhaltend gegenüberstehen. Die Tanztherapie erweist sich als sehr nützlich für sie, da sie ihrer Symptomatik mit Worten weniger Ausdruck verleihen können. Eine Vergütung für meditatives Tanzen ist im Tagespflegesatz jedoch nicht enthalten. Das heißt: Die Aufnahme dieser Therapieform in das offizielle Konzept entspricht einem K.-o.-Kriterium für einen Belegungsvertrag.

*

Nachdem ich von den Anforderungen der Kostenträger bereits träume, glaube ich zu verstehen, dass es für die Mehrheit unserer Patienten überhaupt keine Rehabilitationsindikation gibt. Unsere Gesundheitspolitiker scheinen zu glauben, dass die ambulante Therapie völlig ausreichend sei. Den Rest kann das Akutkrankenhaus erbringen, am besten in Normzeit für jede Diagnose. Fallpauschalen nennt man das heute. Unser Klinikkonzept ist unter den gegenwärtigen Bedingungen wahrscheinlich unwirtschaftlich. Es entspricht jedoch der Komplexität psychosomatischer und psychiatrischer Krankheitsbilder, in deren Verlauf unterschiedliche Ursachen und Entstehungsbedingungen zusammenwirken. Gesprächszeiten lassen sich zwar exakt festlegen. Wirksame Psychotherapie umfasst hingegen mehr, als Stechuhren und Computerprogramme jemals bieten können, nämlich eine individuelle menschliche Zuwendung. So werde ich wohl gegen Windmühlen antreten. Der Korrekturbedarf scheint endlos zu sein.

*

In meinem Büro rattern pausenlos die Faxe und klingeln die Telefone, denn jeder Tag ohne Belegungsvertrag kostet Umsatz für die leerstehenden Betten. Zeit ist hier tatsächlich Geld und der fehlende Profit gefährdet unsere Arbeitsplätze. Täglich ermahnt mich die Geschäftsleitung, den Anforderungen der Kostenträger die größte Beachtung zu schenken und die, als exotisch empfundenen, Therapieangebote meines Vorgängers zu streichen. Ich habe den Verdacht, dass die Überarbeitung des Klinikkonzeptes unter anderem auch ganz gezielt dazu *genutzt* werden könnte, Stellen abzubauen. Im neuen Therapieplan entsteht nun aus dem sanierungsbedürftigen Kellerbereich eine Bio- und Heißluftsauna, aus dem brachliegenden Bauland hinter der Klinik die Sonnenwiese. Die Saunen und ein Solarium benötigt man auch, um die Privatpatienten anzulocken. Auch die Massagekapazität wird für eine »zielgruppengerechte« Behandlung später modifiziert. Wo kann ich noch eine zusätzliche psychoedukative Gruppe für die Orthopädie anbieten, die mit unseren personellen Möglichkeiten wohl niemals funktionieren kann? Im Werbe-Katalog der Klinik hingegen wird die normale Sauna dann zur Biosauna aufgepeppt. Nur für die VIPs werden einige Maßnahmen ergriffen, um das Ganze bei einer »Kontrolle« großartig aussehen zu lassen. Das Motto lautet: Möglichst wenig investieren, aber groß abkassieren. Ich bin beschämt, irgendwie unzufrieden mit mir. Warum gebe ich mich der Erniedrigung hin, diesem Druck eines Klinikbetreibers zu folgen? Leider bin ich existenziell davon abhängig, meinen Arbeitsplatz zu erhalten. So bringt mich jede Woche, welche ich in der neuen Position überstehe, der erhofften Übernahme nach der Probezeit und damit einer spürbaren Gehaltserhöhung ein Stück näher. Wir sind doch alle nur Menschen, tröste ich mich. Warum also nicht den Klinikträger mit einem perfekt auf ihn zugeschnittenen Konzept positiv überraschen? Zumal Herr Greifzu mehrfach beschwichtigend anbietet, das geschönte Therapieprogramm selbstverständlich mit zu unterzeichnen.

Nach zahlreichen schlaflosen Nächten entsteht aus meiner Feder ein grandioses Phantasiegebilde einer zukünftigen orthopädischen Psychosomatik!

Im späten Frühjahr ist es endlich soweit! Das märchenhafteste Therapiekonzept aller Zeiten liegt vor mir. Hoffentlich nimmt die Geschichte einen glücklichen Ausgang. Zärtlich streiche ich über mein Werk. Ein Glücksgefühl übermannt mich. Es erinnert in seiner Intensität an das Erscheinen meiner ersten wissenschaftlichen Publikation. Die Endfassung wälzt sich Seite für Seite durch unser altes Faxgerät in Richtung Geschäftsführung. Diese reagiert prompt mit der Anweisung, nochmals einen früheren leitenden Mitarbeiter des Kostenträgers anzurufen, um Insider-Informationen über weitere, von der Versicherung gewünschte, Schwerpunkte zu erhalten. Langsam platzt mir der Kragen! Sie nerven mich endlos! Trauen sie mir nicht einmal 15 Seiten Klinikkonzept zu?!

*

Der avisierte Gesprächspartner ist mit seiner Frau häufig Kurgast in unseren Kliniken. Sie werden als VIPs geführt, wie mich Frau Fröhlich aufklärt. Für alle Verwaltungsleiter ist es eine große Herausforderung, die Ansprüche dieses Pensionärsehepaares in der jeweiligen Klinik zufrieden zu stellen: In den meist nicht ausreichend schallisolierten Gebäuden soll eine ruhige und entspannte Doppelzimmeratmosphäre geschaffen werden. Ebenso dürfen die erschöpften Mitarbeiter gegenüber den hohen Gästen keine Unzufriedenheit mit ihren Arbeitsbedingungen zum Ausdruck bringen. Gänzlich verpönt ist es gar, Stresssymptome aufgrund des Personalmangels zu zeigen. Eigens ausgewähltes Küchenpersonal wird auf die Wochenmärkte der Umgebung entsandt, um ein hochwertiges Angebot an frischen Zutaten einzukaufen und das Tagesmenü auf den erlesenen Geschmack der anspruchsvollen Gäste abzustimmen. Das Budget der Klinikküchen lässt für Kassenpatienten meist nur Discountkonserven zu. Selbstverständlich wird dieses Obst und Gemüse auf dem Buffet als Diät- oder Frischkost deklariert.

Die VIP-Gäste melden mehrmals wöchentlich ihre Zufriedenheit telefonisch direkt an die Geschäftsführung. Insofern ist ihr Aufenthalt in einer Klinik ein Testfall für die leitenden Mitarbeiter, diese Kurbehandlung ohne Abmahnung oder Schlimmeres zu überstehen. Widerwillig wähle ich die Telefonnummer des besagten Herrn. »Hallo Herr Chefarzt, endlich melden Sie sich!«, schnarrt eine ältere Stimme. »Sie wissen doch, Herr Doktor, ich war doch für die Millionenbeträge verantwortlich. Ich kenne Sie alle. Sie müssen daran denken, welche Wünsche der Versicherer hat, um Geld zu sparen!«

So reiht sich Floskel an Floskel, endlos und ermüdend. Meine Telefonate mit Mister Wichtig in Bezug auf die Überarbeitung des Klinikkonzeptes erinnern mich eher an die Wigwam-Palaver in den TV-Western während meiner Kindheit als an einen hilfreichen Dialog. Wer diesen Gast ohne Blessuren übersteht, erhält seinen Ritterschlag im Unternehmen. Beneidenswert, wer sich so seine medizinischen Gratisbehandlungen im Alter sichern kann, blitzt es mir durch den Kopf.

Mit seiner theatralischen Selbstdarstellung sorgt der pensionierte Verwaltungsangestellte für die uneingeschränkte Aufmerksamkeit der Geschäftsführung und macht sich unentbehrlich. Wenn er ruft, springen sie alle.

Offensichtlich ist mit ihrem Kadavergehorsam die Hoffnung verbunden, schneller an Belegungsverträge heranzukommen. Dieser Herr kann interne Weichen stellen, er kennt die Entscheidungsträger in der Versicherungszentrale. Für ihn müssen wir alle sofort erreichbar sein! Mehrmals muss ich die Chefvisite für Telefonate mit ihm unterbrechen. Denn eine gute Kommunikation zwischen uns ist auch für mein berufliches Überleben unabdingbar. Eine Beschwerde von ihm und seiner Frau löst in der verantwortlichen Klinik in der Regel einen erdbebenartigen Zustand von Sanktionen aus.

*

So kommt der alles entscheidende Tag immer näher: Vorstellungstermin in der Zentrale des Kostenträgers. Vier Monate sind seit Dienstantritt vergangen und meine Anspannung nimmt stetig zu. Unserer Geschäftsführung, die sich in der Regel gegenüber den Mitarbeitern durch strikte Sparsamkeit auszeichnet, ist das persönliche Erscheinen ihres Chefarztes so wichtig, dass sie für mich sogar am Vorabend des Abflugs ein Zimmer im Airport-Hotel reserviert. Am nächsten Morgen um 6.45 Uhr treffe ich am Gate Herrn Greifzu. Schnelles Einchecken nur mit Handgepäck. Als wir im Flugzeug sitzen, ist die Atmosphäre zwischen uns zunächst etwas frostig. Das Lächeln der Stewardess entspannt ein wenig. Was erwartet er heute von mir?

»Kennen Sie schon den neuen Biotechnologiefonds, Herr Doktor?«, fragt er völlig unerwartet und im jovialen Plauderton nach dem kleinen Frühstück. Bevor ich antworten kann, beginnen abfällige Bemerkungen über finanziell schwächere Geschäftspartner. Ich darf heute nicht versagen. Meinen Job muss ich erhalten. Noch einen Umzug in so kurzer Zeit kann ich mir nicht mehr leisten. Mittlerweile kommt er auf ein neues Thema. Offensichtlich ist es ihm ein Anliegen, etwas über seine Nichte zu berichten. Sie ist als Leiterin der Marketingabteilung in der Firmenzentrale tätig. Hinter einem großen Schreibtisch thront sie dort mit einem repräsentativen Jagdhund. In Onkels Nähe befindet sie sich unmittelbar im Zentrum der Macht. Ein Traumposten für die junge Frau. Alle fürchten sie, denn sie hat durch ihn existenzielle Macht im Unternehmen. Ein leiser Hinweis von ihr an den Senior und der Mitarbeiter ist erledigt. Warum gibt sich Herr Greifzu auf einmal so vertraut?

Nach der Ankunft am Airport fahren wir in eine der Hauptzentralen unserer Solidargemeinschaft der Krankenversicherten. Im Taxi erläutert Herr Greifzu mir einige Grundprinzipien, die er von mir erwartet. »Vermeiden Sie unbedingt Gegenpositionen im Gespräch mit dem Vertrauensarzt. Denken Sie an Ihren Vorgänger!«, warnt er mich. »Alle Therapiebausteine sind sofort zu bestätigen, wenn nach diesen gefragt wird. Und, Herr Chefarzt, denken Sie daran, ob diese umgesetzt werden können, liegt nicht mehr in Ihrer Verantwortung!«

Ich bekomme eine Gänsehaut. Mein Geschäftsführer betont immer wieder, dass der Kostenträger dem Unternehmen gegenüber sehr wohlgesonnen sei. Wahrscheinlich hat unser VIP-Pensionär für uns eine gute Presse gemacht. Ich fühle mich zunehmend schlechter. Meine Beine werden schwächer, mein Puls schneller. Eine leichte Übelkeit überkommt mich. Bei meinen Patienten würde ich diese Symptome als vegetative Alarmreaktion beschreiben. Warum fühle ich mich wie vor einem Staatsexamen? Muss ich als Nervenarzt und Psychotherapeut, zu dessen Profession es gehört, Menschen in ihrem Selbstbewusstsein zu stärken, nun demütigende Kniefälle vor den Herrschern im Gesundheitswesen üben? Reicht die Lobby des Klinikträgers nicht mehr aus? Muss ich mich als neuer Chefarzt deshalb für diese Märchenstunde hergeben? Pausenlos hämmern die Fragen in meinem Kopf. »Übrigens, meine Nichte besitzt eine Eigentumswohnung«, reißt Herr Greifzu mich erneut aus meinen Gedanken. Schön für sie. Was soll diese Bemerkung? Sie wohnt also nicht mehr mit ihrem Freund zusammen? Warum erzählt er mir das? In welchen Familienclan bin ich geraten? Was will er von mir?

*

Die Büros der Versicherungszentrale liegen in einem grauen Gebäudekomplex. Alle Diensträume und Besprechungszimmer sind über kreisförmig angelegte Flure zu erreichen. Als wir in der zweiten Etage durch einen hohen Gang gehen, fallen mir die in die Wände eingearbeiteten Vertiefungen auf. Hier fehlen nur noch die Sturmgewehre, denke ich. Handelt es sich um eine umgebaute Kaserne? Bedrückend wirkt diese Zentrale der Macht, in der das Schicksal von Rehabilitationskliniken und Millionen von Versicherten in unserem Lande verwaltet wird.

Einige Minuten später werden wir in einem der tristen Besprechungszimmer platziert, das schlecht belüftet ist. Gut, dass wir sitzen können. Nach kurzer Zeit betritt ein schlanker, grauhaariger Vertreter meines Fachs den Raum. Unmittelbar nach der informellen Begrüßung zwinkert mir der Geschäftsführer noch einmal zu und macht mich damit erneut und ungefragt zu seinem Komplizen. Keine kritische Haltung, keine Gegenfragen, keine Erwähnung von unkonventionellen Therapieangeboten. Alle Vorschläge des Vertrauensarztes sind positiv aufzunehmen. Ich habe die Beschwörungsformeln vorbildlich gelernt. The show must go on!

Zunächst nimmt unser Gastgeber am Besprechungstisch gegenüber von uns beiden Platz. Doch hier ist kein Ort für einen echten Dialog. Immerhin kann eine Befürwortung unseres Konzeptes durch diesen Arzt eine sichere Belegung unserer psychosomatischen Abteilung von mindestens 50 Prozent garantieren. Wie im Staatsexamen sind alle meine Sinne bis aufs Äußerste angespannt. Während ich brav mein eingelerntes Rehamärchen aufsage, erlebe ich mich als CD-Rom-Ersatz. Unser Geschäftsführer atmet tief, seufzt, nickt mir ermunternd zu. Doch der Herr Fachkollege stellt kritische Zwischenfragen. Bei meinen Darlegungen zu depressiven Erkrankungen unterbricht er mich schließlich sehr harsch. Laut den Richtlinien seiner Versicherung bestehe hier kaum Rehabilitationsbedarf. Mein Weltbild gerät aus den Fugen. Kennen diese Verwaltungsärzte eigentlich noch die Realität der medizinischen Versorgung in unserem Land? Untersuchungen in Praxen zeigen, dass Hausärzte kaum mehr als zwei bis fünf Minuten Zeit haben, um eine psychosomatische Diagnose zu stellen. Fehldiagnosen und verzögerter Behandlungsbeginn sind deshalb keine Seltenheit mehr. Der daraus folgende Bedarf an individuellen Rehabilitationsmaßnahmen ist bei Depressiven enorm. Abgestumpfte, praxisfremde Bürokraten halten mit Kästchen zum Ankreuzen dagegen: Grad der Behinderung, Einschränkung der Erwerbstätigkeit, Vermeidung von Frühberentung, genormte Rehaprogramme. Wer spricht hier eigentlich noch von Chronifizierung des Leidensdruckes oder gar von Suizidverhinderung? Habe ich mich durch eine aufreibende Facharztausbildung gequält, um mich jetzt von unsinnigen Argumenten mundtot machen zu lassen? Die Gesichter der beiden Männer verschwimmen zu einer undefinierbaren Masse. Ich presse die Unterarme fest auf die Tischplatte und stemme die Füße auf den Boden. Jetzt bloß nicht der anstürmenden Wut über so viel Ignoranz nachgeben. Wider besseren Wissens und gegensätzlicher klinischer Erfahrungen antworte ich handzahm und in den eingelernten Stereotypen. Zeige mich gar verständnisvoll, als er seine Theorien der psychovegetativen Erschöpfungssyndrome und neurotischen Erkrankungen ausbreitet. »Drei Wochen Reha reichen doch als psychosomatisches Grundangebot völlig aus, Herr Chefarzt, oder?«, endet er. Ich fühle mich erneut provoziert. Hat dieser selbstgefällige Technokrat jemals eine komplizierte Angststörung mit Suizidalität behandelt? »Nun ja«, antworte ich vorsichtig, »es gibt aber auch schwerkranke Einzelfälle, die eine längere Behandlung benötigen.« Ich möchte jeden Anflug einer Konfrontation vermeiden. »Dafür können Sie selbstverständlich einen Verlängerungsantrag stellen, aber bitte pünktlich vor Ablauf der Kostenzusage, ha ha, denn es sind doch die Gelder der Versicherten, die wir nicht verschwenden dürfen.« Warum jetzt aufbegehren? Weshalb soll ich den Fortbestand unserer Arbeitsplätze und meine Position vor Ablauf der Probezeit gefährden? Immerhin bewerben sich auf die Stellenanzeigen unserer Klinik noch zahlreiche sehr qualifizierte Therapeuten. Leider fehlen mir die Ärzte. Selbst der hohe Freizeitwert unserer Region kann nicht darüber hinwegtäuschen, dass der Klinikalltag längst nicht mehr als Traumjob angesehen wird. Die Uhr tickt. Wahrscheinlich informiert jemand bereits seit langem die Hauptverwaltung über die aus seiner Sicht mangelnde Auslastung der Psychosomatik und die zu hohen Personalkosten. Deshalb ist meine Devise klar: Zeit gewinnen und nochmals Zeit gewinnen, damit die psychosomatische Abteilung irgendwie überleben kann.

Im weiteren Verlauf unseres Zusammentreffens stellt der Vertrauensarzt noch einige Fragen zu den therapeutischen Aktivitäten, im Reha-Deutsch »Anwendungen« genannt, die als Mindestanzahl pro Tag und Patient berechnet werden. Natürlich verlangt er für seine Versicherten mindestens zwei davon pro Tag. Unklar bleibt nur, wer sie verabreichen soll.

Unser Besuch neigt sich schließlich dem Ende und mit einem gnädigen Lächeln verspricht mein Kollege, das Therapiekonzept wohlwollend zu befürworten. Herr Greifzu erkundigt sich noch nach einem Bekannten, beide Herren geben sich vertraulich und gehen tuschelnd auf den Flur hinaus. Habe ich meine Feuertaufe bestanden? Mein Geschäftsführer lobt mich durch einen anerkennenden Blick.

Als wir wieder draußen an der frischen Luft sind, atme ich tief ein und stelle fest, dass wir unerwartet noch vier Stunden bis zur Abreise haben. Trotz meiner Erschöpfung und leerem Kopf möchte ich diese geschenkte Zeit gern nutzen, um einen alten Freund zu besuchen. »Sehr schön«, meint Herr Greifzu jedoch mit Blick auf die Uhr, »ich buche für uns gleich den nächsten Flug zurück!« Verdammt seien Angestelltendasein und Probezeit. Im Taxi macht mein Geschäftsführer einen nahezu vergnügten Eindruck. Zumindest hat er das Phantasiekonzept in Gegenwart des Vertrauensarztes mitunterschrieben.

Als wir wieder im Flugzeug sitzen, bietet er mir eine Unternehmensbeteiligung an, sobald sich die Belegungssituation stabilisiert hat. Dieses Angebot kenne ich bereits aus dem Einstellungsgespräch: Ein Aktienpaket als Lohn für Wohlverhalten! Das habe ich in meiner ganzen ärztlichen Laufbahn noch nicht erlebt. Was erwartet dieses Unternehmen von mir? Nachdenklich blicke ich aus dem Fenster über die Tragflächen, die die Wolken durchpflügen. Ich wünsche mir die Kraft dieses Düsenantriebs. Mein Mund ist trocken. Ich taste nach dem Wein. Das Glas zittert in der Hand.

Wieder am Boden angekommen, wird Herr Greifzu vom Flughafen mit einem Firmenwagen abgeholt. Ich nehme standesgemäß einen verspäteten Regionalzug für den Rückweg in die Klinik. Dort erwarten mich bereits meine Mitarbeiter und hoffen auf gute Nachrichten. In der Konferenz berichte ich informell über das Gespräch in der Versicherungszentrale und versuche dabei, ihren vorsichtigen Optimismus nicht zu zerstören. Dr. Eichler lehnt sich mit sichtlicher Schadenfreude zurück. Da in den Akutkrankenhäusern der Verlegungsdruck nach operativen Eingriffen in Richtung der preiswerteren Rehabilitationsbetten stetig zunimmt, gestalten sich seine Kostenzusagen durch die Krankenkassen völlig problemlos. Und er bietet die Anschlussheilbehandlung unternehmenskonform zum echten Spartarif an. Man könnte es auch Geiz nennen. Dadurch befindet er sich in einer einfacheren Ausgangsposition. Doch seine Rehamühle wird sich schneller drehen müssen, denn sein Tagessatz liegt noch tiefer als jener meiner Abteilung. Nur meinen engsten Mitarbeitern gegenüber erwähne ich den bedrückenden Eindruck, den ich bei meinem Gespräch in der Versicherungszentrale gewann.

Der ganz normale Wahnsinn

»Die Faulpelze gehören ins Arbeitslager«

Der letzte Schnee taut in diesem Frühjahr erst spät und seit Tagen warte ich ungeduldig und voller Spannung auf »grünes Licht« aus der Hauptverwaltung. Der Umzug der Mitarbeiter und Patienten aus der bereits erwähnten alten Klinik für stationäre Psychotherapie in das neue, sanierte Gebäude steht an. Über zehn Jahre war das Landhaus für sie wie ein zweites Zuhause, ein Ort des Schutzes, der Gesundung und Ruhe. Charmant fügen sich die Pavillons in den Garten ein, stolz und frei breitet sich die Landschaft aus. Von der existenziellen Krise, in der sich unsere Klinik befindet, ist hier kaum etwas zu spüren.

Der Umzugstermin hatte sich immer wieder verschoben, weil die letzten Handwerkerarbeiten durch den schlechten bautechnischen Zustand des Gebäudekomplexes immer wieder verzögert wurden. Gerüchte gehen um, die Arbeiten seien nur provisorisch ausgeführt worden, denn es sei alles nur für kurze Zeit gedacht, insbesondere, was die Zukunft der psychosomatischen Abteilung betrifft. Ein Steuersparmodell auf Kosten der Patienten? Im Dienstzimmer der Schwestern finden täglich Diskussionen dazu statt. Die Angst um den Arbeitsplatz zermürbt jeden. Gerate ich zufällig in eine solche Runde, empfangen mich die zweifelnden Blicke meiner Mitarbeiter. Das Pflege- und Ärzteteam der früheren Klinik für Psychosomatik war offenbar ein Herz und eine Seele. Das kollegiale Klima soll beispielhaft gewesen sein. Mir ist natürlich bewusst, dass es anhaltender Beweise meiner Loyalität ihnen gegenüber bedarf, um ihr Vertrauen zu gewinnen. Während der letzten sechs Monate nach der fristlosen Kündigung meines Vorgängers ist es ihnen trotz großen Fleißes nicht gelungen, das offenkundige Misstrauen uns gegenüber auszuräumen. Das mag auch daran liegen, dass sich das Therapeutenteam häufig unternehmenskritisch äußert, mehr Transparenz fordert und deshalb als zu selbstbewusst gilt. In den Augen der Klinikleitung erscheint es vor allem als ein Haufen von Faulpelzen, die nur meckern, aber nicht ordentlich arbeiten. Unzähligen Dankesschreiben von Patienten zum Trotz reagiert der private Klinikbetreiber gegenüber dieser Abteilung mit der ganzen repressiven Bandbreite: abgelehnte Urlaubsanträge, nicht genehmigte Fortbildungstage, zahlreiche unbezahlte Überstunden … Ich nehme an, dass zum Zeitpunkt des Umzugs die noch verbliebenen Mitarbeiter ihre Bewerbungsunterlagen bereits durch die gesamte Bundesrepublik versandt haben, um nicht weiter diesem Unternehmen ausgeliefert zu sein. Zurückbleiben werden jene, die aufgrund familiärer Bindungen und Wohneigentums gebunden sind.

*

Provisorisch habe ich im Landhaus das Büro meines Vorgängers übernommen. Bis auf einen leeren Block, der auf dem glänzend polierten antiken Schreibtisch lag, waren jegliche Unterlagen verschwunden. Offensichtlich spürte er das kommende Unheil und entsorgte rechtzeitig sämtliche Therapiepläne, Gesprächsprotokolle und Dokumente, die für eine geordnete Klinikleitung erforderlich sind. So wird der Oberarzt Dr. Wohlgemut, ein fachlich hoch qualifizierter Psychiater, der bis zu meinem Dienstantritt die Klinik vertretungsweise führte, zu meinem wichtigsten Ansprechpartner. In seinen Blicken lese ich die gleichen Zweifel wie in den Augen meiner anderen Mitarbeiter: Wie lange kann und wird die Psychosomatik in diesem Unternehmen noch überleben? Was kann hier ein neuer Chef noch bewegen? Bietet die Erweiterung um die Orthopädie tatsächlich eine Perspektive?

*

Die tägliche Kleinarbeit ist so vielfältig, dass mir weder Raum noch Zeit für Zukunftsängste bleiben. Eine Herausforderung besteht zum Beispiel darin, die Voraussetzungen für einen fließenden Übergang zu schaffen, damit die Therapien trotz Umzug nahtlos und ohne Nachteil für die Patienten weitergeführt werden können. Mündlich werden wir wiederholt von der Geschäftsführung ermahnt, Therapieabbrüche in diesem Zusammenhang unbedingt zu vermeiden. Morgens Umzug, nachmittags eine Sondermassage! Neben diesen organisatorischen Finessen, erlebe ich mit Herzklopfen und Anspannung die ersten Dienstbesprechungen: ein Oberarzt, immerhin noch zwei Assistenzärzte, ein Psychologe, Pflegepersonal. Aggressive Untertöne, Enttäuschung und Frust sind deutlich spürbar. Sie mochten und achteten meinen Vorgänger. Mich erleben sie nun als Abgesandten der Zentrale. Als ich die zweite Dienstbesprechung, diesmal ohne Frau Fröhlich, leite, spüre ich die Folgen der Unternehmenspolitik hautnah. Die Fragen prasseln nur so auf mich nieder! »Kennen Sie die Geschichte mit unserem früheren Chefarzt der Psychosomatik überhaupt? Was hat man Ihnen wieder Schlechtes über ihn erzählt? Er war ein super Chef für uns.« – »Wissen Sie von unserem Überstundenkonto, das man uns einfach wegstreicht?« – »Die Klinik hat immer noch keine Weiterbildungsermächtigung erhalten, obwohl unser früherer Chefarzt seit Jahren darum kämpfte. Natürlich war Herr Dr. Waldner ein kleiner Visionär und Genießer. Leben und leben lassen, so lautete sein Motto. Aber er hat die Klinik auf dem Außenposten in der Provinz geschützt und weiterentwickelt«, erklärt Dr. Wohlgemut. »Das Unternehmen will an die Börse, wir arbeiten als einzige Abteilung der gesamten Klinikgruppe noch klientenzentriert bisher ohne computerisiertes Therapieprogramm. Doch der Druck hat immens zugenommen. Wer kritisiert, fliegt raus. Hier herrschen ›higher and fire‹!«, resümiert die blonde Internistin enttäuscht. »Während die Köche zum Kongress nach Italien fahren, werden die Fortbildungen für uns abgelehnt!«, ergänzt der Psychologe. Er ist fast Mitte 50 und hat schon einiges an Auf und Ab in der Geschichte dieser Klinik miterlebt. Sein trockener Humor lockert so manche verkrampfte Dienstbesprechung auf. Doch die gegenwärtige Situation ist selbst für diesen gestandenen Mitarbeiter nicht mehr tragbar und zehrt an seinen Nerven. Ein weiterer Assistenzarzt setzt nach: »Jeder von uns hat mindestens drei Nachtdienste pro Woche, die Vergütung ist weit unter Angestelltentarifvertrag. Sie handeln die Löhne durch den Haustarif bis zur Schmerzgrenze herunter. Wo bleiben eigentlich die Überschüsse? Der Personalrat wurde längst aufgelöst, krankheitshalber natürlich!« Ich bin konsterniert und wage nicht mehr, die von mir geplanten Veränderungen, zum Beispiel Therapieangebote am Samstagvormittag, vorzuschlagen. Das würde das Fass komplett zum Überlaufen bringen. »Suizide sind hier nur deshalb nicht aufgetreten, weil alle Patienten im Erdgeschoss untergebracht sind«, sagt der Oberarzt. »Ständig haben wir Ärger mit dem Medikamentenbudget, weil wir angeblich zu teuer sind. Der klassische Rentenneurotiker wird in unserer Klinik eine Rarität. Seit zwei Jahren sehen wir hier schwerkranke Menschen, um nicht zu sagen psychiatrisch behandlungsbedürftige. Es müsste den Verantwortlichen endlich einmal jemand mitteilen, dass diese Patienten zunächst einmal Psychopharmaka benötigen, um überhaupt psychotherapiefähig zu werden.«

Der Kliniktransfer in die Rationierung

Der Umzugstag rückt immer näher. Logistisch wird die räumliche Unterbringung der Patienten kein Problem werden. Das sanierte Kurhotel verfügt über mehr als 100 Zimmer. Es ist selbstverständlich, dass für die gehbehinderten orthopädischen Patienten die Räume im Erdgeschoss reserviert sind. Doch ist für die psychosomatischen Patienten, die aus dem eingeschossigen Landhaus nun in obere Etagen ziehen sollen, ebenso umsichtig gesorgt? Mitnichten. Die erforderlichen Sichtblenden aus Plexiglas, die bei Suizidimpulsen von emotional sehr instabilen Patienten die Wahrscheinlichkeit des Übersteigens der Balkonbrüstung reduzieren, sind aus Kostengründen einfach nicht angebracht worden! Mündlich und schriftlich weise ich bei der Geschäftsleitung wiederholt und regelmäßig auf diese Mängel hin und mahne die erforderliche Unterbringung der suizidgefährdeten Patienten im Erdgeschoss an – mindestens solange, bis das Problem behoben ist. Doch Dr. Eichler kommt mir in die Quere. Als ich kurz vor dem großen Umzug von einer Vortragsreise zurückkehre, empfängt mich mein Oberarzt völlig entnervt. Entgegen der ursprünglich getroffenen Entscheidung, hatte Dr. Eichler die Mehrzahl der Diensträume im Erdgeschoss für seine Abteilung besetzt. Als Begründung wurde uns lapidar mitgeteilt, dass die Erfordernisse der orthopädischen Rehabilitation eine Veränderung der Raumaufteilung bedingen. Außer der erheblichen Unruhe in meiner Abteilung, die mit dem erneuten Wechsel der Diensträume verbunden war, spielte auch der Aufwand für das An- und Ab- und wieder Anschrauben der Namenschilder scheinbar keine Rolle. Zudem hatte Dr. Eichler meine Abwesenheit möglicherweise auch benutzt, seine eigene Raumplanung mit der Geschäftsführung abzustimmen. Verärgert und kopfschüttelnd räumen meine Mitarbeiter ihre Habseligkeiten wieder aus den neuen Dienstzimmern, die sie erst vor einigen Tagen begonnen hatten einzurichten. Während ich noch überlege, wie das ursprüngliche Raumkonzept noch zu retten sei, sorgt Dr. Eichler bereits für die Verfrachtung meines Teams in ein Nebengebäude. Immerhin durften sie in meiner Abwesenheit noch Farbwünsche für ihre Büros äußern. Jetzt reicht es! Ich stürme in sein Büro. »Herr Kollege Eichler«, fahre ich ihn an, »das geht nun wirklich zu weit! Warum verändern Sie ausgerechnet während meiner Vortragsreise die Raumaufteilung?« Bei dem Wort »Vortragsreise« zuckt er ein wenig, fängt sich jedoch rasch wieder. »Nun, na ja, sehen Se Herr Kolleje«, bekomme ich nun zu hören, »die Orthopädie verfügt bereits über mehr als 40 Kostenzusagen, da benötige ich im neuen Gebäudeteil jeden Mitarbeiter nah an meinen Patienten! Die sind doch alle gehbehindert – verstehn Se, das war nicht gegen Sie gerichtet!« – »Ich habe wirklich Verständnis für Ihre Gehbehinderungen«, antworte ich zweideutig, jedoch noch immer um Sachlichkeit bemüht. »Trotzdem habe ich langsam das Gefühl, Ihre Devise lautet: Mit der Psychosomatik ins Ghetto!« Dr. Eichler wirkt ertappt. Sein Gesicht erstarrt, er bricht den Blickkontakt zu mir ab und nestelt verlegen an seinem Schreibtisch herum. Dann springt er unvermittelt auf und ruft: »Beschwern Se sich doch bei der Geschäftsführung, wenn Se mit der neuen Raumaufteilung nich zufrieden sind!« Es ist zum Mäusemelken! Seit unserem ersten Aufeinandertreffen kommen wir einfach nicht zu einer kollegialen Zusammenarbeit. Diese neuerlichen Querelen, die von außen wie ein Sandkastenspiel zwischen zwei Ärzteegos wirken, sind bei näherer Betrachtung nur ein Beispiel für den knallharten Kampf um Einfluss und knappe Ressourcen, wie er heute vermutlich an nahezu jeder Klinik stattfindet. Zuweilen drängt sich mir sogar der Verdacht auf, dass dies von der Geschäftsleitung zumindest in Kauf genommen wird. Divide et impera. Das hat schon immer funktioniert. Auch wenn mir Dr. Eichler als Mensch nicht unbedingt sympathisch ist – kann es sein, dass wir als Mitarbeiter desselben Unternehmens gegeneinander ausgespielt werden und er sich mit seiner Abteilung in dem gleichen Existenzkampf befindet wie ich? Ich kann mich mit diesen Gedanken nicht weiter befassen. Meine gesamte Kraft und Konzentration werde ich jetzt dafür brauchen, die Arbeit meines Teams vor weiterem Schaden zu bewahren.

Ohne Abschiedsworte verlasse ich verärgert sein Büro. Die Tür fällt hinter mir knallend ins Schloss. Dr. Eichlers Sekretärin blickt mich betroffen an. Laute Töne von Psychotherapeuten sind in diesem Hause neu.

*

Die Büros im Nebengebäude sind viel zu klein, um ein für psychotherapeutische Einzelgespräche geeignetes Ambiente zu ermöglichen. Doch damit nicht genug: Die Verwaltung weist zudem die überraschten Maler an, das sanfte Gelb, das von uns als Wandfarbe ausgewählt werden durfte und das gerade getrocknet ist, wieder überzustreichen – diesmal in paramilitärischem Graublau. Die Einrichtung, herbeigeschafft aus dem Nachlass der alten Kurklinik, wird für die meisten Mitarbeiter aus Funktionsmöbeln in ebenfalls dieser Lieblingsfarbe eines der Klinikbesitzer bestehen.

Nur mit Mühe gelingt es in diesen Tagen, etwas Zuversicht in meinem Team zu verbreiten. In unzähligen Einzelgesprächen versuche ich, den Therapeuten diese Interaktionen sozialverträglich zu erläutern und sie trotz allem auf eine gute interdisziplinäre Zusammenarbeit mit der orthopädischen Abteilung einzuschwören. Uns kommt zu Hilfe, dass wir zunächst nur die noch verbliebenen elf psychosomatischen Patienten behandeln müssen. Das entlastet ein wenig. Für kontinuierliche fachärztliche Supervision hätte ich sonst erst ab Mitternacht Zeit.

Doch wie soll ich dem Ergotherapeuten klarmachen, dass er in seinem Therapieraum anstelle eines Waschbeckens nur über zwei Eimer verfügen wird? Ich höre mich tatsächlich sagen, dass der eine zum Waschen der Hände und der andere für die Pinsel gedacht sei! Es ist ebenso grotesk wie die Tatsache, dass der Musiktherapeut seine privaten Instrumente jeden Tag zwischen der Klinik und seinem Hause hin- und hertragen muss und ausreichend Isomatten für die Entspannungsübungen fehlen.

Am Ende der nächsten Dienstbesprechung springt mein täglicher Sparringspartner sofort auf und eilt in sein Büro. Ich bleibe ihm auf den Fersen. »Herr Eichler«, rufe ich, »ich muss nochmals dringend mit Ihnen reden!« – »Warum denn nun schon wieder, Herr Kolleje?«, fragt er scheinbar ahnungslos. »Ich möchte dies mit Ihnen unter vier Augen besprechen!« – »Aber natürlich.« Auf seinem Schreibtisch erblicke ich ein Blatt Papier und einen sauber angespitzten Bleistift. Das ist alles. Keimfrei und ordentlich. Der Kontrast zwischen uns könnte nicht größer sein. An meinem Arbeitsplatz türmen sich zahllose Briefe, Konzeptentwürfe, Recherchen für meine Publikation über das kommende psychosomatische Zeitalter. Nun platzt mir endgültig der Kragen. »Herr Eichler, ich finde es unerhört, dass für unsere Ergotherapie nach der neuen Raumaufteilung nicht einmal ein Wasseranschluss installiert wird.« Gelassen nimmt er Platz. »Aber Herr Kolleje, Sie wissen doch, dass die Geschäftsführung die Sanitärinstallation von der zukünftigen Belegung Ihrer Abteilung abhängig macht. Mit mehr Patienten bekomm Se auch nen Wasserhahn für Ihre Bastelstunde ...!« – »Ergotherapie ist mehr als Basteln, Herr Eichler!«, korrigiere ich ihn scharf. »Es kann doch wohl nicht sein«, herrsche ich ihn weiter an, »dass wir auf eine Wasserleitung warten müssen, um notwendige Therapien durchführen zu können. Während Sie in der Orthopädie bereits eine großzügige Sanitäreinrichtung besitzen! Meinen Sie nicht, Herr Kollege, dass wir zu einem administrativen Kasperltheater verkommen?« Dr. Eichler erblasst. Offene Konflikte machen ihm offenbar zu schaffen. Verlegen senkt er sein Haupt und schiebt das einsame Blatt Papier auf seinem Schreibtisch hin und her, vor und zurück. Ohne eine Antwort weiter abzuwarten, verlasse ich sein Büro.

Noch lange denke ich an diesem Tag über die mir gegenüber geäußerte Sorge meiner Mitarbeiter nach, dass der Umzug dazu missbraucht werden könnte, unsere Abteilung systematisch kaputt zu sparen, Kollegen zu entnerven, damit sie »freiwillig« kündigen, und Bedingungen zu schaffen, durch die Fehler geradezu heraufbeschworen und Entlassungsgründe unausweichlich werden.

*

In den folgenden Wochen erhalte ich einen Vorgeschmack dieser gefürchteten Praktiken.

An einem Nachmittag erhalte ich einen Anruf aus der Zentrale. Die Chefärzte dürften ihre neue Büroeinrichtung auswählen. Es gilt als ungeschriebenes Gesetz, dass alle Möbel aus einem ganz bestimmten Katalog zu bestellen sind. Dieser präsentiert die Produktpalette einer Firma, die sämtliche Kliniken der Unternehmensgruppe mit Möbeln versorgt. Einziger Schönheitsfehler: Diese Firma gehört einem Verwandten von Geschäftsführer Keilhauer. Eine offene Infragestellung oder gar Ablehnung dieser Praktiken ist für keinen Mitarbeiter ratsam, erst recht nicht in der Probezeit.

Also versuche ich das Beste daraus zu machen und mir wenigstens den Schreibtisch zu organisieren, der mir gut gefällt. Er ist als einziger oval, liegt im Preisniveau im oberen Mittelfeld. Als ich nach einem Besuch von Herrn Keilhauer mit ihm allein im Raum bin, nutze ich die Gunst der Stunde. Mein Herz fängt wieder an zu klopfen. Bist du schon so fragil, frage ich mich ernsthaft, nach Yoga- und Hypnoseausbildung dich dieser Psychodynamik der Angst zu unterwerfen? Freundlich lächelnd überreiche ich ihm den bereits aufgeschlagenen Katalog, in dem der Tisch meiner Träume bereits markiert ist. Es ist eine Szenerie, die an die Audienz eines mittelalterlichen Herrschers erinnert, der seine Leibeigenen empfängt. Missmutig blättert er die Seiten hin und her und weist mich mit kritischen Stirnfalten auch auf die möglichen Billigvarianten hin. Nur standhaft bleiben, hier findet gerade ein reales soziales Kompetenztraining für Führungskräfte statt! Meine autonomen Bauchnerven signalisieren die Ausschüttung von Adrenalin. So müssen sich Untertanen bei Hofe fühlen, wenn der gnädigste Herrscher sich zu etwas Aufmerksamkeit für die niederen Chargen herablässt. Unfassbar, das Wunder tritt ein: »Fürst« Keilhauer gewährt mir meinen Wunsch. Im Hinausgehen droht er jedoch noch einmal unverhohlen: »Herr Chefarzt, ich habe jetzt

Ihre zukünftige Abteilung gesehen. Ich kenne Ihre Mitarbeiter aus der alten Klinik noch ganz gut. Das sind alles notorische Faulpelze! Die halten sich mit ihrem Psychogequatsche für etwas Besonderes, aber diese Zeiten sind vorbei! Wir haben Sie hier als neuen Chef eingestellt, um endlich für Ordnung zu sorgen! Wenn ich diese Schlamperei hier sehe, dann bin ich sicher, dass alle nach Sibirien müssten – die gehören doch ins Arbeitslager. Wenn Sie mit uns hier nicht konform gehen, dann werden wir auch über Ihren Vertrag nachdenken müssen! Vergessen Sie das nie, Herr Doktor!«

Bis die neuen Möbel in etwa einem Monat eintreffen, erhalte ich vorübergehend auch einen ausrangierten blaugrauen Schreibtisch aus dem Fundus. Noch befindet er sich, wie viele weitere Stücke, in einer Garage. Am späten Vormittag wird diese durch den Hausmeister geöffnet und in der Mittagspause eilen die Untertanen dorthin, um sich wie auf einem Basar um die Büromöbel zu streiten. Das Ganze entwickelt sich zu einem lautstarken und gestenreichen Gefeilsche, das selbst vorbeiziehende asiatische Wandergruppen animiert, Fotos davon zu machen.

Nach dem Ende des Ringens um Räume und die Ausstattungen ist der Umzug der Therapeuten in das Nebengebäude endgültig abgeschlossen. Immerhin habe ich durch das Fenster meines Büros im Haupthaus noch Blickkontakt zu ihnen. Die Telefonverbindung wird erst Wochen nach dem Umzug eingerichtet werden. Oft winken meine Mitarbeiter mit diskreten Gesten zu mir herüber. Mittlerweile verstehen wir uns zunehmend auch ohne Worte. Nur meine Sekretärin Heidi darf in meinem Vorzimmer verbleiben. Sie trägt still an unserem Schicksal. Ohne Nachfrage, keine Kommentare. Ihr Schneckenhaus des Überlebens funktioniert perfekt. Ich kann mir Dr. Eichlers Verhalten in dieser Sache nur so erklären, dass er, getreu dem Motto »Teile und herrsche!«, wahrscheinlich darauf hofft, dass die Trennung zwischen meinem Büro im Zentralgebäude und den Dienstzimmern meines Teams unseren Widerstand schneller brechen wird. Parallel dazu beschäftigt mich die Frage, wie nun unsere Patienten den Weg zu ihren Therapeuten finden werden. Doch dem Leiter der Orthopädie fällt sofort eine Lösung ein. Bereits zwei Tage später bringt unser Hausmeister über einem Seiteneingang des Nebengebäudes ein großes Schild mit der Aufschrift PSYCHOTERMINAL an. Das Unwort des Jahres ist geboren! Und mein lieber Kollege bemüht sich nun täglich, durch häufige Verwendung diesem Wortungetüm zur Normalität zu verhelfen. Wir können darüber nur noch herzhaft lachen.

*

Auf Anweisung der Geschäftsführung werde ich als verantwortlicher Chefarzt vor dem Patientenumzug noch mehrere Nächte im alten Landhaus sein. Präsenz und Kontrolle werden von mir erwartet. Heute verbringe ich meinen ersten Abend am alten Standort. Unsere Verwaltungsleiterin Frau Fröhlich hat für mich im Erdgeschoss ein freies Zimmer reserviert. Es liegt gegenüber dem Aufenthaltsraum für die Schwestern und ist für Krisenpatienten mit Suizidgefährdung gedacht. Der vorbereitete Früchteteller duftet aromatisch und bringt einen Hauch von Frische in dieses Chalet. Ich öffne das Fenster und vor mir breitet sich malerisch die nächtliche Landschaft aus. Die Nachtschwester blickt mich an: »Das ist schon etwas Besonderes für uns, dass der neue Chefarzt kurz vor Schluss noch in der alten Klinik schläft!« Ich bin unsicher. Eine passende Antwort fällt mir nicht ein. »Nun, äh, ja wissen Sie, ich möchte Sie doch alle besser kennen lernen.« Sie lächelt mich dankbar an. »Übrigens, sind das hier die berühmten Erdgeschossfenster?«, versuche ich das Gespräch auf ein neues Thema zu lenken. Wie viele Patienten waren durch sie schon geklettert, um sich bei Tango vom Fango zu erholen? War mein Entschluss richtig, eine nur noch zu 20 Prozent belegte Klinik zu übernehmen? Wie hoch müsste die Konzentration von Glückshormonen in der Banane auf dem Früchteteller wohl sein, um mich für diese Chefarztposition langfristig gesund zu halten? Ich beschließe, weiterhin alles zu tun, was mir möglich ist, um diese Abteilung mit ihrem bewährten Therapieprogramm zu erhalten. Dann falle ich in einen tiefen und festen Schlaf.

Am nächsten Morgen, während ich zu meinem Wagen laufe, denke ich nur an eines: Wenn ich es nicht schaffe, wird es für mich und viele meines Teams existenziell bedrohlich. Längst sind mir unsere Schwestern, die Ärzte, der einzige Psychologe, Ergo- und Physiotherapeuten, welche von der Geschäftsführung als »Altlasten« bezeichnet werden, ans Herz gewachsen. Ich bin für sie nicht nur Vorgesetzter, sondern zunehmend auch Vertrauter und fühle mich für sie verantwortlich. Wir spüren alle, dass wir uns mehr und mehr aufeinander verlassen können. Jeder ist bemüht, das Boot »Psychosomatik« im tosenden Meer »Orthopädie« auf Kurs zu halten. Meine Sekretärin Heidi reißt mich aus den Gedanken. Aufgeregt winkt sie mit einer Telefonnotiz am Fenster. Die Geschäftsführung erwartet dringend meinen Rückruf. Widerwillig wähle ich die Nummer. Herr Greifzu schnarrt am anderen Ende der Leitung und erinnert mich aus der fernen Hauptverwaltung erneut an meine Verpflichtungen in dieser Position: »Herr Chefarzt, Sie werden diese Faulpelze testen, sie kontrollieren und ein Therapieprogramm vorbereiten, das keine Zeit mehr für unnötige Pausen lässt.« Diese Ansage lässt an Deutlichkeit nichts zu wünschen übrig. Durch verschiedene Maßnahmen, wie üble Nachrede oder unfaire Dienstplangestaltung, können Mitarbeiter in eine ausweglose Situation gebracht werden, die zu Fehlverhalten am Arbeitsplatz führen muss. Daraus würden unweigerlich sofortige Abmahnungen oder fristlose Kündigungen folgen. In diesem Augenblick wird mir zum ersten Mal bewusst, warum in der Hauptverwaltung zwei Rechtsanwälte in Vollzeit beschäftigt sind. Doch worin besteht mein Part in diesem Spiel? Muss ich den Scharfrichter geben? Den Vollstrecker, der für seine Herren Zwietracht sät und danach jeweils die schwächsten Glieder im Spiel auszuwechseln hat? Selbstzweifel packen mich, warum nehmen wir solche Verträge an? Ich habe es getan, weil ich ohne dieses Schmerzensgeld meine Scheidung nicht hätte finanzieren können.

Einmal mehr wird mir durch dieses Telefonat klar, dass ich vor der zweifelhaften Aufgabe stehe, Patienten beim unerlaubten Verlassen der Klinik, zum Beispiel wenn sie aus dem Fenster klettern, zu überraschen und diese Vorfälle der Hauptverwaltung zu melden. Ebenso Bagatellen oder flexible Therapiegestaltung meiner Mitarbeiter. Mir ist nicht bekannt, wer noch damit beauftragt wurde. Diese Erwartungen der Geschäftsführung kommen mir so lächerlich vor und ich werde sie selbstverständlich nicht erfüllen.

Allerdings bin ich nicht mehr sicher, ob ich auf Zeit spielen oder noch vor Ablauf meiner Probezeit meine kritische Haltung dem Unternehmen gegenüber transparent machen soll. »Glauben Sie wirklich noch daran, dass wir als Psychosomatik eine Chance nach dem Umzug haben?« Diese Frage lese ich hundertfach in den Gesichtszügen meines Teams. Bekommen die Patienten diesen Machtkampf hinter den Kulissen mit? Er ist immer noch sichtbar genug, dass sie genervte Therapeuten und Unzulänglichkeiten in der Ausstattung bemerken werden. Der Briefkasten für die anonymen Beschwerden wird sich füllen und die Zukunft unserer Abteilung vollkommen offen sein.

*

Die letzte Nacht im Landhaus bricht bald an. Lange unterhalte ich mich noch mit der Schwester und kontrolliere den Notfallkoffer, um so einmal wieder das Gefühl zu haben, mich den Inhalten meines Berufes widmen zu können.

Währenddessen legt sich unser Chefkoch noch einmal ins Zeug. Die Hauptverwaltung spendiert ein ungeahntes Buffet.

Intensiv strömen die aromatischen Gerüche der verschiedenen Gemüsesorten durch den Raum. Unabhängig von der Diagnose ist für alle Patienten auch Weißwein erlaubt. Meine Bedenken bezüglich der Alkoholabhängigen werden von der Verwaltung negiert. Nach dem Umzug gibt es sowieso für die orthopädischen Patienten Bier am Kiosk. Dr. Eichler hat darauf bestanden. Er möchte in zwei Wochen Anschlussheilbehandlung alle Kraft auf die Gelenkmechanik konzentrieren und nicht auf den Ärger mit Entzugssymptomen. So geraten wir mit dem ganzheitlichen Anspruch auf Motivationsförderung für Abstinenz ins soziale Aus dieser Klinik. Ich brauche Luft! Zielstrebig öffne ich das Fenster, kalt und rein strömt sie in meine Lungen und tut mir unendlich gut. Genießerisch atme ich in vollen Zügen ein und aus. Ein und aus. Ein und aus.

*

Ich fühle mich erschöpft und mag dieses Spiel nicht mehr mitspielen: Eitelkeiten und Lügen, Rehamärchen, Verteilungskämpfe und Machtpoker, die Bürokratie, den piefigen Sozialneid und das dumme Statusgerangel. Es ist erbärmlich. Es widert mich an. Wie viel Energie und Lebenszeit an diesen Unsinn vergeudet wird! Mir ist klar, dass dies nicht nur den Klinikbetrieb betrifft und auch in anderen Branchen an der Tagesordnung ist. Doch in unserem Beruf wirkt sich das Ganze unmittelbar und in geradezu fahrlässiger Weise auf Menschen aus, die körperlich wie psychisch in einer geschwächten Position und auf die Qualität unserer Arbeit existenziell angewiesen sind: die Patienten. Alle Anstrengungen müssten darauf gerichtet sein, ihnen bestmöglich zu helfen und ihr Vertrauen in uns nicht zu enttäuschen.

*

Unser Chefkoch braucht nun auch ein bisschen Frischluft und fragt mich bei der Gelegenheit, wie viele Abschlussbuffets wir wohl noch gemeinsam erleben werden. Ich bin verblüfft, weiß nicht, was ich sagen soll und lobe ihn deshalb erst einmal für das kulinarische Highlight, das ich in dieser Qualität in einer Klinik selten erleben durfte. Dann proste ich ihm tröstend und mit gespielter Zuversicht zu: »Ich bin sicher, noch viele Abende.« In seinen Augen sind Melancholie und Angst erkennbar. Ahnt er vielleicht etwas? Seine Entlassung ist bereits in der Hauptverwaltung vorbereitet. Dem Stil des Unternehmens folgend, werden mir solche pikanten Details in Chefarztbesprechungen als Nebensätze mitgeteilt. Eine Denunziation seiner privaten Affäre mit einer Angestellten wird ihm zum Verhängnis. Ich werde ihn nach diesem Abend nie wieder sehen. Eine fristlose Kündigung hat für die ehemaligen Mitarbeiter in der Regel Hausverbot zur Folge. Mein Wissensvorsprung quält mich und bevor die Situation noch unangenehmer wird, naht Rettung in Gestalt von Frau Fröhlich, die nun ihre Worte an die noch verbliebenen Patienten, die diensthabende Schwester und das Servicepersonal richtet. Während wir uns ihr zuwenden und ich mit einer überbackenen Aubergine den fruchtigen Nachgeschmack des Weines neutralisiere, spricht sie über die Zukunftsvisionen am neuen Klinikstandort: »Synergieeffekte von Psychosomatik und Orthopädie gilt es auszunutzen.« Mir bleibt der Bissen fast im Hals stecken. Was reden wir uns für einen Unsinn ein? Wer von uns glaubt tatsächlich noch an eine konstruktive Zusammenarbeit? Nach allem, was wir mit unserer Abteilung bisher in dieser Klinik, mit der Geschäftsführung und Dr. Eichler erlebt haben?

Ich bemühe mich schneller zu kauen, denn auch ich muss gleich noch eine kleine Rede halten. Mittlerweile weiß ich eigentlich gar nicht mehr, worüber ich zum Auditorium sprechen kann. Frau Fröhlich stellt nochmals die zehnjährige Geschichte im Landhaus dar. Der Aufbau der psychosomatischen Klinik ist zum Hauptbestandteil ihres Lebens, die Fachklinik zu einem wichtigen Arbeitgeber in der Stadt geworden. Die Augen unserer Verwaltungsleiterin füllen sich mit Tränen. Und dann nickt sie mir aufmunternd zu. Der Wein stärkt kurzfristig meine Zuversicht und führt zu etwas mehr Gelassenheit: Ich betone die therapeutische Kontinuität und weise auf die erweiterten Möglichkeiten durch die zukünftigen Synergieeffekte mit der Orthopädie hin. Dr. Eichler darf bei öffentlichen Auftritten niemals vergessen werden. Das haben sie mir in der Geschäftsführung eingeschärft. Vielleicht befindet sich ja heute Abend ein Spitzel unter uns? Ich bekomme diesen Gedanken einfach nicht aus meinem Kopf.

Nach dem Toast auf die Zukunft endet der offizielle Teil des Abends. Im Speiseraum bilden sich kleine Gruppen und diskutieren angeregt miteinander. Aus dem hauseigenen CD-Player erklingt ein Afro-Blues und ich fühle mich wie auf der Titanic. Unser Orchester wird bis zum bitteren Ende spielen. Viele der Anwesenden bestürmen mich mit Fragen nach meinem ersten Eindruck über den neuen orthopädischen Bereich. Frau Fröhlich wirft mir vielsagende Blicke zu. Ich verstehe. Gefragt sind jetzt kurze Antworten, diplomatische Worthülsen, keine Kommentare oder Wertungen. »Wie konkret könnten denn die Abläufe der Orthopädie in unser therapeutisches Programm eingreifen?«, will ein Assistenzarzt wissen und stellt damit zielsicher die Kernfrage. Ich bemühe mich, ihn zu beschwichtigen, indem ich – wieder einmal – auf die bleibende Selbstständigkeit der psychosomatischen Abteilung hinweise. Das Argument, die Orthopädie komme doch als neue Abteilung zu unserer Klinik hinzu und müsse sich deshalb an uns anpassen, scheint ihm vorerst zu genügen. Hoffentlich folgt jetzt keine Ergänzungsfrage, die mich noch mehr in Verlegenheit bringen würde.

Meine letzte formelle Amtshandlung als Chefarzt am alten Klinikstandort besteht darin, mich gemeinsam mit Frau Fröhlich von den Lokalpolitikern zu verabschieden. Diese Gespräche sind von einer so hohen persönlichen Wertschätzung gekennzeichnet, dass ich mir wünsche, nur einen kleinen Teil von dieser Atmosphäre in unseren zukünftigen Klinikalltag retten zu können.

Sehr nachdenklich, zwiespältig und sogar etwas traurig erleben mein Team und ich den Abschied von den Zeiten des offenen Kurbetriebes mit Autonomie der Psychosomatik.

*

Der Tag des Einzugs der Patienten in das neue Klinikgebäude im Nachbarort ist gekommen. Sie sind neugierig, denn so ein Kliniktransfer ist etwas Besonderes. Aufgrund der Kostenzusagen für zunächst nur drei Wochen ist eine Beendigung einer »psychosomatischen Kur« nur in Ausnahmefällen, zum Beispiel bei schweren Verstößen gegen die Hausordnung, möglich. Trotzdem ist einigen Klienten der Umzug aufgrund ihrer psychischen Verfassung nicht geheuer, so dass sie ihre Kostenträger informieren und nach deren Einverständnis die Behandlung abbrechen. Ihnen bleibt nun nichts weiter übrig, als sich erneut in die Warteschlange für eine ambulante Behandlung einzureihen. Jeden Tag erhalte ich von nun an eine Mitteilung aus der Hauptverwaltung mit der Forderung, alles daranzusetzen, weitere Abreisen von Patienten zu vermeiden. Mich erreichen so motivierende Formulierungen wie zum Beispiel:

»*... bei Vorlage der Zuweisungsstatistik stellten wir fest, dass Sie immer noch unter 50 Prozent der von Ihnen zugesagten Auslastung liegen. Wie wir bereits in unserem Telefonat mitteilten, sind wir mit dieser Entwicklung äußerst unzufrieden.*«

Na, ich aber auch! Die Vereinbarungen mit den Krankenkassen sind Aufgabe des Klinikträgers und nicht der Chefärzte. Es ist nicht zu fassen. Auch die Einladung von Privatpatienten in eine unfertige Klinik schadet dem Ansehen für die Zukunft zusätzlich. Ohne komplette Sanierung und feste Belegungsverträge haben wir nur geringe Chancen, uns auf dem freien Markt zu behaupten.

Die Balkonverblendungen über der Brüstung sind noch immer nicht angebracht. Das von mir für die oberen Etagen vorgesehene Pflegedienstzimmer für die Psychosomatik ist nicht eingerichtet. Notrufklingeln existieren nicht, dafür normale Zimmertelefone. Natürlich steht es jedem Patienten frei, der zum Beispiel im 3. Stock einen Panikanfall entwickelt, die Nachtschwester im Erdgeschoss anzurufen. Wenn diese allerdings ebenfalls telefoniert oder im Hause unterwegs ist, weil sie allein für den gesamten Komplex verantwortlich ist, bleibt dem Patienten nur die Self-Management-Technik, um sich zu beruhigen. Darunter versteht man eine Art formelhafte Vorsatzbildung, um eigene Ängste zu reduzieren. Für lebensmüde Patienten können Personalmangel und rudimentäre Ausstattung hingegen tödlich sein. Wenn sie nicht schlafen können, ist es für sie natürlich möglich, ihre Zeit auf den Balkonen zu verbringen, um die Panoramaaussicht zu genießen. Zweifelsohne kann die klare Luft als ganzheitlicher Heilfaktor angesehen werden. Wer dann noch vom Balkon springt, weil er die diensthabende Schwester nicht erreicht, hat eben Pech gehabt. Langsam, aber unaufhaltsam, macht sich ein gewisser Zynismus in mir breit.

Die Bäderabteilung im Untergeschoss ist vollständig saniert und komplett an die Bedürfnisse der Orthopädie angepasst. Zwischen den Massagekabinen, die mich an Boxen in Reitställen erinnern, befinden sich – wie ein Alibi – zum Schutz der Intimsphäre immerhin leichte Vorhänge. Bei vollem Massagebetrieb entwickelt sich in dieser Abteilung ein bahnhofsähnliches Stimmengewirr und Getöse. Mitarbeiter und Patienten werden genervt. Doch für unsere zukünftige börsennotierte Rehabilitation zählt nur funktionale Effizienz!

Aus den Urzeiten der früheren Klinik stammt auch das circa acht Quadratmeter große Schwimmbecken im Untergeschoss. Der völlig überhitzte Raum ist schwer zu belüften und grau gefliest. Er besitzt außer einem Rettungsring keine weiteren farbigen Accessoires. Wie würde dieses Schwimmbad mit modernen Rattanmöbeln, bequemen Saunaliegen, umsäumt von tropischen Pflanzen, erstrahlen und die Seele gleich mitmassieren! Doch solche Visionen sind in einer Rehaklinik wie der unsrigen wahrscheinlich fehl am Platz. Wenn die Wassergymnastik beendet ist, sind die Patienten durch die Hausordnung angehalten, die Bäderabteilung sofort zu verlassen. Das erspart eine Aufsicht und den Spätdienst in der Physiotherapie. Was heißt überhaupt Spätdienst? Die letzten Anwendungen enden spätestens um 16 Uhr. Das gesamte Rehaprogramm ist so organisiert, dass die Patienten nach dem sehr frühen Weckruf, in der Regel um 6.30 Uhr, nicht mehr zur Ruhe kommen. Sie sollen dadurch so müde werden, dass sie nach dem Abendessen direkt zurück ins Bett fallen und wunschlos bis zum nächsten Morgen darin bleiben. Man kann sich des Eindrucks nicht erwehren, dass die Patienten hier behandelt werden, als wären sie nicht nur krank, sondern auch Kinder. Doch wir haben es mit anspruchsvollen, erwachsenen Menschen zu tun. Und die sorgen schon mal für »Störungen« im Tagesablauf: Sie äußern Kritik am Essen, an den fehlenden Belüftungen in der Bäderabteilung und am unwirschen Verhalten der Mitarbeiter. Vor allem aber sind sie nach dem Abendessen noch immer munter und versuchen, in der Lobby ihre zum Teil in der Psychotherapie wieder gefundene Ich-Stärke zu nutzen, um neue soziale Kontakte zu knüpfen.

Unser ganzheitlicher Therapieansatz umfasst bei schweren Schlafstörungen die Verordnung von Entspannungsbädern am Vormittag, um danach den Patienten im Halbschlaf oder mit Kreislaufstörungen durch den Tag begleiten zu können. Für die Anwendungen am Nachmittag fehlen die Therapeuten. Abends und an den Wochenenden ist die Bäderabteilung leer und wird nicht genutzt. Der Dienstplan bleibt unflexibel. Wir erwarten in Kürze eine Unternehmensberatung, die planen wird, alle Abläufe zu computerisieren. Der Patient muss sich also an die Logistik der Rehabilitationsklinik anpassen, obwohl es eigentlich umgekehrt sein sollte. Spätestens durch die genannten

Nebenwirkungen nach den Anwendungen bekommt er zu spüren, was das bedeutet. Welchen Sinn macht eine Kohlenstoffdioxid-Therapie, die zwar die Durchblutung fördert, aber aufgrund ihrer Anwendungsbesonderheit – der Patient steckt bis zum Bauchnabel in einem Plastiksack – Angstzustände bei Neurosen zu verstärken vermag? Doch eine Physiotherapeutin kann mit einem solchen Sack und Badewanne halt drei Patienten parallel versorgen, während sie bei einer Massage an einen einzigen gebunden wird. Um überhaupt für psychosomatische Patienten eine Anwendung pro Woche in der Bäderabteilung zu ermöglichen, wählen wir auch diese Behandlungsformen aus. Die Tageszeit bestimmt die Bäderabteilung, nicht der psychische Zustand des Patienten. Um eventuellen Zweifeln zuvorzukommen, gibt es die wöchentliche Chefvisite, in der ihm in den drei Wochen dreimal erklärt wird, dass alles mit rechten Dingen zugeht. Zudem sieht er bei uns mehrmals täglich Therapeuten, die im strengen Zeitlimit an ihm vorbeieilen. Wir gehen davon aus, dass der Patient von seiner ambulanten Vorbehandlung zum Teil Schlimmeres gewöhnt ist.

*

Wenn die Mitarbeiter der Bäderabteilung täglich gegen 16.30 Uhr fluchtartig ihr feuchtwarmes, klaustrophobisch anmutendes Reich im Untergrund verlassen, haben viele von ihnen seit den frühen Morgenstunden nur knapp 30 Minuten Pause an der frischen Luft gehabt. Die halbe Stunde nach Ende der Anwendungen bleibt der Reinigung der Arbeitsplätze und deren Umkleiden vorbehalten. Auch in anderer Hinsicht ist ihre tägliche Arbeit ein Job am Limit: Die Zahl der Patienten, welche durch die Bäderabteilung geschleust werden, steht in keinem Verhältnis mehr zum Personalschlüssel. Doch statt die Abteilung zu erweitern und weitere Leute einzustellen, werden die Massagezeiten von 25 auf 20 Minuten gekürzt. Für das Umkleiden zwischen den Behandlungen bleiben drei Minuten. Es kommt zu Staus, denn nicht jeder betagte Patient schafft es in dieser Zeit, sich ohne Hilfe anzukleiden. Unwirsche Bemerkungen während der Anwendungen und Beschwerden an der Rezeption sind die Folgen. Eilig wird ein Kummerbriefkasten eingerichtet, um den Ärger zu kanalisieren.

Unser Qualitätsmanagement führt dazu, dass sich mehrfach täglich halbnackte Gestalten im Wasserdunst den Weg zu den Kabinen freikämpfen, um ihren verbrieften Rechtsanspruch auf eine wirkungsvolle Massageanwendung endlich durchzusetzen. Mir bleibt nichts anderes übrig, als auf die Wünsche meiner Patienten nach zusätzlichen physiotherapeutischen Einzelangeboten mit Verlegenheitsfloskeln zu reagieren oder auf die Plastiksäcke mit Gasinsufflation zu verweisen.

*

Zu später Stunde durchquere ich gelegentlich das leere Gebäude und stelle mir meine Wunschklinik vor. Auf dem Raumplan vermerke ich die fehlenden Skulpturen, Grünpflanzen und die bequemen Sitzmöbel in den Nischen. Ganz habe ich die Hoffnung auf positive Veränderungen noch nicht aufgegeben. Ich notiere meine Ideen, um mich auf den Besuch der Unternehmensberater vorzubereiten. Gern würde ich meine Vorschläge zur Diskussion stellen.

Mein Rundgang endet an der Kellertür. Hinter dieser befinden sich noch zwei ungenutzte Räume. Das letzte Zimmer endet blind hinter einem Holzverschlag auf unserer so genannten Sonnenwiese. Diese fristet bisher unter dem noch nicht entsorgten Bauschutt ein kümmerliches Dasein. Im Winter überdeckt glücklicherweise die Natur die Lüge im Hausprospekt. Darin ist nämlich von Saunalandschaft mit Liegewiese die Rede. Doch jetzt bringt das Frühjahr die Wahrheit ans Licht.

Für die Hauptverwaltung hingegen reicht es offenbar, dass nun alle Zimmer bewohnbar sind. Heizung, Küche und Bäderabteilung funktionieren. Auf die Nutzung des eigenen Moors verzichten wir. Natürlich aus Kostengründen. Vor Jahren ein Kassenschlager, ist es heute nur noch der Traum einer jeden Wellness-Wochenendpauschale. Wir nutzen stattdessen mehrfach verwendbare Moorpackungen zum Vorzugspreis und nennen das Effizienz.

*

Für die psychosomatischen Patienten werden die Therapien nach dem Umzug sofort weitergeführt. Orthopädische Anwendungen werden für die restlichen unserer Patienten als Trostpflaster mit strengster Indikationsstellung nur einmal pro Woche gestattet. Obwohl sie sich nach dem Abendessen vor der Tür der Bäderabteilung interessiert versammeln, bieten wir ihnen keine Führungen an. So wird vermieden, unerfüllbare Bedürfnisse nach Heilbehandlung zu wecken. Als Ausgleich erhalten unsere Patienten jedoch ein zusätzliches Einzelgespräch von 45-minütiger Dauer. Ich bin stolz auf meine Crew und teile der Hauptverwaltung den erfolgreichen Umzug mit. Keiner der uns Anvertrauten dekompensiert psychisch. Die wesentlichen Hürden meiner Probezeit sind genommen, ein erster Etappensieg erreicht und der Himmel erstrahlt über uns wie im Hochglanzprospekt.

Therapeutische Lügen

Nachdem Sie einen Einblick in die grundlegenden Abläufe und das ganz normale Chaos meines Klinikalltags erhalten haben, möchte ich Sie im Folgenden gern einladen, die Arbeit kennen zu lernen, die ebenfalls täglich und parallel dazu zu bewältigen ist.

Zunächst möchte ich Ihnen die Geschichte von Monika erzählen. Monika leidet unter Essstörungen aufgrund früher erlittener Gewalt im Familienkreis. Nach dem Aufnahmegespräch stelle ich ihr unsere Internistin und Psychotherapeutin vor, die für sie zuständig sein wird, denn für eine solche Situation empfiehlt sich in der Regel eine gleichgeschlechtliche Therapeutin. Zudem bitte ich die Patientin, sich bei nächtlichen Krisen sofort an die Schwester zu wenden. Monika lehnt jegliche Schlafmedikation ab und wirkt nach dem Gespräch mit uns entlastet. Die Nacht verbringt sie tatsächlich recht ruhig mit zahlreichen Gesprächen mit der diensthabenden Schwester. Ich hoffe, sie in der Chefarztvisite überzeugen zu können, vielleicht doch eine Schlafmedikation für die erste Zeit zu akzeptieren.

Zwei Tage nach der Aufnahme ist es so weit. Gegen 9.30 Uhr klopft die Visitenmannschaft, bestehend aus Oberarzt, diensthabender Schwester, Monikas Einzeltherapeutin, Ergotherapeut und mir, an die Tür ihres Einzelzimmers im zweiten Obergeschoss. Keine Antwort. Nach unserem erneuten Klopfen wieder keine Reaktion. Wir nehmen den Generalschlüssel und treten ein. Die Balkontür steht offen, Monika befindet sich nicht im Zimmer. »Oh Gott, jetzt ist es passiert!«, fährt es mir durch den Kopf. Alle Beteiligten halten den Atem an. Es ist völlig still im Raum. Plötzlich hören wir ein plätscherndes Geräusch aus dem Badezimmer. Der Sprung aus großer Höhe, das Horrorszenario für jede Klinik, hat glücklicherweise noch nicht stattgefunden. Sofort versuchen wir, die verschlossene Badtür zu öffnen. Das Wasser plätschert weiter in der Wanne. »Lassen Sie mich alle in Ruhe, mir kann niemand mehr helfen!«, schallt es auf der anderen Seite. Ich probiere weiter, mit der Patientin ins Gespräch zu kommen, was mir aber nicht gelingt. Vielleicht hat sie zu Frauen einen besseren Kontakt? Und tatsächlich, die Krankenschwester, die sie zuvor schon kennen lernte, hat Erfolg. Der Gesprächsversuch von Frau zu Frau gelingt. Mit einer Geste verdeutliche ich dem Ergotherapeuten, die Balkontür zu schließen und vor der Fensterfront Position zu beziehen. Der arme Kerl wird ganz blass. Eine akute suizidale Krisensituation hat er noch nicht erlebt. Ich informiere die Patientin über die Rechtslage und bitte sie eindringlich, zu öffnen. Doch sie lehnt dies weiterhin vehement ab. Zu ihrem Schutz weise ich Oberarzt Dr. Wohlgemuth an, die Polizei zu informieren. Die Schwestern und die Psychologin bleiben vor der Tür, um mit der Patientin zu reden. Mittlerweile treten Patienten aus den Nachbarzimmern auf den Flur und schauen neugierig auf die Geschehnisse. Mit allen Kräften versuche ich, weitere Unruhe zu vermeiden und die Visite ruhig fortzusetzen. Die Polizisten treffen innerhalb weniger Minuten ein. In der Zwischenzeit entwickelt die Patientin einen heftigen Erregungszustand. Die Beamten brechen die Tür auf. Monika hockt vor der Badewanne, den Föhn in den Händen.

Leider müssen wir sie in die geschlossene Abteilung einer psychiatrischen Klinik verlegen. Deren Chefarzt kenne ich glücklicherweise sehr gut. Er wird telefonisch von uns verständigt. An den Blicken der Mitpatienten ist zu erkennen, dass das Eintreffen der Polizei für Unruhe und Aufsehen sorgt. Ihre stummen Fragen werden uns noch Tage begleiten. Insgesamt ist jedoch alles gut verlaufen, wir sind erleichtert. Nach drei Wochen in der Psychiatrie wird Monika, frei von Suizidgedanken, in die ambulante Nachsorge entlassen. Eine Wiederaufnahme in unsere Klinik lehnt sie ab. Nach diesem Ereignis appelliere ich erneut eindringlich an die Geschäftsführung, die Balkonsicherungen endlich anbringen zu lassen.

*

An den Wochenenden bin ich froh, ein wenig Abstand von der Klinik und dem stressigen Alltag zu finden. Die 200 Kilometer Bundesstraße sind für mich wie ein Entspannungsbad. Je größer der Abstand zu meinem Arbeitsplatz wird, desto mehr lockern sich Körper und Seele. Ich blühe auf und freue mich auf meine Lebensgefährtin Marie, ihre Kochkünste und die behagliche Atmosphäre unserer Wohnung.

An den Sonntagabenden bemerke ich dann regelmäßig nach der Polit-Talkshow, dass mich die psychovegetative Anspannung vor Wochenbeginn wieder packt. Meistens werde ich gegen 3 Uhr morgens wach und fühle mich matt. Das Kopfkissen ist von Schweiß durchnässt. Der Brustkorb krampft sich zusammen und mich überkommt Luftnot. Mein Herz klopft mit über 120 Schlägen pro Minute. Ein Hausarzt würde von einer stressbedingten Kreislaufstörung, die wir auch als vegetative Dystonie umschreiben, sprechen. Ich werde mich mittelfristig vom Notarztdienst verabschieden müssen, den ich an manchen Wochenenden in meinem Heimatort auch noch übernehme, nämlich dann, wenn ein Kollege krank ist oder aus anderen wichtigen Gründen vertreten werden muss. In den Landgemeinden reichen die angestellten Klinikärzte längst nicht mehr aus, um den flächendeckenden Notarztdienst sicherzustellen. Aus diesem Grund sind Fachärzte sehr begehrt, die freiwillig daran teilnehmen. Im Grunde bin ich eigentlich sehr froh darüber, denn manchmal wird mir das Psychogeschwätz in der Klinik auch zu viel und seit meiner Anästhesiezeit fühle ich mich der Akutmedizin weiterhin verbunden. Doch mein Arbeitspensum als Chefarzt wird auf die Dauer einfach zu intensiv.

In einer dieser immer wiederkehrenden Nächte zeigt der Wecker 4 Uhr morgens an. Wo sind meine Kreislauftropfen? Unsicher taste ich mich durch die Dunkelheit, um meine Jeans mit den Medikamenten zu finden. Schwindel und Übelkeit packen mich. Meistens lege ich mich in diesen Situationen auf den Fußboden und versuche, eine Zeit lang die Beine hoch zu lagern. In der Regel bessert sich die Symptomatik nach dieser Maßnahme prompt.

Das Alarmgerät, ein Funkmeldeempfänger in ständigem Bereitschaftszustand, ist glücklicherweise bisher still geblieben. In drei Stunden müsste ich schon aufbrechen, um einigermaßen pünktlich in der Klinik zu sein. Ich bin aufgewühlt und hoffe, dass der Anästhesist des Kreiskrankenhauses pünktlich um 7 Uhr den Einsatzwagen übernimmt. Schließlich schlafe ich vor Erschöpfung tief und fest ein.

Als Marie sanft mein Gesicht berührt, komme ich wieder zu mir. »Du bist schon zu spät, es ist Montag!«, flüstert sie. Ich fühle mich wie gerädert und muss meine Sekretärin anrufen. Doch so viele Autoschäden kann es gar nicht geben, um die Verspätungen der letzten Wochen weiterhin zu begründen. Zwischen 9.30 und 10 Uhr müsste ich eigentlich in der Klinik sein. Der spätere Beginn an den Montagen ist übrigens ein Teil der Kompensation für meine wochentägliche Anwesenheit bis 21 Uhr abends. Glücklicherweise springt mein Oberarzt kollegial für mich ein und beginnt schon mit den Visiten. Noch immer etwas benommen versuche ich, gemeinsam mit Marie, das Frühstück zu genießen. Diese Stunden vor Dienstbeginn sind mir heilig. »Notarzteinsatz für Schwalbe …«, surrt die Stimme aus dem Alarmgerät in mein Entspannungsritual hinein. Ich nehme sie kaum noch wahr, als ich mir reflexartig und wie in Trance den orangefarbenen Overall überstreife. Es verbleiben jetzt drei Minuten maximale Ankleidezeit, die von der Rettungsleitstelle überprüft werden.

Der Dienst als niedergelassener Notarzt ist als Nebenbeschäftigung immerhin noch etwas lukrativ. Neben einer Grundpauschale von circa 50 Euro pro Tag kann man sich so bei einer hohen Einsatzzahl am Wochenende ein angemessenes Honorar erarbeiten. Doch was heißt hier angemessen? Im Vergleich zum mittleren Management in einem Unternehmen ist es geradezu lächerlich. Die Vergütung ist zudem mit hohen Adrenalinspitzen, die das gesundheitliche Risiko bei Notärzten und Sanitätern erhöhen, hart erarbeitet. Noch ein kurzer Abschiedskuss für und eine Umarmung von Marie. Vor ungewissen Einsätzen spüre ich oft die Angst, dass es ein letztes Mal sein könnte. Ich renne zum Einsatzwagen, der nachts im Carport vor unserer Wohnung steht. Längst hat die Hilfsorganisation den Fahrer eingespart. Wir fahren im Rendezvous-System. Das heißt, der Notarzt kann den Dienst von zu Hause aus leisten, muss aber Fahrer und Arzt zugleich sein.

Ich springe in den Mercedes-Kombi und schalte das Funkgerät ein. Meine Meldung lautet: »Schwalbe 71 13 auf Empfang!« Ein Glück, dass in der Rettungsleitstelle die charmante Frau wieder Dienst hat. Ihre Stimme hat etwas Beruhigendes. »Fahren Sie auf die Bundesstraße 71! Schwerer Verkehrsunfall, Person eingeklemmt, mehrere Verletzte! Feuerwehr vor Ort!«, lautet ihre Einsatzmeldung. Reflexartig schalte ich das Blaulicht ein und gebe Gas auf der regennassen Fahrbahn. Die Ungewissheit über das, was über diese Ansage hinaus geschehen ist, bringt einen zusätzlichen Stressfaktor mit sich.

Nach ungefähr acht Minuten treffe ich am Unfallort ein. Kurz vor einer Unterführung sehe ich bereits die Fahrzeuge von Polizei und Feuerwehr. Offensichtlich ist ein Kleinbus ins Schleudern geraten. Zahlreiche Feuerwehrbeamte bemühen sich um eine Person im vorderen Bereich des Wagens, der sich um den Brückenpfeiler gewickelt hat. Circa 30 Meter hinter dem Fahrzeug liegen zwei abgedeckte Körper. Oh mein Gott, fährt es mir durch den Kopf, hier werden Stunden vergehen. Ich komme mit Sicherheit zu spät in die Klinik! Die Feuerwehrmänner begrüßen mich schnell und deuten auf den Fahrer. Sein Zustand ist sehr ernst. Der Schmerz steht ihm ins Gesicht geschrieben, die Lippen sind bereits bläulich verfärbt und seine Atmung ist schwach. Alles deutet auf einen massiven Blutungsschock hin. Als ich seinen Bauch abtaste, erhärtet sich meine Verdachtsdiagnose: schweres Einklemmungstrauma mit möglichen inneren Blutungen. Die Lenkungssäule hat sich in den Bauch des Patienten gebohrt. Nur sein Oberkörper liegt noch frei. Die Sanitäter versorgen den Schwerverletzten mit Sauerstoff und schützen ihn mit der Rettungsfolie vor weiterer Auskühlung. »Werden wir es schaffen?«, fragen sie besorgt. Die warmen Infusionen sind bereits vorbereitet. Zum langen Überlegen bleibt jetzt keine Zeit. Tausendfach erprobte Handgriffe verdichten sich zu einem harmonischen Zusammenspiel. Wir punktieren sofort beide Unterarme. Die Blutersatzlösungen laufen mit

Überdruck in den Patienten hinein. Ich wende mich an den Oberbrandmeister: »Wie lange wird die technische Rettung des Patienten aus Ihrer Sicht noch andauern?« Er sieht mich ernst an: »Wir brauchen mindestens eine Stunde. Das Fahrzeug ist völlig verformt. Wir müssen den Patienten herausschneiden und werden versuchen, das Wrack mit Ketten zu spreizen.« Eine gottverdammte lange Stunde! Das wird der junge Mann, gerade Anfang 30, kaum überleben. Inzwischen ist er nur noch geringfügig ansprechbar, stöhnt vor Schmerzen und das Blut quillt aus seinem Mund. Mit kalten Fingern tastet er nach meiner warmen Hand. So fühlt sich der Hauch des Todes an. »Wie geht es meiner Frau und meinem Kind?« Blitzartig begreife ich, dass die beiden zugedeckten Körper seine Familie sind. »Machen Sie sich keine Sorgen, die beiden sind bereits im Krankenhaus. Sie sind nicht so schwer verletzt!«, belüge ich ihn sanft und streichle ihm die Wange. Sein Gesicht entspannt sich, der Kopf sinkt auf die Nackenstütze des Fahrersitzes zurück. Die Infusionen verdünnen unbeirrbar das noch im Körper zirkulierende Blut. Das Sauerstoffgerät rauscht monoton. Wir verabreichen ihm starke Schmerzmittel. Doch sein Blutdruck sinkt unaufhaltsam weiter. Wir brauchen ein Wunder. Eine Lebensrettung wäre wahrscheinlich nur noch innerhalb der nächsten halben Stunde durch eine Bauchoperation möglich. Er sieht mich wieder gequält an und flüstert mir zu: »Es ist gut, wenn meine Familie lebt. Was meinen Sie, Herr Doktor, werde ich es auch schaffen?« Ich bin abgelenkt, denn ich denke gerade darüber nach, wie lange man diesen Beruf wohl aushalten kann und wie wenig wir Menschen aus unserem Leben machen. Wenn man solche Situationen miterleidet, erscheint vieles unendlich klein und banal: die alltäglichen Beziehungskrisen, die sinnlosen Aufregungen über Verkehrsstaus, der Neid unter Kollegen, die Machtkämpfe in der Klinik, der Ärger mit dem Finanzamt … Nach wenigen Sekunden bin ich wieder voll da und versuche, mich ganz auf den Patienten zu konzentrieren. Unsere Blicke kreuzen sich. Ich beuge mich zu ihm hin und antworte leise: »Ich bin für Sie da! Wir werden alles tun, um auch Sie zu retten!« – »Danke«, presst er stöhnend hervor, »es tut so weh. Bitte, bitte tun Sie etwas gegen den Schmerz!« Ich nicke den Rettungssanitätern zu und sage ihm: »Natürlich sofort, Sie werden jetzt gleich ruhiger und etwas schlafen.« Wir kombinieren das Morphium mit einer angstlösenden Injektion, so dass er in einen oberflächlichen Schlaf versetzt wird. Der Blutdruck sinkt weiter. Sein Herzschlag zeigt auf dem EKG-Monitor die ersten Unregelmäßigkeiten. Wir versetzen den Patienten in ein künstliches Koma und beatmen ihn jetzt maschinell. Die Feuerwehrbeamten fordern mich auf, zurückzutreten und beginnen, mit dem Schneidbrenner die Lenksäule zu durchtrennen, die unter massiver Spannung steht. Die Dekompression der Bauchdecke kann zur sofortigen Verblutung führen, da der Druck auf die inneren Organe plötzlich nachlässt. Aus dem Vietnamkrieg ist bekannt, dass in solchen Fällen nur noch das System »run and go« funktioniert. Das bedeutet, der Schwerverletzte muss unverzüglich in die nächste Klinik geflogen werden. Doch selbst durch einen Hubschraubereinsatz wäre das zu diesem Zeitpunkt nicht mehr zu schaffen. Der Schneidbrenner bahnt sich seinen Weg durch die Wrackteile. Ruckartig löst sich aus dem Inneren des Wagens die Lenksäule und kracht durch die zerborstene Windschutzscheibe. Der tödliche Wettlauf nähert sich seinem Ende. Wir springen zur Seite, um uns nicht weiter zu gefährden. Ich blicke auf den zugedeckten Patienten, der jetzt befreit im vorderen Teil des zertrümmerten Wagens liegt. Noch einmal bäumt sich sein Körper auf und fällt danach schlagartig zusammen. Sein Mund scheint sich um den Schlauch des Beatmungsgeräts zu verkrampfen. Alle weiteren Wiederbelebungsversuche sind von nun an erfolglos. Das noch in den Venen verbliebene Blut läuft langsam in die Infusionsschläuche zurück. Auf der Bauchdecke, die ich noch einmal kurz inspiziere, fühle ich eine massive Schwellung im Bereich des linken Oberbauchs.

Mit Sicherheit ist die Zerreißung wichtiger Organe unmittelbar durch den Aufprall ausgelöst worden. Ein insgesamt tödliches Verletzungsmuster mit innerer Verblutung. Wir klemmen die Infusionen ab. Vorsichtig ziehen die Helfer den Leichnam aus dem Wagen und legen den noch etwas warmen Körper neben jene seiner Angehörigen. Das Kind liegt friedlich in der Mitte seiner Eltern.

Die Polizeibeamten informieren die Staatsanwaltschaft. Die Fotoapparate der Journalisten werfen ihr Blitzlicht auf die sterblichen Überreste menschlicher Existenz. Stille kehrt ein.

Diese Einsätze werden für mich niemals Routine. Sie labilisieren mich jedes Mal erneut. Wie schnell kann ein Schicksalsschlag unsere Leben zerstören? Die Familie ist wahrscheinlich bei der Rückkehr aus dem Urlaub ahnungslos in ihr tragisches Ende gefahren. Ich desinfiziere meine Hände. Schnell verschließen wir die Notfallkoffer, um für einen jederzeit möglichen neuen Einsatz startklar zu sein. Ich verabschiede mich vom Oberbrandmeister und bedanke mich bei seinen Helfern. Der diensthabende Anästhesist wartet im Krankenhaus schon auf mich, um den Notarztdienst zu übernehmen. Ich informiere ihn über das Geschehene, er nickt verständnisvoll und wünscht mir eine angenehme Woche. Mittlerweile ist es 9 Uhr und ich bin todmüde.

Marie erwartet mich ebenfalls vor der Notfallaufnahme. Es ist inzwischen nicht mehr möglich, pünktlich in meiner Klinik zu sein. In Gedanken male ich mir aus, wie mein charmanter Kollege Dr. Eichler in diesem Augenblick in seinem Gedächtnisprotokoll notieren könnte: »Der Chefarzt der Psychosomatik hat sich aus unklaren Gründen heute wieder verspätet.« Marie drückt mich fest an sich und meine Tränen benetzen auch ihr Gesicht. Wir entscheiden uns, gemeinsam noch einen Kaffee zu trinken. Ihre Nähe tut mir in diesem Augenblick unendlich gut. Meine Entspannung lässt noch auf sich warten. Ganz besonders in Notfallsituationen rennt die Zeit gegen den Arzt und ihm darf trotz des immensen Drucks nicht der kleinste Fehler passieren. Diese extreme Konzentration fordert noch Stunden danach ihren Tribut. Wir sind weder Übermenschen noch Halbgötter. Die Grenzen unseres Berufes zu erkennen, ist jedes Mal wieder schmerzhaft. Sich dem Tod beugen zu müssen, ist schrecklich und zermürbend. Doch diese Einsätze sind auch ein Stahlbad, aus dem ich gestärkt hervorgehe. Sie sind ein Hochleistungstraining, das mir die nötige Kraft und Motivation gibt, um auch die Auseinandersetzungen in unserer Rehaklinik weiterhin durchzustehen. Trotzdem denke ich mit Unbehagen an meine Mitarbeiter, die ungeduldig auf ihren Chef warten. Verdammt, warum kann man sich eigentlich niemals von diesem Erwartungsdruck lösen? Warum funktionieren wir alle ohne Rücksicht auf unsere Bedürfnisse? Bin ich dafür Arzt geworden?

Vor dem Abschied flüstert Marie mir noch ins Ohr: »Fahr bitte, bitte vorsichtig zurück! Ich bitte dich darum.«

Alles ist schon abgeklärt?

Die nächsten Wochen sind sehr hektisch. Sie stehen ganz im Zeichen von Klinikmanagement und Positionssicherung der beiden Abteilungen.

Da ich bisher über keine Erfahrung in der Leitung von Rehabilitationskliniken verfüge, ist meine Einarbeitung in diese Abläufe besonders zeitintensiv. Ich bin bereits jetzt so überkonzentriert, dass mich abends vereinzelt Ohrensausen packt. Ein Warnsignal meines Körpers. Tinnituspatienten sind unsere Indikation. Werde ich mich bald selbst einweisen?

Sport muss regelmäßig her! Es ist doch grotesk, dass ich in einer Ferienregion kaum Zeit zum Ausgleich finde. Ich nehme mir fest vor, wieder zu joggen und zu schwimmen. Doch die endlosen Besprechungen dauern in der Hauptverwaltung oft bis in die Abendstunden. Da bleibt oft nur noch Lust auf ein Glas Wein, um den Frust hinunterzuspülen. Wie sagte mein Großvater immer: »Lehrjahre sind keine Herrenjahre.« Doch wie viele davon müssen Chefärzte absolvieren? Ist dies das viel bewunderte Leben als Führungskraft, um das uns wahrscheinlich immer noch unzählige Mitmenschen beneiden? Wie gern möchte ich mich einfach nur um die Klinikorganisation und die Therapieinhalte sorgen. Deshalb bin ich doch eigentlich Chefarzt geworden. Stattdessen liefere ich mir absurde Grabenkämpfe mit einem Kollegen, bestelle Möbel, verteile Räume … Zum Teil bin ich unzufrieden mit der Qualität der Arztbriefe. Leider haben wir gegenwärtig nur noch zwei Assistenzärzte für die Psychosomatik. Sie arbeiten alle sehr, sehr engagiert. Die Dankesschreiben der Patienten, sogar in der regionalen Presse, sprechen für sich. Mit Kritik an ihrer Dokumentation bin ich deshalb vorsichtig. An deutsch sprechenden Assistenten mangelt es bereits und die Patientenzufriedenheit ist für mich nach wie vor eines der wichtigsten Kriterien des Arztberufes. Doch leider werden wir zunehmend nur noch an unseren administrativen Fähigkeiten gemessen. Wenn ich meine wenigen Assistenten als neuer Chef auch noch verschrecke, dann nehme ich vielleicht in drei Monaten selbst Blut bei den Patienten ab. Wenn denn dazu überhaupt noch die Zeit bliebe.

In den Teamkonferenzen sind wir durch fortwährende logistische Probleme voll in Anspruch genommen und geraten deshalb mit Terminen für die Patienten immer wieder in Verzug. Kleine Erfolge gelingen trotz allem: Die Verlegung der Klinikkonferenz auf 8.15 Uhr bewerte ich bereits positiv. Die Einführung eines ärztlichen Spätdienstes, der wochentags bis 20 Uhr das am Abend nur spärlich besetzte Pflegepersonal entlastet, gelingt mir trotz aller Bemühungen nicht. Meine Ärzte wären dazu bereit. Auch den psychosomatischen Patienten käme es entgegen, das Morgenfrühstück nur eine halbe Stunde später einnehmen zu können. Doch Dr. Eichler setzt dem heftigen Widerstand entgegen. Frau Fröhlich und ich sind uns einig: Die Differenziertheit der Patientenstruktur und ein darauf angepasstes Therapieangebot haben für ihn offenbar keine Bedeutung. Vielmehr scheint er den Beweis erbringen zu wollen, die Orthopädie auch langfristig zum Spartarif führen zu können. Für dieses Ziel ist jeder Preis recht. Er hetzt durch seine Visiten, hört nur mit halbem Ohr hin, herrscht Patienten und Mitarbeiter an. Dadurch gewinnt er Zeit für die betriebswirtschaftliche Analyse meines Bereichs und das Informationsbedürfnis der Geschäftsführung.

Welche Chance geht durch diesen Irrwitz verloren! Zwei Fachabteilungen, deren Kooperation für Patienten wie Mitarbeiter gleichermaßen ein Segen wäre, sind nicht in der Lage, flexibel und vernünftig miteinander zu arbeiten.

Eines Tages nimmt Dr. Eichler mich beiseite und legt seine Hand auf meine Schulter. In einem Abwehrreflex zucke ich zurück. »Nun, Herr Kolleje«, kommt er mit gespielter Väterlichkeit daher, »ich möchte Ihnen heute etwas über die Geheimnisse der Reha erzählen, bin jetzt seit fünf Jahren in diesem Geschäft, da weiß man, wie der Hase läuft! Wir sind hier die Endstation. Vergessen Sie endlich den Luxus der Uniklinik! Hier jeht es um Anwendungen zweimal pro Tag, Medikamente nur im Ausnahmefall, Diagnosen stehen fest, Labor- oder Zusatzdiagnostik nur bei Zwischenfällen und … und …«, dabei zieht er seine Stirn glatt, »… Auslastung, Auslastung und noch einmal Auslastung, denn wir wollen an die Börse!« Vor mir steht ein personifiziertes Beispiel für die kommende Ära im Gesundheitswesen. Hat man auch ihm eine Beteiligung am Unternehmen versprochen? »Wenn wir aber nun in der Psychosomatik auch andere Diagnosen finden, die für den weiteren Verlauf bedeutsam sind?« Ich vermeide bewusst das Wort »Fehldiagnosen«. Es würde ihn nur reizen. »Vergessens'es«, bekomme ich zu hören, »Diagnosen stehen fest, alle Patienten müssen vor der Rehabilitation abgeklärt sein. Wir behandeln nur das, was in der Kostenzusage steht, denn unser Tagessatz ist auch fast um die Hälfte preiswerter als in der Akutklinik!« – »Also geben wir die Heilungsabsicht ganz auf?« Er grinst: »Nun, mein Gudster, auch Sie werdens noch lernen. Kontrollieren Sie Ihre Mannschaft und vermeiden Sie Leerlauf, für alles andere ist die Geschäftsführung da. Übrigens«, setzt er nach, »für meine Patienten muss der Alkoholausschank weiter erlaubt sein. Viele brauchen ihr Bier nach der OP. Sie schlafen dann auch schneller. Ich will hier keine Komplikationen durch Entzugserscheinungen.« Sein Rat an mich lautet also: Vermeiden Sie halt, Suchtkranke aufzunehmen, die machen nur Probleme.

*

Frau Fröhlich und ich besprechen einige Details wegen einer dringend nötigen Psychologin. »Stellen Sie sich vor, Herr Chefarzt, ich habe hier eine interessante Bewerbung. Sie verdient momentan ihren Lebensunterhalt beim Call-Center einer Bank und hat Theologie als Nebenfach studiert!« Ich antworte amüsiert: »Na so was, dieser Diamant bewirbt sich bei uns? Diese Mischung klingt nach mehr und wirklich sehr interessant.« Die Kandidatin hat sich mit besten Zeugnissen bei uns beworben, um überhaupt therapeutisch arbeiten zu können. Theologische Psychologie stellt für die Vertragskliniken der großen Versicherer in unserem Lande häufig eine suspekte Qualifikation dar. Normgerechte Ausbildung ist angesagt. Ganzheitliches Denken ist Luxus. Die Devise lautet: Wir werden nicht für Firlefanz, sondern für die wirtschaftlich rentable und unbedingt notwendige Behandlung bezahlt. Ich bin wirklich gespannt auf die Bewerberin und bitte Frau Fröhlich, sie zum nächstmöglichen Termin einzuladen. »Sie wissen schon, wir werden hier nichts entscheiden dürfen. Es wird einen zweiten Termin in der Hauptverwaltung geben«, gibt sie zu bedenken. »Trotzdem, wir brauchen dringend eine Gruppentherapeutin!«, erwidere ich.

Eine Woche nach diesem Gespräch bin ich gerade in meiner Chefarztvisite, als die diensthabende Stationsschwester kreidebleich in das Patientenzimmer stürzt. Auf meinen verdutzten Blick hin, flüstert sie: »Kommen Sie schnell ins Erdgeschoss. Frau Fröhlich muss gehen!« – »Was meinen Sie damit: Frau Fröhlich muss gehen?« – »Es ist so wie damals, Herr Chefarzt. Der schwarze Mercedes mit dem Anwalt steht wieder vor der Tür!« Offensichtlich ist der Stationsschwester eine derartige Situation aus der Klinikgeschichte bereits bekannt. Mein Oberarzt setzt die Visite fort, während ich über die Treppe hinuntereile. Vor der Rezeption diskutieren einige Mitarbeiter. Als sie mich erblicken, deuten sie mit ihren Augen zum Untergeschoss, in dem sich auch Frau Fröhlichs Büro befindet. Die Eingangstür steht offen und führt ins dunkle Nichts. Vor der Klinik prangt die schwarze Limousine der Geschäftsführung. Eine plötzliche Schwäche durchfährt meinen Körper. Ich fühle mich wie ein Schwimmer in der Meeresbrandung, der zunächst ans Ufer gespült und dann durch eine nicht zu bändigende Kraft auf den Ozean hinausgezogen wird. Auf dem Flur kommt mir plötzlich Herr Ruhland entgegen. Er ist der Prokurist des Unternehmens. Mit versteinerter Miene begrüßt er mich flüchtig und teilt mir stotternd mit, in welchem Auftrag er hier sei. Sein Gesicht wirkt verkrampft und verlegen. Ich erkenne Herrn Ruhland nicht wieder. Habe ich ihn doch während meiner Vertragsverhandlungen als einen sehr einfühlsamen Gesprächspartner kennen gelernt. Ich schätze seinen Humor und seine Fähigkeit, konstruktive Kompromisse zu ermöglichen. Die Vollstreckerrolle liegt ihm nicht. Das ausgesprochen gute Verhältnis zwischen ihm und Frau Fröhlich ist vielen bekannt. Beide telefonieren oft miteinander und konnten damit bisher zahlreiche Probleme auf dem kleinen Dienstweg ohne viel Aufsehen klären.

Hinter dem Prokuristen erscheint plötzlich der Anwalt des Unternehmens in Begleitung unserer sichtlich um Fassung bemühten Verwaltungsleiterin. »Frau Fröhlich hat von uns soeben die fristlose Kündigung und sofortiges Hausverbot erhalten!«, schnurrt er mit sonorer Stimme und fügt, an sie gewandt, hinzu: »Ich mache Sie darauf aufmerksam, dass Sie noch 15 Minuten Zeit haben, um Ihren Arbeitsplatz zu räumen und Ihre Schlüssel abzugeben!« Herr Ruhland hält ihr dafür ein mitgebrachtes Kästchen aus Pappe entgegen. Mich packt kaltes Entsetzen. So erlebte es wahrscheinlich auch mein Vorgänger. Sieht so der Abschied in einer Privatklinik aus? Diese Szenerie gleicht einer Exekution!

Wortlos schaut die »Delinquentin« noch einmal in die Männerrunde. Die Mitarbeiter, die sich noch von Frau Fröhlich verabschieden wollen, werden, von dem inzwischen ebenfalls erschienenen Dr. Eichler, angewiesen, sofort an ihre Arbeitsplätze zurückzukehren. »Wir danken Ihnen für die Mitarbeit in unserem Unternehmen und wünschen Ihnen alles Gute!«, sagt Herr Ruhland noch. Er vermeidet den Händedruck und wir trennen uns wortlos. Zusammen mit dem Anwalt steigt er in die schwarze Limousine, die ungerührt davonbraust.

*

Es war von Anfang an nicht zu übersehen, dass selbst noch so geringe Anlässe, die durch Denunziation an die Hauptverwaltung herangetragen werden, dazu dienen, selbstbewusste Mitarbeiter loszuwerden. Die Unternehmensführung setzt offenbar alles daran, dass sich Chefärzte, Pflegedienstleitung und Verwaltung vor Ort möglichst gegenseitig mit Argwohn beobachten. Nun hat es Frau Fröhlich getroffen, denn es wurde kolportiert, dass sie diejenige wäre, mit dem der Chefkoch eine Affäre hätte. Ihre Kompetenz wurde daraufhin systematisch in Zweifel gezogen. Die Kündigung dieser patenten Kollegin wird nicht nur menschlich eine große Lücke und tiefe Spuren hinterlassen. Auch in ihrer professionellen Funktion als Verwaltungsleiterin war sie außerordentlich versiert und verfügte über exzellente Kontakte zu den regionalen Krankenkassen. Während unserer Besuche bei deren Vertretern bestand eine angenehme Vertrautheit zwischen ihnen und Frau Fröhlich. Man schien sich auch ohne große Worte zu verstehen. Leider können die regionalen Kassen nichts mehr für unsere neue Klinik tun, da die Entscheidungsebenen vom Gesetzgeber ganz nach oben verlegt worden sind. Nach dem neuen Gesundheitsstrukturgesetz sind nämlich direkte Kostenzusagen der Krankenkassen für eine Rehabilitationsbehandlung ohne vorhergehende Prüfung durch den Rentenversicherer nicht mehr möglich. Früher lautete die Devise: Reha vor Akutmedizin. Heute sind die persönlichen Kontakte von Frau Fröhlich nach dieser Gesetzesänderung für die Belegung nicht mehr entscheidend. Sie konvertierte innerhalb weniger Wochen zu den »Altlasten« des Unternehmens.

Und was tun wir, ihre Kollegen, in dieser Situation? Wir schweigen. Und schweigen. Immer weiter. Obwohl wir das, was wir nicht auszusprechen wagen, von unseren Patienten eigentlich als Therapieergebnis erwarten. Den Mut, zu sich selbst zu stehen und die krankmachende Abhängigkeit in Beziehungen zu beenden.

*

Die plötzlich fehlende Koordination der Klinikabläufe, die Frau Fröhlich kompetent ausfüllte und mit fester Hand führte, kann selbst der dynamische und omnipräsente Orthopäde nicht ersetzen. Urängste kommen auf. Das Damoklesschwert der fristlosen Kündigung und beruflichen Existenzvernichtung schwebt über uns allen. Die gehemmt aggressiven Blicke einer beginnenden Melancholie spiegeln sich tagtäglich in den Gesichtern meines Teams. Bis jetzt habe ich mich dagegen gewehrt, das Spiel des Verrats mitzumachen. Und ich werde es auch weiterhin tun. Dennoch scheine ich nichts am Zustand dieser Klinik verändern zu können. Das macht mich rasend.

Trotz meiner Position fühle ich mich machtlos und sehne mich nach einem ruhigeren Tagesablauf. Oft schließe ich die Augen und träume von Segelschiffen, die nach einer stürmischen Fahrt ins Hafenbecken zurückkehren. Viele Angestellte im Gesundheitswesen retten sich mit solchen Tagträumereien über die Tristesse ihres Berufsalltags hinweg. Noch bewegt sich die Psychosomatik auf schwankendem Grund. Ich führe eine Abteilung ohne feste Belegungsverträge, deren weitere Existenz von der politischen Großwetterlage abhängt.

In den darauffolgenden Tagen bleibt es, wenigstens in Bezug auf die Patienten, ruhig. Krisenhafte seelische Dekompensationen bleiben aus. Die Psychotherapeuten haben Zeit für jeden von ihnen. So hat die mangelnde Auslastung wenigstens noch etwas Gutes.

Zielgruppengerechte Behandlung?

Whirlpool und Neuroleptika

Es ist Freitagabend, kurz vor 19 Uhr. Die Dienstärztin der Orthopädie ist mit mir allein in der Klinik. Wir stören uns nicht. Selbst die Assistenzärzte der beiden Abteilungen meiden den anderen Chefarztbereich. In meinem Büro türmen sich auf dem Schreibtisch Unterlagen jeder Art und Kostenverlängerungsanträge, die dringend noch bearbeitet werden müssen. Die fehlerhaften Arztbriefe eines Assistenten nerven mich. Ich verbringe unzählige Stunden mit den erforderlichen Korrekturen.

Für heute Abend hat Marie Gäste eingeladen. Seit langem schon planen wir ein schönes Essen im Kreise unserer Freunde. Doch gerade als ich gegen 20.30 Uhr mein Büro verlasse, ruft mich die Rezeption an: »Schön, dass Sie noch da sind, Herr Chefarzt, ein Anruf für Sie. Es klingt sehr dringend!« Wer will mich so spät noch sprechen? Am Apparat meldet sich eine aufgeregte Frau. Ihr Sohn Jörg ist zurzeit »so seltsam«. Sie möchte ihn – wenn möglich – gleich in die Klinik bringen. Ich teile der Dame mit, dass eine Kostenzusage vor Aufnahme unabdingbar sei. Diese habe sie schon in den Tagen zuvor eingeholt, echauffiert sie sich, sie seien schließlich Privatpatienten. Ich bitte sie noch kurz, einige Einzelheiten über ihren Sohn zu berichten. Sie antwortet, dass er seine Ausbildung unterbrochen habe und sich zu Hause stundenlang in seinem Zimmer einschließe. »Wir gehen davon aus, dass Sie ihn ganzheitlich behandeln«, sagt die Mutter des jungen Mannes in forderndem Ton. »Deshalb haben wir schließlich Ihre Klinik ausgewählt! Auch der Hausarzt ist damit einverstanden.« Ich bitte die Dame, mit ihrem Sohn unverzüglich in die Klinik zu kommen, und rufe, wie so oft schon, Marie an, um ihr zu sagen, dass es später wird.

Kurz vor 21 Uhr trifft die Familie in der Klinik ein. Die Eltern wirken im Gegensatz zum Telefonat etwas verunsichert. Ihr Sohn ist ein schlanker, junger Mann, wirkt ratlos, misstrauisch und schaut sich mehrmals um, als würde er beobachtet. Ich bitte die Eltern, noch einen Moment im Wartezimmer Platz zu nehmen und bitte Jörg allein zu mir. Er erzählt, dass er seine Ausbildung bis vor kurzem mit großer Freude absolviert hat. Bis zu dem Tag, an dem er bei einer Party zum ersten Mal mit Drogen in Berührung gekommen ist. Seit ein paar Wochen fühlt er sich nun sehr schlecht. Alles kommt ihm seltsam vor und er hat das Gefühl, dass die Leute schlecht über ihn reden würden. Auch seine Eltern denken nicht gut über ihn. Wohl fühlt er sich nur in geschlossenen Räumen, sagt er, die er aber von innen verschließt, da er Angst hat, verfolgt zu werden. Ich frage ihn, ob er sich krank fühlt. »Nein«, er ist sich sicher, »das alles ist nur Stress, ich bin nervlich einfach sehr angeschlagen. Meine Eltern«, erzählt er weiter, »haben mir versprochen, dass ich in dieser Klinik wieder hergestellt werde.« Nein, krank sei er nicht. Im Anschluss bitte ich, nach Jörgs Einverständnis, die Eltern ins Zimmer und versuche ihnen eine erste Verdachtsdiagnose zu erläutern. Ich erkläre ihnen, dass es sich um eine beginnende seelische Krankheit handelt, die wir Psychose nennen. Daraufhin werden die beiden sehr ärgerlich. Aus der Mutter sprudelt es nur so heraus: »Unser Sohn ist doch nicht verrückt, was sagen Sie da? So was könnten wir uns nicht leisten!« Der Vater setzt nach: »Hören Sie, wir sind nicht ganz unbekannt. Wir erwarten von Ihnen, dass unser Sohn, wenn wir ihn schon als Privatpatienten in Ihre Klinik bringen, ausreichend Wellness und grünen Tee erhält – und sonst … nichts!« Ich denke kurz nach. Plötzlich springt Jörg auf, läuft sehr angespannt vor uns auf und ab und wirkt dabei sehr bedrohlich. Seine Eltern erschrecken. Noch einmal weise ich eindringlich darauf hin, dass der Sohn sehr krank ist, dass es ihnen aber freigestellt sei, ihn wieder mit nach Hause zu nehmen. »Meinen Sie dies wirklich, Herr Chefarzt?« – »Ja«, antworte ich, zugegeben etwas zynisch, »Sie können gern noch vier Wochen warten und ihn zu Hause behalten, dann wird er sicherlich so schwer krank sein, dass er mit Blaulicht oder Handschellen in eine psychiatrische Klinik muss.« Die Eltern schauen sich an, leise Worte gehen hin und her, während der Filius einwilligt, versuchsweise in der Klinik zu bleiben. »Wenn Jörg neben dem Whirlpool auch in eine medikamentöse Behandlung einwilligen würde, ist es durchaus möglich, ihn innerhalb weniger Wochen gesundheitlich wieder zu stabilisieren.« Tatsächlich bleibt er freiwillig bei uns. Ich weiß natürlich, dass er für unsere Klinik fast zu schwer krank ist, bin aber um jeden Patienten froh. Der junge Mann akzeptiert die Nacht-Medikation. Er erhält ein modernes, sehr verträgliches Neuroleptikum. Nach dem Wochenende beginnen wir sofort mit den physiotherapeutischen Anwendungen. Bereits wenige Tage später wirkt Jörg weniger verängstigt, offener im Umgang und interessiert sich wieder für seine Umwelt. Alsbald berichtet er vom Rückgang seiner Verfolgungsgedanken. Seine Eltern sind erleichtert. Nach vier Wochen kann er die Klinik verlassen, um seine Ausbildung fortzusetzen.

*

Ich bin froh über diesen Erfolg, denn wir therapieren oft genug auf Steinzeitniveau. Noch immer verfügen die meisten Therapeuten über keine funktionsfähige Computertechnik. Die Installation der Telefonverbindungen zwischen ihren Büros und meinem Arbeitszimmer steht nach wie vor aus. Der Ergotherapeut plagt sich tapfer mit seinen beiden Eimern, da ein Waschbecken in seinem Raum nach wie vor nicht angeschlossen wurde. Nicht einmal Klappstühle für Gruppentherapien sind ohne größeren Aufwand zu bekommen. Alles muss erst seinen Weg durch die Klinikbürokratie nehmen.

Die bereits zugesagten Balkonsicherungen und Notfallklingeln für die oberen Etagen sind ebenfalls noch immer nicht offiziell bewilligt, geschweige denn angebracht. Die Situation eskaliert zunehmend. Die psychosomatischen Patienten leiden häufig unter schweren psychischen Doppelerkrankungen, zum Beispiel gleichzeitig unter Essstörungen, schweren Depressionen und Suchtproblemen mit Suizidgedanken. Durch den engagierten Einsatz unserer Ärzte und Pfleger ist es glücklicherweise, bis auf Monika, noch zu keinem ernsthaften Selbsttötungsversuch gekommen. Durch anhaltende Proteste seitens meiner Mitarbeiter und mir willigt Dr. Eichler schließlich ein, in »seinem« Erdgeschoss zwei kleine Zimmer für suizidgefährdete Patienten zu reservieren. Ein weiterer Raum wäre für das psychosomatische Pflegeteam als Rückzugsmöglichkeit dringend erforderlich. Die diensthabende Schwester steht nämlich ständig unter Druck. Telefonate, Therapieorganisation, Medikamentenausgabe und Patientenkontakte zehren gewaltig an der Konzentrationsfähigkeit und der Empathie. Psychosomatisch Erkrankte benötigen erfahrungsgemäß besonders intensive Zuwendung. Nach vier fast einstündigen psychotherapeutischen Gesprächen ist für jeden Mitarbeiter eine Pause unverzichtbar. Deshalb bedarf es einer reizarmen Rückzugsmöglichkeit. Hierfür bieten sich, zumindest im Übergang, die leerstehenden Patientenzimmer im Erdgeschoss an. Doch was sich für uns als einfachste und flexible Lösung darstellt, gleicht für meinen orthopädischen Kollegen einem Erdbeben. Weit gefehlt, auf eine weitere Kooperationsbereitschaft zu hoffen! Mehr noch: Er unterstellt uns, unkontrollierte Pausenzeiten im Zeitalter der computerisierten Therapieplanung einführen zu wollen. Welch ein Ansinnen? »Wir als Orthopäden können uns doch auch nicht unbeobachtet zurückziehen«, entrüstet er sich, »und wir reden trotzdem noch mit unseren Patienten!« Es ist immer wieder schön, wenn ein Spezialist für den menschlichen Bewegungsapparat sich auch als ein Könner auf dem Fachgebiet der Psychotherapie erweist. Wie von Zauberhand stellen sich nun endlich die von mir lang ersehnten Effekte zwischen unseren Abteilungen ein: Dr. Eichler ist die personifizierte Synergie beider Bereiche. Wie konnte ich das übersehen? Warum bin ich eigentlich noch hier?!

Später führt er mir dann noch voller Stolz sein Computerprogramm vor, das ihm auf Knopfdruck den Überblick über sämtliche Arbeitsplätze und Pausenzeiten seiner Mitarbeiter ermöglicht. Von der Geschäftsführung kommt derweil folgendes Fax:

»Patientenzimmer sind, auch wenn sie leerstehen, nicht vom Personal zu nutzen! Eine psychotherapeutisch erfahrene Krankenschwester kann notfalls im 15 Minutentakt Gespräche mit Patienten führen und diese Arbeit einschließlich der Dokumentation über mindestens 8 Stunden leisten. Nehmen Sie sich ein Beispiel an den Physiotherapeuten, welche auch im 15 Minutentakt Massagen verabreichen, Herr Chefarzt.«

gezeichnet Geschäftsführung, Greifzu

Diese Ignoranz und komplette Negierung seelischer Dynamik ist einfach nicht zu fassen. Hier werden Äpfel auf Birnen getrimmt und umgekehrt. Was herauskommt, sind »Ärnen« und »Birpfel«. Wem soll so etwas schmecken?

Ein weiterer Streitpunkt besteht in der fachärztlichen Regelung der Hintergrunddienste. Ein Assistenzarzt ist rund um die Uhr in der Klinik anwesend. Während ein Facharzt von zu Hause aus den Oberarztdienst versieht. Um nun die Anerkennung als Fachklinik zu erhalten, ist der rund um die Uhr dienstbereite Facharzt unabdingbar. Dr. Eichler meint, dass dessen Spezialisierung völlig unwichtig sei. So kann jeder Chefarzt auch für die andere Fakultät den Hintergrunddienst leisten. Dieses Reglement lässt er wiederum schnell von der Hauptverwaltung absegnen. Ohne Rücksprache. Dem Motiv für seine

Entscheidung liegt folgende Tatsache zugrunde: Im Gegensatz zu meiner Abteilung verfügt die Orthopädie über keinen Oberarzt. Es finden sich zunächst keine geeigneten Bewerber mehr. Der kommende Ärztemangel schlägt sich zuerst in den kleineren Kliniken nieder. Deshalb muss Dr. Eichler den Oberarztdienst für seine Abteilung allein leisten. Natürlich ist ein solcher Zustand enervierend. Doch mein Kollege redet mit mir nicht offen darüber. Vertragsgemäß besteht für jeden leitenden Arzt die Verpflichtung, den Bereitschaftsdienst für Assistenz- und Oberärzte in seiner Abteilung selbst zu organisieren. Aber was tun wir jetzt, wenn sich eben keine Fachärzte mehr finden lassen? Mein Anwalt rät mir dringend davon ab, den orthopädischen Dienst mit zu übernehmen. Und diese Bedenken erweisen sich als richtig. Die aktuelle postoperative Versorgung orthopädischer Patienten ist mir als Nervenarzt und Psychotherapeut zum Beispiel nicht mehr geläufig. Da Dr. Eichler sich jedoch gerade als verhinderter Spezialist meines Faches geoutet hat, ist für ihn offenbar klar, dass sich dieses Gebiet auf ein paar Gespräche und Psychopharmaka reduziert. Weiterhin scheint er anzunehmen, dass Antidepressiva und Neuroleptika ausreichen, aber wer die brauche, gehöre ohnehin in die geschlossene Abteilung, in die Klapsmühle, aber nicht in unsere Rehaklinik. Bleibt die Frage, welche Patienten wir überhaupt noch versorgen könnten. Der klassische neurotische Kurpatient gehört der Vergangenheit an. Kostenzusagen für eine stationäre Psychotherapie bei unkomplizierten funktionellen Störungen werden immer seltener gewährt.

Nachdem ich mehrfach schriftlich bei der Hauptverwaltung interveniere und auf die Rechtslage hinweise, erhält Dr. Eichler schließlich die Anweisung, den Hintergrunddienst für seine Abteilung allein zu leisten. – Unsere Patienten ahnen von all diesem Theater nichts.

*

Frau Fröhlich fehlt uns jeden Tag! Der von einer Schwesterklinik entsandte Verwaltungsleiter kann aufgrund seiner sporadischen Besuche im Intervall von 14 Tagen jeweils nur die größten Probleme angehen. Zudem kommt er aus 100 km Entfernung angereist und ist bereits in fortgeschrittenem Alter. Nach seinem Eintreffen in unserem Hause erholt er sich meist erst einmal über mehrere Stunden. Übrigens in einem Patientenappartement. In unseren Besprechungen wiederholt er oft mehrfach Sachinhalte, vergisst die an ihn ursprünglich gestellten Fragen und plaudert über seine Erfolge in seinem Berufsleben. Immerhin hat er sich die Bewerbung »irgendeiner komischen Pastorin aus der Fröhlich-Zeit« eingeprägt, über die er noch einmal mit mir reden wolle.

Ebenso zermürbend sind die ewig wiederkehrenden Diskussionen um unsere Fortbildungstage. Die Bewilligung der Anträge gleicht einem Gang nach Canossa. Obwohl in den Arbeitsverträgen Fortbildungstage grundsätzlich festgeschrieben sind, scheitert die Freistellung oft am negativen Votum der Geschäftsführer. Ich erinnere mich exakt an mein Einstellungsgespräch, als einer von ihnen erwähnte, dass das Unternehmen großen Wert auf internationale Fortbildungen seiner Mitarbeiter legen würde. Davon war ich damals sehr beeindruckt. Ist es doch selbst an deutschen Universitätskliniken nicht mehr selbstverständlich, dafür eine hausinterne Förderung zu erhalten. Der Unterschied zwischen vollmundiger Ankündigung und schmallippiger Umsetzung in der Praxis überrascht mich deshalb umso mehr. Vor allem auch deshalb, weil die Köche der Kliniken regelmäßig in internationale Spitzenhotels zur Weiterbildung entsandt werden. Für einen Hypnosekurs, der am Freitagnachmittag beginnt, benötigen die Ärzte hingegen außer einem rechtzeitigen Antrag – drei Monate im Voraus – mehrere chefärztliche Befürwortungen mit ungewissem Ausgang. Hinzu kommt noch der Kampf um einen angemessenen Zuschuss vom Arbeitgeber, der ebenfalls längst nicht mehr selbstverständlich ist. So verbringe ich Stunden meiner Dienstzeit mit diesen Stellungnahmen bezugnehmend auf Entscheidungen der Geschäftsführung. Selbst wenn die Vertretung unter Therapeuten klinikintern kollegial geregelt ist, entscheidet die Verwaltung oft ablehnend. Diese Praxis führt bei den Mitarbeitern zu viel Ärger und löst beharrliche Nachfragen aus. Doch in den einstündigen Mittagskonferenzen reicht die Zeit in der Regel nicht, um eine für alle tragbare Lösung zu erarbeiten. Die meisten Themen können nur andiskutiert und auf die nächste Woche vertagt werden. Wir hetzen durch die Meetings und verlieren uns in Details. Wer soll auch entscheiden? Die beiden Chefärzte verkehren inzwischen nur noch auf der formellen Ebene miteinander und benötigen für alles und jedes das Einverständnis der Verwaltungsleitung vor Ort. Diese Stelle wiederum ist nun seit mehr als drei Monaten vakant. Die Sekretärinnen verlassen pünktlich ihren Arbeitsplatz. Ein Protokoll gehört somit der Vergangenheit an. Wie kann ich »meine« Heidi auch noch motivieren? So lavieren wir uns täglich am Rande des Chaos dahin und die ungeklärten Anliegen auf meinem Schreibtisch nehmen uferlose Ausmaße an. Ich bin froh, wenn sich pro Dienstbesprechung nicht mehr als fünf neue Problemkreise ergeben. Diese unhaltbare Situation führt zu gereizter Stimmung und erschöpft unendlich. Spannungskopfschmerzen tun ihr Übriges.

Der Hals schwillt an

So wie Privatpatient Jörg einen nahezu mustergültigen Klinikaufenthalt erlebte, ergeht es den meisten Kassenpatienten in der Regel nicht. Ich konnte dies live und einmal nicht aus der Perspektive des Arztes, sondern als Angehöriger meiner Lebensgefährtin Marie erleben, als sie wegen einer Kiefersperre und starker Halsschmerzen ins Krankenhaus musste. Sie hatte eines

Nachts hohes Fieber bekommen, litt an schweren Schluckbeschwerden, konnte den Mund kaum noch öffnen und Schmerzmittel wirkten so gut wie nicht mehr. Ich rief die Rettungsleitstelle an, mit der Bitte, mir den diensthabenden HNO-Arzt zu vermitteln. Der freundliche Dispatcher teilte mir mit: »Tut mir leid, in Ihrer Region gibt es keinen nächtlichen HNO-Bereitschaftsdienst mehr.« Es bliebe uns nur der Notarzteinsatz, der eine Zuweisung ins regionale Allgemeinkrankenhaus bedingen würde. Ich bat darum, den Notarzt nicht zu alarmieren, denn der bin ja schließlich ich selbst. Wir versuchten also noch einmal alles, was in unserer Macht stand, um das Fieber zu senken. Auch die kühlende Feuchtigkeit der Halswickel brachte nur eine kurzzeitige Linderung.

Jetzt ist es 7 Uhr morgens und Marie, die ich als nicht sehr klagsam kenne, hält die Schmerzen nicht mehr aus. Murmelnd fleht sie mich förmlich an, dass ich sie rasch ins Krankenhaus bringen soll. Als ich endlich telefonisch den Hintergrunddienst der HNO-Klinik erreiche, wird mir gesagt: »Kommen Sie mit Ihrer Frau zur Notfallaufnahme. Wir sind ab 8 Uhr morgens dienstbereit!«

Das städtische Klinikum liegt 60 Kilometer entfernt in der Kreisstadt. Marie döst während der Autofahrt apathisch vor sich hin und fixiert mit den Händen ihren Kopf, um die Schmerzen zu lindern.

Als wir in der Notfallaufnahme ankommen, hetzten zwei Schwestern bereits emsig umher. Ungeduldig murren die Patienten, die noch stehen können. Die beiden müssen sich jedoch auch um diejenigen kümmern, die auf den Rettungstragen liegen. »Warum kommen Sie erst heute? Warten Sie hier! Ich habe für lange Gespräche jetzt keine Zeit!«, lauten ihre Ansagen. Die Wartenden wirken zum Teil sehr eingeschüchtert. Krankenhäuser haben im Akutfall immer etwas Bedrohliches. Auch uns beschleicht ein Gefühl des Ausgeliefertseins und der Hilflosigkeit – trotz Privatversicherung und ärztlicher Begleitung in Gestalt des Lebensgefährten. Wie mag sich hier erst der normale Kassenpatient vorkommen? Vor uns steht ein Mann, der Röntgenbilder, wie einen Schatz hütend, unter seinem Arm hält. Marie kann kaum noch stehen, wirkt blass und schwankt. Wie sehnsüchtig erwarten wir in dieser Situation die Frage: »Was können wir für Sie tun?« Oder: »Möchten Sie sich setzen oder hinlegen?« Welch ein Traum von einem Krankenhaus, in dem einem Notfallpatienten sofort eine Liege angeboten wird! Mir fällt der Service ein, der in den TV-Serien im Emergency Room angeboten wird. In diesem Moment wendet sich eine ältere Krankenschwester an uns: »Und woher kommen Sie?« – »Wir haben eine Anmeldung für die HNO-Klinik«, teile ich blitzschnell mit. Ihre Antwort verstehe ich schon nicht mehr, da zwei ankommende Assistenzärzte lautstark telefonieren. Es geht dabei um die Notfalluntersuchung eines bewusstlosen Patienten, der offensichtlich beatmet werden muss. Das macht doch Mut. Ich habe das Gefühl, wir stehen allen im Weg. Durch das Gewirr der Stimmen rufe ich: »Wo befindet sich Ihre HNO-Abteilung? Meine Freundin kann nicht mehr sprechen und mittlerweile auch bald nicht mehr stehen!« Doch die notfallerfahrene Schwester bringt nichts aus der Ruhe. Hier muss man sich entscheiden: Freundlichkeit und Mitgefühl oder lebenserhaltende Sofortmaßnahmen. Beides zusammen scheint offenbar nicht machbar zu sein. »Fahren Sie in die zweite Etage. Den diensthabenden Arzt werde ich informieren!« Noch bevor ich antworten oder etwas nachfragen kann, drückt sie mir die zwischendurch ausgefüllte Karteikarte in die Hand und hetzt weiter. In der Patientenaufnahme angekommen, wird hastig unser Ticket vorbereitet, das einem kreditkartengroßen Parkchip aus leichter Pappe ähnlich sieht. Die erste Hürde ist genommen, denn mit dem Aufnahmebillet haben wir den Kundenstatus in diesem Großklinikum erreicht.

Es ist mittlerweile 9 Uhr, wir stehen im Fahrstuhl und werden Zeugen eindringlicher ärztliche Dialoge über Obduktionen.

Sichtlich bewegen diese Schilderungen auch die mitfahrenden Patienten, denn allen wird plötzlich – und durch das sargähnliche Gefährt doppelt – bewusst, wie nah die Endlichkeit des menschlichen Seins ist.

In einem Gewirr von Fluren entdecken wir schließlich die HNO-Station und erblicken freudig überrascht den leeren Warteraum. Marie schleppt sich zu einem Stuhl, während ich nach der Krankenschwester rufe, die an der Rezeption mit tibetischer Gelassenheit ihren PC managt. Offensichtlich weiß hier niemand etwas über die telefonische Voranmeldung vor zwei Stunden. Auch das Wort »Notfall« scheint nicht dazu zu führen, das Tempo der Abteilung etwas zu beschleunigen. Die Krankenschwester blickt mich ganz entspannt an und sagt: »Warten Sie ruhig dort, unser Dienstarzt ist noch unterwegs.« Wie soll man nach einer durchwachten Nacht voller Schmerzen und einer längeren Anfahrt noch ruhig warten können? Eine quälende halbe Stunde harren wir weiter in dem menschenleeren Wartezimmer aus, umgeben von zartem Blumenschmuck, Kongresspostern und den ausgestellten Zertifikaten des Chefarztes, die er auf internationalen Tagungen erworben hat. Doch diese vermögen meine Zuversicht auf eine schnelle Behandlung nur noch sehr gering zu unterstützen. Trotz dieser umfangreichen, zur Schau gestellten wissenschaftlichen Transparenz verschlechtert sich Maries Zustand nämlich von Minute zu Minute. Ihr Mundbereich schwillt weiter an. Das Sprechen oder gar Schlucken wird ihr fast unmöglich.

Nachdem der Sekundenzeiger meiner Uhr zum fünften Mal um seine eigene Achse geschlichen ist, bemühe ich mich erneut, der Schwester die Dringlichkeit einer therapeutischen Maßnahme klarzumachen. Erst als ich darauf hinweise, dass ich selbst Arzt sei, wird sie etwas beflissener und bemüht sich wenigstens, eine Krankentrage in einem Behandlungszimmer aufzutreiben. Dabei läuft sie der schwankenden Marie zwei Meter voraus, ohne sich nach deren Kreislaufsituation zu erkundigen.

Ohne einen begleitenden Familienangehörigen wäre man hier verloren. Endlich die lang ersehnte Behandlungsliege! Sie steht in einem fensterlosen Raum, der für medizinisches Gerät reserviert ist. Allerdings steht hier ebenso die Luft. Marie sackt auf die Trage, ihr Puls rast. Sie ist kurz vor einem Kollaps. Durch das Anheben ihrer Beine versuche ich zumindest eine Blutdruckstabilisierung zu erwirken. Nebenbei fächere ich ihr mit Hilfe einer Plastikunterlage Luft zu.

Dann hören wir Schritte. Der dringend erwartete Spezialist! Doch durch die Tür tritt ein sehr junger Assistenzarzt. Wird dies das Ende der Odyssee sein oder nur eine weitere Etappe? Ich fasse für ihn die Krankheitsvorgeschichte zusammen: grippaler Infekt, seit 24 Stunden zunehmende Schmerzen im Bereich der linken Rachenhinterwand und Kiefersperre sowie starkes Fieber. Er hört sich meine Schilderung aufmerksam an und beginnt umgehend mit der klinischen Untersuchung. Nachdem er behutsam ein zartes Schlauchsystem, das man Endoskop nennt, in Maries Nase und Mund eingeführt hat, beruhigt er uns mit der ersten diagnostischen Einschätzung. »Wahrscheinlich besteht eine kapselartige Eiterbildung am Rachen. Eine Operation ist unter Umständen vermeidbar. Bitte gedulden Sie sich noch etwas, ich muss den Befund noch mit der zuständigen Oberärztin besprechen.« Sofort macht er sich auf den Weg, um ein Schmerzmittel zu besorgen. Uns fällt ein Stein vom Herzen.

Während er lossaust und wir beide wieder allein im Raum sind, rufe ich rasch in meiner Klinik an und nehme aufgrund der privaten Notfallsituation einen Tag Urlaub. Meine Sekretärin Heidi verspricht, alles für meine Vertretung zu regeln. Auf sie ist Verlass. Der Arzt kommt zurück und vertröstet uns noch ein wenig. Marie würde das Schmerzmittel sofort nach dem Eintreffen auf der Station erhalten. Seine Chefin, eine Oberärztin und blonde Göttin in Weiß, trifft nun ebenfalls ein. Mit akzentuiert geschminkten Lippen und prüfendem diagnostischen Blick fragt sie noch einmal nach der Vorgeschichte und dem Erstbefund. Marie ist jedoch nicht in der Lage, das Ganze erneut darzubieten. Die Oberärztin würdigt die Anwesenden, die dazu Auskunft geben könnten, keines Blickes und versucht sofort den Rachen mit einem Spatel zu inspizieren. Nachdem ihr das, wegen der schmerzhaften Sperrung des Unterkiefers, nicht gelingt, öffnet sie plötzlich ohne Ankündigung, mit brachialer Gewalt und zwei Metallklemmen Maries Mund, um sich Einblick zu verschaffen. Entsetzt und wie angewurzelt stehe ich daneben, unfähig zu intervenieren. Die Fachärztin wirkt gereizt und mürrisch, während Marie sich an meine Hand klammert. Ihre sonst so warmen Finger sind kalt und von Angstschweiß bedeckt. Nachdem der Verdacht auf eine Eiteransammlung an der Rachenhinterwand sich wohl bestätigt, zieht die »HNO-Königin«, weiterhin ignorant und wortlos, eine leere Einwegspritze hervor und bestückt diese mit einer über zehn Zentimeter langen Metallnadel. Blitzschnell nähert sie sich dem aufgespreizten Mund von Marie. Dolchstoßartig punktiert sie die Rachenhinterwand. Meine Liebste stöhnt. Ihr Gesicht ist leichenblass, sie versucht auf die dicke Metallnadel zu beißen, doch die Metallklemmen geben nicht nach. Jetzt ist es soweit: Wir beide stehen kurz vor einem Kreislaufkollaps. Ich möchte Marie stützen, die von der großen Nadel fixiert, vergeblich versucht, ihren Kopf zu mir zu drehen. Die Oberärztin betrachtet derweil interessiert die gelbliche Flüssigkeit in der Spritze. »Wir sehen alle selbst, so ist diese Frau nicht zu untersuchen. Organisieren Sie ein Notfallcomputertomogramm!«, sagt sie noch.

So sieht also eine Notfallbehandlung in einer deutschen Klinik aus. Warum hat diese blonde, abgebrühte Göttin Marie nicht vorher über die unangenehme Prozedur aufgeklärt? Und war eine so ruppige und schmerzhafte Untersuchung überhaupt notwendig? Wenigstens werden nun die Metallspreizer entfernt. Maries Gesicht bebt. Sie ist unfähig, auch nur einen Laut hervorzubringen und weint. Kühl und ohne ein Wort der

Beruhigung oder des Bedauerns teilt die Ärztin der Patientin mit: »Sie werden nach einer Operation weniger Schmerzen haben, deshalb ist es üblich, dass wir eigentlich im Akutzustand operieren. Gehen Sie erst mal auf die Station. Das Weitere sehen wir nach dem Röntgen. Wer hat die Verdachtsdiagnose überhaupt gestellt?«, fragt sie in die noch immer erstarrte Runde. Ich stelle mich als Berufskollege vor, was bei ihr zu einem Lächeln zwischen Verlegenheit und Hochmut führt. Der Assistenzarzt dokumentiert derweil im Computer den Verlauf der bisherigen Behandlung und dass ein Schmerzmittel dringend erforderlich sei.

Nachdem beide den Raum verlassen haben, legt sich Marie zitternd auf die Liege. Fast unglaublich: Minuten später bringen zwei freundliche Krankenschwestern ein richtiges Bett. Marie wird darauf gelegt, hoch fiebernd in kompletter Oberbekleidung. Beim Ausziehen der Schuhe helfe ich mit, während sie sich, noch immer zitternd und unfähig zu sprechen, an meiner Hand festhält und vor Schmerz wimmert. Ich fühle mich zunehmend unwohl und von Kreislaufbeeinträchtigungen geplagt, immer in der Erwartung einer möglichen Notfalloperation. Oh, wie wünsche ich mir, jetzt als verantwortlicher Arzt handeln zu können! Ich hoffe, dass Marie nun endlich in ein ruhiges Zimmer gebracht werden kann. Aber weit gefehlt: Sie wird auf den Stationsflur geschoben. Dort versucht die Schwester wieder und wieder ergebnislos, die bereits von dem Assistenzarzt und der Oberärztin abgefragten Daten zur Vorgeschichte erneut von Marie abzufragen. Da platzt es aus mir heraus: »Jetzt hören Sie endlich auf damit. Ich mache Ihnen die Angaben. Ich bin selbst Arzt. Holen Sie bitte sofort das verordnete Schmerzmittel. Das ist für uns untragbar – diesen Tag hier zu erleben!« Daraufhin hält die Schwester inne und eilt zum Stationszimmer, um die Medizin zu holen. Inzwischen ist es etwa 11 Uhr und Marie wird für die nächsten fünf Stunden auf diesem Stationsflur liegen bleiben …

Seit unserem Eintreffen in dieser Klinik sind mittlerweile sieben Stunden vergangen, als wir gegen 15 Uhr zur Blutentnahme gebeten werden. Allerdings nicht auf der Station, sondern im Labor des Hauses. »Und wo befindet sich das?«, frage ich. »Im Untergeschoss, direkt neben der Pathologie.«

Dort eingetroffen, kommt nach einiger weiterer Wartezeit ein Arzt, der sich aber als solcher nicht vorstellt, und versucht, Marie im Sitzen eine Vene zu punktieren. Erneut bemühe ich mich, meinen Kollegen zu überzeugen, dass Marie in einer so labilen Kreislaufsituation ist, dass in dieser Körperhaltung eine Blutabnahme kaum erfolgreich sein wird. Als wäre ich nicht da oder der Arzt taub, erfolgen noch zwei ergebnislose Punktionsversuche. Marie stöhnt etwas, doch im Vergleich zur Rachenpunktion sind die Schmerzen durch die Nadel im Unterarm wahrscheinlich erträglicher. Doch der Arzt kann – wie von mir erwartet – nur Luft aspirieren. In Gedanken entwerfe ich den Beschwerdebrief an die Geschäftsführung des Klinikums. Hier kann man nur noch auf höchster Ebene intervenieren. Endlich hält er inne. Marie, die nun fast bewusstlos ist, wird auf eine Art Liegestuhl gelegt, um den Kreislauf zu stabilisieren. Der anwesende Zivildienstleistende begleitet diese Prozedur mit einem verlegenen Lächeln. Ich erinnere mich an meine ersten Praktika als Abiturient auf der chirurgischen Wachstation. Haben wir nicht alle voller Empathie angefangen? Der Hippokratische Eid war das höchste Gesetz für uns. Der junge Mann ist bemüht, eine wohlwollende Atmosphäre aufrechtzuerhalten. Voller Ausdauer hält er die Plastikschale für den Speichel, der immer noch aus Maries Mundwinkeln tropft. Er streichelt sanft über die Stirn der Patientin.

Gegen 16 Uhr sollen wir in der Röntgenabteilung vorstellig werden. Langsam scheint das Schmerzmittel seine Wirkung zu entfalten. Doch die versprochenen wenigen Minuten des Wartens steigern sich auch hier auf mehr als eine weitere Stunde. In Maries Zustand ein schier endloser Zeitraum.

Nach nunmehr neun Stunden, die seit unserer Ankunft in dieser Klinik vergangen sind, wird Marie endlich auf das Band des Computertomographen gelegt. Sie ist nicht mehr fähig, komplizierten Anweisungen zu folgen. Nach dem Röntgen wird sie vom Zivildienstleistenden, der uns hierher begleitet hat, erneut auf den Stationsflur gebracht. Und wird dort wieder unversorgt liegengelassen, noch immer vollständig bekleidet und hochfiebernd. Nur am Rande nimmt sie die vermummten Gestalten wahr, die nach Operationen im Hals-Nasen-Ohren-Bereich mit ihrem Wundverband den Flur entlang schleichen. Erneut versucht eine forsche HNO-Schwester, die Anamnese-Erhebung fortzusetzen. Ohne Erfolg. Marie ist nicht mehr ansprechbar.

Ich verabschiede mich, da ich am Abend nun doch noch einmal unerwartet in unsere psychosomatische Abteilung fahren muss. Trotz Urlaubstag. Doch zwei schwerkranke Neuaufnahmen müssen fachärztlich beurteilt werden. Oberarzt Dr. Wohlgemut kann mich am Abend leider nicht vertreten, da er auswärts einen Vortrag hält.

*

Es ist fast Nacht, als ich endlich zurück bin. Die diensthabenden Schwestern würdigen mich zunächst keines Blickes. Marie hat inzwischen wenigstens ein Zimmer bekommen. Als ich es betrete, sehe ich sie mit hochrotem Gesicht im Bett liegen. Und als ich die Decke anhebe, trifft mich fast der Schlag: Noch immer trägt sie die komplette Straßenbekleidung! Der Verlauf der bisherigen Behandlung macht mich ebenso sprachlos wie wütend. Mit Kopfnicken gibt sie mir zu verstehen, dass sie niemand auch nur gefragt hat, ob man ihr beim Entkleiden helfen könne, was ich nun zügig tue. Eine Maßnahme, welche bei Fieber immer hilfreich ist. Grundwissen, das jedem Fahrschüler im Erste-Hilfe-Kurs vermittelt wird! Auf dem Nachttisch steht der Klinikimbiss: harte Birnenstücke und eine halbe Scheibe Brot.

Marie haucht mir ins Ohr, dass die Schwestern ihr dieses Essen am Nachmittag gereicht hätten, obwohl sie eigentlich um flüssige Kost bat. Daraufhin wende ich mich an das diensthabende Personal und frage nach kochendem Wasser. Von Zuhause habe ich Instant-Suppen mitgebracht. Nun fehlen uns noch Teller und Löffel. Ein Pfleger eilt auf dem Korridor an mir vorbei. Als ich um die Utensilien für die Mahlzeit bitte, knurrt er mich an: »Das hätten Sie doch gleich sagen können!« Wir befinden uns in einem Zimmer mit wahlärztlichen Leistungen und einem Tagessatz von mehr als 500 Euro! Auf meine Nachfrage, wo der Chefarzt sei, teilt man mir mit, er befindet sich die ganze Woche im Ausland. Daraufhin fordere ich den Rückruf eines verantwortlichen Oberarztes. Dieser wird mir vage zugesichert. Auf erneutes Nachfragen erklärt die Stationsschwester: »Wissen Sie, Rückrufe sind im Regelfall bei uns nicht üblich.«

Am frühen Morgen des nächsten Tages fahre ich erschöpft und mitgenommen nach Hause. Wenige Stunden später ruft mich eine sehr freundliche Ärztin an. Ausführlich informiert sie mich über die geplanten Behandlungen, insbesondere darüber, dass eine Operation entbehrlich sei. Die Anspannung lässt augenblicklich nach und ich spüre, wie mir Tränen übers Gesicht rinnen. »Ich danke Ihnen«, stottere ich voller Erleichterung, dass es solche angenehmen Kolleginnen noch gibt. »Ach«, erwidert sie, »ich muss Ihnen als Chefarzt nicht sagen, was bei uns hier los ist!« – »Wie meinen Sie das?« – »Nun, früher waren wir ein städtisches Krankenhaus. Vor zwei Jahren wurden wir privatisiert. Eine Unternehmensberatung hat die klinischen Abläufe optimiert. So nennt man das heute.« Ich bestätige: »Das Ergebnis kennen wir ja. Gnadenlose Personalausnutzung. Und auch der Patient bleibt auf der Strecke.« Wir beide verstehen uns auch ohne weitere Worte und vereinbaren, später noch einmal zu telefonieren.

*

Jeden Abend besuche ich nun Marie. Ich würde gern mit Blaulicht zu ihr rasen, um schnell für sie da sein zu können. In ihrem kleinen Bad befinden sich immer noch keine Handtücher. Der Pfleger teilt trocken mit: »Die sind im Moment aus.« Und überreicht mir dafür Servietten, hart wie Schleifpapier.

Marie berichtet, dass während der Infusionstherapie, an die sie inzwischen angeschlossen ist, selten Kontrollen erfolgen. Insbesondere, wenn sich das Tropfsystem geleert hat, sind die Patienten selbst angehalten zu klingeln. Auf dieses Zeichen kann jedoch wegen des Personalmangels nicht reagiert werden. So erscheinen alle Patienten der HNO-Abteilung abwechselnd im Stationszimmer. Fortwährend steht eine Schlange von Menschen auf dem Flur und wartet auf das Abstöpseln ihrer Schläuche, in denen sich längst Luft befindet. Es ist eine Szenerie, die mich an den Film *Der Arzt von Stalingrad* erinnert.

Marie macht einen gestressten Eindruck. Sie sagt, auf dem Flur sei aufgrund des fehlenden Trittschallschutzes ein erheblicher Geräuschpegel zu verzeichnen, der permanent in die Patientenzimmer dringt. Bereits morgens um 6 Uhr werde die Tür geöffnet und das Servicepersonal beginne, die Zimmer zu putzen. Nahezu wortlos stürmen sowohl im Frühdienst als auch im Spätdienst Schwestern ins Zimmer und kündigen kurz angebunden die vorgesehenen medizinischen Dienstleistungen an: »Fiebermessen …! Wir messen Fieber!« – »Niemand stellt sich hier mit Namen vor«, berichtet Marie. Die Frage, »Wie geht es Ihnen heute?«, stellt offenbar schon unbezahlbaren Luxus dar.

Nur unser Zivildienstleistender, der etwas schüchtern wirkende junge Mann, der sie am ersten Tag so liebevoll versorgt hatte, erscheint hin und wieder, um sich nach ihrem Befinden zu erkundigen. Ansonsten erinnert mich tatsächlich alles an die Situation in Armeelazaretten. Wir löffeln schweigend unsere Instant-Suppe und blicken uns dankbar an. Marie ist immerhin eine Operation erspart geblieben. Ich umarme sie und bin sehr froh, dass das Antibiotikum sehr gut wirkt. Sie kann wieder fast normal sprechen und ist fieberfrei. Nur die Heiserkeit erinnert noch an den Abszess im Rachen. Nach vier Tagen kann ich Marie abholen, heilfroh, dem Patientenstatus entkommen zu sein.

Die Herrscher unserer Rehawelt

Die Visite des Imperators

Immer wenn sich die Geschäftsführung zu Stippvisiten ansagt, deren Länge wir nie abschätzen können, steht vor uns ein großer Berg an Detailarbeit, um die Besuche gut vorzubereiten. Zumal der mittlerweile neu eingestellte Nachfolger von Frau Fröhlich noch sehr vorsichtig agiert. Er heißt Jahnsen und war bisher in der Verwaltungsleitung einer anderen Klinik des Unternehmens tätig gewesen. Herr Jahnsen ist ein Youngster: Anfang 30, schlank, Tennisspieler und gehört zur »new generation« des Klinikmanagements. Er nimmt die Position mehr oder weniger auf Drängen der Geschäftsführung an. Natürlich wird ihm klar sein, dass es sich bei seinem Posten um einen Schleudersitz handelt, wie es ihn in zahlreichen Unternehmen gibt. Wenn er in Ungnade fällt, würde ihn innerhalb kürzester Zeit das Schicksal seiner Vorgängerin ereilen.

Zu Beginn unserer Zusammenarbeit lädt Herr Jahnsen beide Chefärzte gelegentlich zum Abendessen ein. Er ist ein Gourmet und kennt die Spitzenrestaurants der Region. Zudem versteht er es, eine angenehme, offene und wohlwollende Gesprächsatmosphäre zu schaffen, bemüht, seine neutrale Position zwischen Orthopädie und Psychosomatik zu erhalten. Alles in allem ist es ein positiver und gelungener Auftakt.

Eines Abends teilt er uns während eines Essens unvermittelt mit: »Meine Herren, ich habe es eigentlich nicht mehr nötig, so schwer zu arbeiten! Ich stamme aus einer wohlhabenden Unternehmerfamilie.« Aha, daher weht der Wind. Zudem bevorzugt Herr Jahnsen auch den Satz: »Ihre Vorgabe bitte, Herr Chefarzt!« Nimmt er tatsächlich an, dass wir überhaupt noch über eine Möglichkeit verfügen, im Unternehmen etwas vorzugeben?

Mit Herrn Jahnsen bereiten wir von nun an auch den Besuch des Geschäftsführers Keilhauer vor. Dieser ist für das Sachmittel- und Immobilieninvestment der Klinikgruppe verantwortlich. Was das bedeutet, davon konnte ich bereits bei der Schreibtischauswahl aus dem Katalog seiner Verwandtschaft einen Vorgeschmack erhalten.

Herr Keilhauer war bereits Ende 60, als ich ihn anlässlich meiner Bewerbung kennen lerne. Er hat sich vom Polier zum Chef hochgearbeitet und gründete danach mit Herrn Greifzu, einem Bankkaufmann, die Unternehmensgruppe. Er ist von kräftiger Statur. Der Kopf thront auf breiten Schultern und ist von lichtem, grauem und strähnigem Haar umgeben. Durch unwirsches, aufbrausendes Verhalten und oligarchenhaftes Auftreten verbreitet er nicht selten unter den Mitarbeitern Angst und Schrecken. Seine Besuche können leicht in einem emotionalen Crash enden, deshalb müssen sie besonders genau vorbereitet sein. Nicht auszudenken, was geschieht, wenn er unangemeldet erscheint. Deshalb wählen wir sorgfältig jeden Gesprächspartner für ihn aus, um peinliche Zwischenfälle möglichst zu vermeiden.

Alle Berufsgruppen unserer Klinik werden über den Besuch des Herrn Keilhauer informiert. Wir planen seine Gespräche im Halbstundentakt. Nur keine Zeit zum Leerlauf ermöglichen. Es ist bekannt, dass er auf bestimmte Verhaltensweisen allergisch reagiert. Schlimm wird es, wenn er einen Mitarbeiter in einer pausenähnlichen Situation überrascht. Das stellt für Herrn Keilhauer die größte Provokation dar, denn Ruhezeiten kosten sein Geld. Für den Besuchstag werden deshalb nur besonders zuverlässige Mitarbeiter zum Dienst erscheinen. Unsichere Kandidaten dürfen für geleistete Überstunden frei nehmen. Auf Herrn Jahnsen kommen schwierige Stunden zu, denn er ist für die endgültige Koordination des Tages in diesem Potemkinschen Dorf verantwortlich. Anders kann man es nicht mehr bezeichnen, denn es ist wie die Parade eines Tyrannen, der an die Not seiner Untertanen nicht erinnert werden soll.

In den nächsten Tagen verbreitet sich im Haus eine Atmosphäre, die gewöhnlich vor Staatsempfängen entsteht. Alle Mitarbeiter stylen sich und vor allem ihre Arbeitsplätze. Der Hausmeister ist ständig mit Außenarbeiten beschäftigt. Sie dienen nur einem Zweck, sämtliche optischen Mängel auf Parkplätzen, in der Grünanlage und an der Außenfassade zu beseitigen. Es gleicht einer Sisyphusarbeit, sparsam renovierte Gebäude auf jung zu trimmen. Auch der Bauschutt wird nun von der zukünftigen Liegewiese entfernt.

Eine Aufgabe von Herr Jahnsen besteht auch darin, die nicht therapeutisch tätigen Berufsgruppen, wie zum Beispiel unser Servicepersonal, die Küchenmannschaft und die Damen an der Rezeption auf die besonderen Anforderungen des Besuchstages vorzubereiten. Nochmals wird ihnen eingeschärft, dass sich niemand während Herrn Keilhauers Visite eine unerlaubte Pause gönnen darf.

Vor allem das Küchenpersonal weiß um seine Bedeutung. Herr Keilhauer entscheidet über sämtliche Anschaffungen und architektonischen Veränderungen in den Kliniken des Unternehmens. Und deshalb buhlen diese untereinander um die Gunst des Regenten, indem sie seinen Gaumen verwöhnen, denn es ist ein offenes Geheimnis, dass unser Geschäftsführer ein Gourmet ist. Immer wenn er sich über die Unfähigkeit des jeweiligen Krankenhauses aufregt und sich laut schimpfend durch die Flure bewegt, verspürt er offenbar großen Appetit und verlangt sofort nach frischen Erdbeeren mit Schlagsahne. Unser neuer Chefkoch wird deshalb ausnahmsweise in die Dienstbesprechung der Chefärzte mit dem Verwaltungsleiter einbezogen, um den kulinarischen Ablauf des Besuchstages zu besprechen. Er strahlt. Endlich darf er all seine beim Kochkurs im Ausland erworbenen Kenntnisse anwenden und ein traumhaftes Menü kreieren. So diskutieren drei Akademiker und ein Küchenchef die Speisenfolge. Sein Vorschlag lautet: schwäbische Flädlesuppe, Rinderhüftsteak mit italienischem Gemüse, Kartoffelkroketten, gefolgt von Creme Caramel. Ein wahrhaft fürstliches Menü! Die Händler auf dem Wochenmarkt werden überrascht sein, nach dem VIP-Besuch endlich einmal wieder einen Frischgemüseeinkäufer unserer Klinik zu Gesicht zu bekommen.

Ziel der Visite des Herrn Keilhauer ist übrigens die Vorbereitung einer Klinikinspektion durch eine Krankenkasse. Vor solchen Terminen übermannt mich stets das Gefühl, dass Minuten und Stunden zu Wellenbergen anwachsen, die alles überrollen werden, was ihnen im Weg ist. Uns steht eine Sturmflut ins Haus.

*

In den folgenden Nächten schlafe ich in meiner neuen Ferienwohnung zunehmend schlechter. Ich habe sie für acht Wochen angemietet, um von dort aus endlich eine neue Bleibe zu finden. Die Preise für Eigentumswohnungen in dieser Region sind selbst für einen Chefarzt nahezu utopisch. Die monatliche Gehaltserhöhung in wenigen Wochen benötige ich dringend. Zumal ich die Verbindlichkeiten nach meiner Trennung und für meinen Anwalt leisten muss. Auch ein Arzt genießt bei den Banken heute keinen Vertrauensvorschuss mehr per se. Vor kurzem lernte ich einen Patienten kennen, der seit 20 Jahren als niedergelassener Allgemeinarzt tätig ist. Der harte Praxisalltag zermürbte ihn. Während früher 14-Stunden-Tage sowie die Arbeit unter administrativem und finanziellem Dauerdruck die Ausnahme waren, stellen sie heute die Regel dar. Seit langem linderte er seine Schlafstörungen durch Alkohol, und im Zusammenhang mit einer Partnerkrise entwickelte er zudem eine depressive Verstimmung. Als schließlich seine Hausbank die Erweiterung seines Disporahmens um 5000 Euro ablehnte, um die Arzthelferinnen rechtzeitig bezahlen zu können, unternahm er einen Suizidversuch. Mittlerweile reagieren unsere ärztlichen Berufsverbände und Versorgungswerke auf die anhaltende Überforderung ihrer Mitglieder und bieten Beratung bei Suchtproblemen und Krisen von Medizinern an.

*

Nach den Patientenvorstellungen wird der Besuch von Herrn Keilhauer nun zum wichtigsten Gegenstand unserer Morgenkonferenzen, wird immer wieder diskutiert und durchgespielt. Denn unser Geschäftsführer neigt in seiner Impulsivität dazu, zum Beispiel unvermittelt in das Zimmer eines Psychologen oder in eine Gruppentherapie hineinzuplatzen. Entscheidend für den gelungenen Ablauf des Tages ist also die Präsenz der Klinikmannschaft. Sie muss wie festgeklebt an ihren Plätzen sitzen oder dauernd in Bewegung sein, damit im richtigen Moment unsere Geschäftigkeit erkennbar wird. Visiten sind deshalb zu verlängern, Einzelgespräche großzügig auszudehnen, Mittagspausen notfalls zu streichen. Welch ein Tag für unsere Patienten, an dem jeder fast zum Privatpatienten befördert wird! Die Räume für die Gruppentherapien sind voll auszulasten. Sogar Dr. Eichler bietet mir an, die Massageangebote für meine Abteilung zu erhöhen. Wird er großzügiger? Oder führt die Stippvisite des Herrschers dazu, dass die Kapazitäten der Orthopädie offensichtlich für uns doch größer sind als sie uns offeriert werden? Herr Keilhauer gehört zu den Hardlinern in der Geschäftsführung, die ausschließlich nach wirtschaftlichen Gesichtspunkten entscheiden. Mir ist glasklar, dass auch das Überleben unserer Abteilung von seinem Veto abhängt und mich befällt bei diesem Gedanken ein flaues Gefühl in der Magengegend. Was wird dieser Besuch wieder an Unheil bringen? Ich hoffe nur, dass Herr Ruhland als Prokurist den Geschäftsführer begleiten wird, um Schlimmeres zu vermeiden.

*

Endlich wieder einen Tag geschafft. Ich lasse ihn im Wellness-Tempel eines benachbarten Hotels ausklingen. Dort finde ich das, was uns in der Klinik fehlt. Die Kaltwasseranwendungen nach der Sauna reduzieren spürbar meinen Aggressionsstau. Danach genieße ich einen guten Wein im Whirlpool. Doch tiefgreifende Entspannung ist auch hier nicht möglich. Das Mobiltelefon liegt neben mir am Beckenrand, denn ich habe Hintergrunddienst für meine Abteilung. Manchmal komme ich mir vor wie eine Arbeitsmaschine: immer hochtourig oder im Stand-by-Betrieb. Wirkliches Abschalten ist kaum möglich. Und tatsächlich, es klingelt. Doch am anderen Ende der Leitung ist meine geliebte Marie. Wir diskutieren heftig. Wie soll ich mich verhalten? Ist die Klinik noch zu retten? »Halte den Job noch aus, solange du kannst! Wir brauchen das Geld dringend«, rät sie völlig richtig. »Wie lange soll ich diese Doppelmoral noch tolerieren?«, frage ich verunsichert. Ich fühle mich bereits jetzt leer und ausgebrannt. Ein Traum wäre für mich, nach 17 Jahren in diesem Beruf endlich eine Auszeit nehmen zu können.

*

In der Nacht vor dem großen Finale bin ich in Gedanken wieder an jedem Arbeitsplatz meiner Klinik. Habe ich auch an alles gedacht? In der Regel besuchen die Vertreter der Geschäftsführung jeden Bereich einzeln, um danach zusammen mit beiden Chefärzten und dem Verwaltungsleiter eine Auswertung vorzunehmen. Meine Hoffnung besteht darin, dass sich Herr Keilhauer auf die technische Überprüfung der Sanierung konzentrieren würde. Die Auseinandersetzung mit dem Architekten und die Geltendmachung von Ansprüchen nach fehlerhaften Handwerkerarbeiten gehören zu seinen Vorlieben. Zudem mischt er sich gern in die Personalfragen ein und hinterlässt in der Regel ein großes Durcheinander. Das kostet zwar Zeit, rettet aber die anderen.

Das Schlimmste, was uns passieren könnte, wäre, sein offensichtliches Vorurteil von der Faulheit unserer Mitarbeiter zu bestätigen. Seine Donnerwetter sind gefürchtet. Ich bin sicher, jede Verärgerung seinerseits wird den Verlust von Arbeitsplätzen zur Folge haben. Wir haben keine andere Wahl, als dieses demütigende Schauspiel aufzuführen. Es ist unglaublich, wie viel Raum diese Posse in meinem Kopf einnimmt, leider einnehmen *muss*, denn zwei Besuche von Herrn Keilhauer durfte ich in diesem Unternehmen bereits miterleben. Sie fanden noch vor dem Umzug und unter Baustellenbedingungen statt. Seine Reaktionen sind meist nicht angemessen und gnadenlos. Schicksale von Mitarbeitern scheinen ihn offenbar nicht zu interessieren. Wir haben zu funktionieren und damit Schluss! Nun wird der große Imperator erstmals in der neu eröffneten Klinik erwartet, deren Abläufe ihm noch völlig unbekannt sind. Das Risiko beginnt also schon an der Rezeption. Erkennen ihn die neuen Mitarbeiter überhaupt? Für die Vorbereitung der Empfangsdamen fühlt sich Dr. Eichler voll in der Pflicht. Fotos von der Geschäftsführung werden am Empfang hinterlegt. Immer wieder sehe ich ihn dort heftig gestikulieren. Unabdingbar ist die schnelle Information der Verwaltungsleitung und der Chefärzte unmittelbar nach Ankunft der Delegation, um unserem Fürsten zur Begrüßung entgegeneilen zu können. Nicht auszudenken, wenn die Droge Aufmerksamkeit nicht punktgenau geliefert wird. Die Entzugserscheinungen wären verheerend. Hoffentlich funktioniert die Telefonanlage.

*

Am nächsten Morgen überkommen mich kurz vor Ankunft in der Klinik plötzlich Luftnot und Herzrasen. Sofort öffne ich die Autofenster, um tief durchzuatmen. Mein Verbrauch an Kreislauftropfen ist in den letzten Wochen rasant angestiegen. Oft frage ich mich, wie viele leitende Ärzte in ähnlichen Situationen verharren? Warum reden wir nicht miteinander? Niemand wagt es, den Anderen anzusprechen, sich vielleicht zu offenbaren, um Rat zu bitten. Zu tief sitzt unsere Scham, als Chefarzt überfordert zu sein. Ängste vor der Schadenfreude der Kollegen, vor Prestigeverlust und vor finanziellen Engpässen lähmen uns. Warum akzeptieren wir in unserem Beruf, der Schwächeren helfen und sie heilen soll, einen solchen Darwinismus, wenn es um unsere eigenen Schwächen geht? Wir bevorzugen die Sprachlosigkeit, den Gefühlsstau, den wir bei unseren Patienten zu behandeln versuchen. Sind wir so auf die narzisstische Stabilisierung unserer Seele durch leitende Positionen angewiesen?

Die kühle und reine Luft durchströmt meine Lungen. Die weite Ebene breitet sich einladend vor mir aus. Vor dieser prächtigen Naturkulisse spielt unser Lebensfilm. In einem Interview stellte kürzlich ein sehr bekannter Schauspieler fest, dass jeder von uns im Leben zwei Rollenangebote hat. Man könne sich entscheiden für die Haupt- oder Nebenrolle. So einfach ist das sicher nicht. Es hängt von vielen Faktoren ab, was aus uns wird. Selbst in meiner beruflichen Spitzenposition kann ich kaum entscheiden und selbst etwas bewegen. Vielmehr habe ich den Eindruck, durch das Getriebe des Medizinbetriebes bewegt zu *werden*. Und ist es nicht eine physikalische Tatsache, dass die Schritte auf einem Gipfel sehr klein und beschwerlich sind, weil die Luft dort so dünn ist? In jedem Fall ist man körperlich und psychisch gefährdeter als jemand, der aus freien Stücken die Nebenrolle bevorzugt, der ruhiger und vielleicht gesünder lebt. Keinen Tag darfst du hier mehr mit Ärger verschenken, rät mir meine innere Stimme. Sei stolz auf dich, dass du die Bergspitze erklommen hast und genieße die Aussicht, bevor das Wetter wieder umschlägt.

*

Der Tag des herrschaftlichen Besuches bricht an. Die Zeit nach der Morgenbesprechung nutze ich in meinem Büro und ordne noch ein paar Briefe. Einladungen vom Ärzteverband, Apothekennachrichten, erfreulicherweise finde ich darunter auch ein Dankesschreiben einer früheren Patientin. Sie ist seit Monaten stabil und noch unter der Leitung meines Oberarztes wieder genesen. Dr. Wohlgemut wird sich über diese Nachricht sicherlich sehr freuen.

Was soll ich sonst noch tun? Ich kann mich nicht mehr richtig auf den Stapel der vor mir liegenden Entlassberichte konzentrieren ... Es kann jeden Moment losgehen ... Da öffnet meine Sekretärin auch schon die Tür und ruft: »Er ist angekommen!« Schnell werfe ich einen letzten Blick in den Spiegel, überprüfe den korrekten Sitz der Krawatte und eile den Flur entlang. Dort treffe ich auf Dr. Eichler und gemeinsam stürzen wir, wie in einem Wettlauf, unserem Herrscher entgegen.

Als wir die Lobby erreichen, stehen wir – Vorhang auf! – auch schon vor unserem Gebieter. Herr Keilhauer schnauft gerade die Treppen empor, eskortiert von seinem Fahrer. Auf den ausgleichenden Prokuristen Herrn Ruhland werden wir wohl heute vergeblich warten.

Schon streckt Dr. Eichler Herrn Keilhauer die Hand entgegen und ruft in seinem unverwechselbaren Dialekt: »Im Namen des jesamtem Kollejtivs möchtsch isch Se herzlischt begrüßn!« Ach, du meine Güte! Welche Unworte verpesten die Atmosphäre schon in den ersten Minuten. Auf mein kurzes »Grüß Gott, Herr Keilhauer!«, antwortet dieser mit unverständlichem Gemurmel.

Und nun bitte die Fanfaren zur Eröffnung des ersten Aktes der Tragikomödie!

Szene eins: Der Hausmeister schleppt große Holzteile für ein Regal an uns vorbei. Sie sind viel zu schwer für eine einzelne Person. Da ergreift Dr. Eichler die Initiative und packt mit an. Mit schmerzverzerrtem Gesicht trägt er sie stöhnend am Geschäftsführer vorbei. Was soll das denn? Er riskiert einen erneuten Bandscheibenvorfall, nur um den Geschäftsführer zu beeindrucken? Herr Keilhauer nickt anerkennend.

Szene zwei: Nach dieser körperlichen Anstrengung bittet Dr. Eichler schwer atmend den hohen Gast zunächst in seine Unterwelt, um ihm am Beispiel der Wannentechnik die Neuanschaffungen der Orthopädie zu erläutern. Die Bäderabteilung ist heute für eine Stunde für Patienten gesperrt. Fürst Keilhauers Blick streift kritisch Wände, Decken und Fensternischen. Der Hofstaat folgt im Schritttempo. Stolz präsentiert Vasall Eichler seinen whirlpoolähnlichen Hydroxeur. Es handelt sich hierbei um eine tiefe Wanne mit verschiedenen Massagedüsen, die sich bei vielen Patienten großer Beliebtheit erfreut. Oft verordnen wir den Hydroxeur als Ersatz für die fehlenden Massagen. Ein Nachteil ist jedoch der hohe Wasserverbrauch. Das hinterfragt auch unser Geschäftsführer sofort, der für seine Sparsamkeit weit über die Unternehmensgrenzen hinaus bekannt ist. »Herr Keilhauer, es sind alles Spardüsen im Hydroxeur«, stammelt Dr. Eichler und weist den Physiotherapeuten an, die Erlebniswanne zu fluten. Dieser dreht den Haupthahn in all der Aufregung sehr forsch auf. Kurz danach ist ein leises Zischen im Gang zu vernehmen. Herr Keilhauer bestaunt weiter das Spiel der wechselnd sprudelnden Massagedüsen. Das Geräusch aus dem Kellergang nimmt an Intensität zu. Mich erfasst eine Welle von wohltuendem Optimismus, um nicht zu sagen: Schadenfreude. Fast jubiliere ich innerlich, denn wenn tatsächlich gerade das passiert ist, was ich vermute, dann würde für Seine erlauchte Exzellenz wahrscheinlich keine Zeit mehr bleiben, sich der Psychosomatik zu widmen. Als das Zischen auch für Herrn Keilhauer nicht mehr zu überhören ist, dreht er sich langsam der vermeintlichen Geräuschquelle zu. Es sieht ein bisschen so aus, als sei er eine ferngesteuerte Schildkröte. »Was ist das?«, fragt er mit leicht bedrohlichem Unterton. »Ist das vielleicht ein Rohrbruch, meine Herren?« Dr. Eichler wird blass. Seine Spielwiese wird überflutet? Verkündet er doch seit Monaten, sich persönlich um die Sicherheit der Sanitärinstallationen zu kümmern, um die Geschäftsführung zu entlasten.

Szene drei: Die hochkarätige Delegation begibt sich in den Kellergang. Aus der zuführenden Leitung spritzt es tatsächlich von der Decke auf die Bodenfliesen und schwillt zu einem rauschenden Bach an. Wasserdunst vernebelt den feuchtwarmen Flur. Ein Erlebnis wie in einem havarierten U-Boot! Offensichtlich ist während der Sanierung ein altes Rohr, welches sich im Mauerwerk befindet, nicht erneuert worden. An seinem Übergang zu dem neuen Stutzen an der Flurdecke klafft nun das circa fünf Zentimeter lange Leck, das wahrscheinlich durch den immensen Druck beim Öffnen der Hauptleitung gerissen wurde. Herr Keilhauer verstummt. Fast andächtig blickt er mit fragenden Augen auf die beschädigte Stelle. »Herr Dr. Eichler, lassen Sie das sofort abdichten!« Er scheint die Maßnahmen der Mitarbeiter, die sich bereits um eine Abdichtung des Wasserrohrs bemühen, nicht wahrzunehmen. Ich genieße derweil den wohltuend warmen Wasserstrom, der meine Füße umspült. Unser Geschäftsführer hingegen ist weniger entspannt: »Meine Herren, welche Überraschungen haben Sie für mich denn noch vorbereitet?!« Bis zu den Knöcheln im Wasser stehend weist er darauf hin, dass hier nichts mehr zerstört werden dürfte, da in drei Tagen die Vertreter der Krankenkasse im Hause erwartet würden. Die Sanierung hätte schon viel mehr gekostet als geplant. Hier könne nichts mehr zusätzlich investiert werden. Erst jetzt bemerkt er die Feuchtigkeit an seinen Füßen und eilt zum Ausgang. Die geplante Begehung des Schwimmbades mit seiner unzumutbaren Belüftung wird annulliert. Ebenso entfällt der Programmpunkt Saunaeinbau. Denn, wenn Herr Keilhauer einen Bereich visitiert und für sich das Fazit zieht, es sei genug, ist diese Schlussfolgerung unbedingt zu akzeptieren. Dr. Eichler leidet sehr unter diesem Vorfall. Die Blässe weicht nicht aus seinem Gesicht. Seine Augenränder verraten, dass auch er vor dem Besuch schlecht geschlafen hat.

Und auf zu Szene vier: Wir erreichen das Erdgeschoss. Eigentlich steht nun die Inspektion der Schwesternzentrale der

Psychosomatik an. Wenn jetzt die Tür zu deren Zimmer geöffnet wird, müssen alle emsig beschäftigt sein. Der Eindruck von fehlender Arbeit darf – wie gesagt – auf keinen Fall entstehen. Gedankenversunken schreitet Seine Hoheit jedoch an unserer Schwesternzentrale vorbei und strebt aus unklaren Gründen zur Rezeption. Will er sich schon verabschieden? Aber nein. Das Unglück nimmt nun seinen Lauf. Denn am Empfang bemühte sich unser Hausmeister telefonisch um den Handwerkernotdienst und wartet auf dessen Rückruf. Ausgerechnet in jenem Augenblick, als der Big Boss auftaucht, blättert er in einer der dort ausgelegten Zeitungen. Der oberste Würdenträger unserer Klinik verliert die Contenance. »Was wagen Sie sich, Sie Faulpelz!«, schreit er aus vollem Halse. »Das Haus hat eine technische Havarie und Sie machen hier eine Pause! Das wird Folgen für Sie haben!« Auch unsere späteren Erklärungsversuche retten den Hausmeister nicht mehr. Er erhält am Folgetag seine fristlose Kündigung.

Zweiter Akt: Die Begehung strengt Herrn Keilhauer offensichtlich zunehmend an. Er bricht sie deshalb ab und wendet sich lieber der Küche zu. »Wo sind meine Erdbeeren?«, ruft er aus, als er den Chefkoch erblickt. Auf dieses Stichwort haben alle Anwesenden gewartet. Das kulinarische Ritual kann beginnen. Wir nehmen in einem vom Patientenspeisesaal getrennten Raum Platz. Designerservietten schmücken das strahlend weiße Tischensemble inmitten der aus Altbeständen der früheren Kurklinik bestehenden Möblierung. So kann es fast keinen schöneren Kontrast zu dem verblichenen Speisesaal geben, als das intensive Rot der frischen Erdbeeren, die nun dem hohen Gast kredenzt werden. Schon von Weitem glänzen die eigens auf dem Wochenmarkt beschafften Früchte unter der Schlagsahne, die der Chefkoch auf einem blauweißen Teller serviert, denn unserem sensibel reagierenden Geschäftsführer ist keine andere Farbkombination zuzumuten. Gierig schöpft er mit seinem großen Löffel in die Früchte. Der Erdbeerglanz wird nur noch vom Funkeln der Rolex an seinem Handgelenk übertroffen.

Dr. Eichler nimmt neben Verwaltungsleiter Jahnsen und mir Platz. Wir beobachten andächtig den eigens für Herrn Keilhauer reservierten Früchteauftakt und nippen zaghaft an unseren Mineralwässern. Mit knurrenden Mägen freuen wir uns auf den kommenden Hauptgang. Zumal ein Rinderhüftsteak mit italienischem Gemüse als Mittagsangebot – wenn überhaupt – in unserer Klinik nur an ausgewählten Festtagen wie diesem denkbar ist. Unsere Küchencrew hat ihre feinste Garderobe angelegt und führt stolz die glänzenden Knopfleisten aus. Zusammen mit der Rolex des Sonnenkönigs tauchen sie den ganzen Saal in ein sattgoldenes, imperiales Licht. Als es endlich so weit ist und die Steaks, eingetaucht in duftende Rotweinsoße, serviert werden, entwickelt sich im Raum plötzlich ein etwas unangenehmer Begleitgeruch. Vielleicht ist ein Fenster geöffnet? Von den umliegenden Weideflächen strömen gelegentlich die Ausdünstungen von Tieren in die Klinikräume hinein. Die Gruppe der Führungskräfte beginnt davon unbeeindruckt mit dem genüsslichen Speisen, doch leider nimmt der Gestank weiter zu.

Einige der Anwesenden räuspern sich oder beginnen zu hüsteln. Nachdem für mich Geruchshalluzinationen ausscheiden, diagnostiziere ich im Stillen einen echten Fäkaliengeruch. Der Chefkoch deutet bereits im Hintergrund verzweifelt mit seiner Hand in Richtung obere Etage. Dort befindet sich die Zentrale der orthopädischen Abteilung. Ich frage mich, ob es Dr. Eichler heute das zweite Mal trifft. Jetzt verzieht auch Herr Keilhauer das Gesicht: »Meine Herren, Sie sind mir für eine bessere Belüftung der Klinik verantwortlich!« Herr Jahnsen erhebt sich und versucht, die Ursache der Geruchsbelästigung zu finden. Wir verweilen inzwischen weiter mit unserem gottgleichen Chef in einer Wolke aus Fäkalienduft und versuchen, ihn abzulenken. Der Appetit ist uns ohnehin gründlich vergangen.

Nach wenigen Minuten kehrt unser Verwaltungsleiter aufgeregt zurück und bittet Dr. Eichler dringend in die orthopädische Abteilung. Dieser wird erneut blass, denn auch unser Geschäftsführer ist inzwischen aufgestanden und eilt mit beiden in die erste Etage. Herr Keilhauers graues Gesicht erstarrt zu Stein. »Gehen Sie in Ihre Abteilung!«, zischt mich der Imperator an. »Wir schaffen das schon.« Mich überrascht so viel Wohlwollen meiner Person gegenüber.

Meine Mitarbeiter erwarten mich bereits voller Ungeduld zur Dienstbesprechung. Alle sind gespannt auf die Neuigkeiten, die sich aus dem Besuch von Herrn Keilhauer für die Klinik ergeben. Mittlerweile durchströmen die üblen Ausdünstungen den Flur, die Lobby und den Rezeptionsbereich im Erdgeschoss.

Wenige Minuten nach dem Beginn der Konferenz betritt Dr. Eichler schweißüberströmt und sichtlich verzweifelt den Raum. »Stellen Se sisch vor«, stößt er mit gepresster Stimme hervor, »unsre neue Fäkalienspüle is defekt und die janze Scheeße schwimmt in Richtung Station!« Er bittet mich erneut zum Geschäftsführer. Ich könnte vor Lachen platzen wie die Wasserleitung im Keller. Ausgerechnet die Fäkalienspüle! Es handelt sich dabei um ein großes Toilettenbecken, das auf chirurgischen Stationen zur Fäkalienbeseitigung der bettlägerigen Patienten dient. Deren Anschaffung und Einbau war über Monate hinweg das wissenschaftliche Lieblingskind Dr. Eichlers.

Nach einem kurzen Statement über die schlechte Qualität der Sanierungsarbeiten bricht Herr Keilhauer seine Visite schließlich erzürnt ab. Ich bin erleichtert, dass er die psychosomatische Abteilung nun nicht mehr inspizieren kann. In meinem Büro angekommen, blicke ich auf die Lithografie Sigmund Freuds. Was würde er jetzt konstatieren? »Anale Charaktere haben anale Probleme?«

Vorhang zu, Licht aus.

Die konspirative Direktorin

Bereits unmittelbar nach meinem Dienstantritt als Chefarzt wurde mir von den Geschäftsführern die Frage gestellt: »Was denken Sie über die so genannte Posttraumatische Störung und über Psychoonkologie?« Unter dem ersten Begriff werden seelische Folgen und Symptome (wie zum Beispiel Schwitzen, Herzklopfen und Albträume) nach katastrophalen Ereignissen eingeordnet. Der zweite Begriff steht für psychische Zusammenhänge mit Krebserkrankungen. Da die Psyche Einfluss auf den Verlauf einer Tumorerkrankung hat, werden Krebspatienten sinnvollerweise auch psychotherapeutisch begleitet. Als eine meiner Aufgaben wurde angedacht, mit einer onkologischen Klinik in der Region in Kontakt zu treten und die konkrete Zusammenarbeit konzeptionell zu entwickeln.

Die Geschäftsführung wird in den folgenden Wochen nicht müde, mir zu verdeutlichen, dass Dr. Edel, eine Psychotherapeutin und Frau des Chefarztes der Krebsklinik, für unsere Belegung unverzichtbar sei. Deshalb habe ich die Dame in unsere Abteilung zu integrieren. Warum auch nicht? Eine ärztliche Psychotherapeutin ist für uns dringend erforderlich.

Zum Antrittsbesuch in der besagten Klinik empfängt mich ihr Mann. Ich warte in seinem Vorzimmer mit einer Tasse Kaffee, da er sich noch im Operationssaal befindet. Einige Zeit später erscheint er in voller Pracht: grüne OP-Kleidung, Mundschutz, bereit, ein Leben nach dem anderen zu retten … Das ganze Programm, das dafür sorgt, dass sich Patienten auf einmal sehr klein fühlen und diesem Halbgott ohne weitere Fragen wie vertrauensvolle Kinder folgen werden. Einfach grandios dieser Auftritt! Nach einer kurzen Begrüßung nimmt er den Mundschutz ab und bemerkt: »Ah, Sie sind also der neue Chefarzt der Psychosomatik, wie war doch Ihr Name?« Ich stelle mich erneut vor und wir nehmen auf einer breiten Couch Platz. »Übrigens, ich habe hier etwas für Sie«, meint er fast väterlich und legt mir sein

Lehrbuch der Krebschirurgie auf den Tisch. Habe ich es doch geahnt. Er klärt die Fronten: Wer ist der Einflussreichere, Bedeutsamere von uns beiden? »Ich habe übrigens auch etwas für Sie …«, antworte ich kurz und schiebe ihm mein kleines Handbuch über die Wechselwirkungen von Psychopharmaka aus einem namhaften Verlag entgegen. Er wirkt überrascht, eine wissenschaftliche Vorgeschichte seines Gegenübers aus der Rehaklinik hat er wohl nicht erwartet. Nun unterhalten wir uns beide sehr offen und auf gleicher Augenhöhe über die psychischen Folgen von Krebserkrankungen und deren Behandlungsmöglichkeiten. Schließlich kommt er auf den Kern unserer Unterredung zu sprechen: »Übrigens, Sie wissen ja, meine Frau beabsichtigt mit Ihnen zusammenzuarbeiten, wir werden auch Ihre Orthopädie belegen!« Ach, so läuft der Hase. Dr. Eichler bekommt Patienten und ich darf die Gattin beschäftigen.

*

Bereits vor dem großen Umzug erschien Frau Dr. Edel eines Tages auf der Baustelle. In mintgrünem Yves-Saint-Laurent-Kostümchen und passend getönten Strumpfhosen stolzierte sie durch den Zementstaub auf den Fluren und forderte uns energisch auf, doch für mehr Ordnung und Sauberkeit zu sorgen. Tiefseufzend setzte sie sich nach diesen Rundgängen in mein Büro und fachsimpelte über die Schwächen der Sanierung. Ständig überlegte ich während diesen Smalltalks, was sie mir mit diesen belanglosen Bemerkungen eigentlich sagen wollte. Vielleicht versuchte sie nur mich auszuhorchen? Ich war bemüht, diese Gespräche so schnell wie möglich auf psychosomatische Themen zu lenken, getreu dem Grundsatz der Psychotherapeuten: »Wenn der Klient dich nervt, versuche eine liebenswerte Seite an ihm zu entdecken!« Ich lobte sie also für ihre Aktivitäten und zog alle Register der professionellen Höflichkeit.

Dr. Edel vertritt die Spezies »ärztliche Karrierefrau mit wohlhabendem Ehemann«. Sie schwebt über allem und ihre dekorative Schönheit, vergleichbar mit einer Papageienblume, erstrahlt auf allen Anlässen. Gleichzeitig ist sie eine Porsche fahrende Blondine, die gewohnt ist zu herrschen. Nicht beliebt, aber gefährlich! Politisch einflussreich, aber von den Kollegen eher gemieden als bewundert. Der Ruhm ihres Mannes strahlt über die Region hinaus, natürlich auch sein Umsatz in der Privatsprechstunde. Die Anzahl der komplizierten Krebsoperationen begründet seinen Nimbus als grandioser Operateur, der ihm fast diplomatischen Status verleiht. So kann sich seine Frau ganz auf ihre Lieblingsinhalte konzentrieren. Sie ist nicht durch Budgetierung von ärztlicher Vergütung existenziell bedroht und daher in der Lage, Gesprächsangebote zu realisieren, von denen wir nur träumen können. Bezüglich der Behandlungsangebote für die Klinik ihres Mannes entwickelt sie keine weiteren Vorstellungen.

Dieses Edelgewächs wird nun vonseiten unserer Geschäftsführung gehegt und gepflegt. Sie genießt die größte Anerkennung, die ich bisher in unserer Klinik gegenüber Führungskräften beobachten konnte. Aufgrund ihrer bundesweiten Aktivitäten fliegt sie einmal pro Woche in die Landeshauptstadt. Diese Reisetätigkeit wird von der Unternehmensspitze nicht nur toleriert, sondern großzügig unterstützt, während – wie bereits beschrieben – die anderen leitenden Ärzte vor jeder Vortragsreise mit unendlicher Demut auf ein Fax mit Genehmigung warten müssen.

In einer der nächsten Konferenzen von Geschäftsführung und Krankenkassenvertretern präsentiert Herr Greifzu die neue ärztliche Direktorin in einer Weise, die fast unterwürfig ist. Nach der Laudatio und während der Überreichung des obligatorischen Buketts schauen er und Herr Keilhauer Beifall heischend in die Runde. Doch niemand applaudiert! Frau Dr. Edel nimmt derweil die Blumen mit gebieterischem Blick auf die beiden Bosse entgegen. Wir Untertanen sind hingegen keiner Wahrnehmung würdig.

*

Als ich am anderen Morgen in die Klinik komme, entdecke ich neben meinem Sekretariat ein Namensschild, das darauf hinweist, dass Dr. Edel ab sofort das großzügige und helle Zimmer besetzt, das eigentlich für meinen Oberarzt reserviert war. Ich wollte Dr. Wohlgemut zukünftig an meiner Seite wissen. Da Frau Dr. Edel sich nicht nur standfest politisch, sondern auch psychotherapeutisch als sehr kompetent erlebt, befürchte ich, dass sie sich in die Belange meiner Klinik einmischen könnte. Wie sollen meine Dienstbesprechungen in Zukunft funktionieren, wenn sie für sich in Anspruch nimmt, unsere Arbeitsabläufe einzuschätzen? Ich fürchte um den Verlust des Vertrauens meines Teams. Sie werden sich naturgemäß sehr schwer tun, diese komplizierte Ergänzung der Führungsriege zusätzlich zu tolerieren.

Erfreulicherweise hält sich Dr. Edel hinsichtlich der Abläufe in meiner Klinik jedoch sehr zurück. Unsere neue ärztliche Direktorin ist, wie eben erwähnt, berufspolitisch sehr engagiert und deshalb häufig nicht vor Ort. Das angenehm kühle Büro im Erdgeschoss wird für ihre sporadischen Besuche dennoch rund um die Uhr freigehalten. Verwaltungsleiter Jahnsen hingegen fristet weiterhin in den schlecht belüfteten, überhitzten Räumen des Untergeschosses sein Schattendasein.

Wenn Frau Dr. Edel gelegentlich mittags im Speisesaal das Essen einnimmt, blitzt ihre Designerkleidung wie ein Edelstein in einer trostlosen Wüste. Zwischen unseren angstneurotischen Patienten und den älteren Gehbehinderten, die sich aufgrund ihrer Schwerhörigkeit am Tisch anschreien, thront Dr. Edel wie eine kleine Prinzessin auf Stippvisite in höherer Mission. Nur die Sänfte zur Weiterreise lässt oft ein wenig auf sich warten. Da müssen wir ihr schon Gesellschaft leisten und etwas Zerstreuung bieten. Sie kostet alle Speisefolgen, offenbar um auch kulinarische Einschätzungen abzuliefern. »Also, die Sauce könnte pikanter sein, Herr Kollege, schmecken Sie es auch?« Mir brennen wirklich andere Fragen auf der Zunge! Diese Klinik benötigt dringend Therapeuten und keine weiteren Chefdarsteller.

*

Als sich die Ferienzeit nähert, beginnt die übliche nervenaufreibende Kleinarbeit. Die Urlaubstage müssen koordiniert werden und ich stehe rasch vor einer Art Dauereinsatz, da ich zum Teil auch Dr. Eichler vertreten muss. Ein tolles Gefühl. Ich werde in den Sommermonaten über Wochen für die gesamte Klinik allein verantwortlich sein. Der Traum eines jeden Chefarztes! Doch während eines Gesprächs mit Dr. Edel, in dessen Verlauf sie mir in epischer Breite ihre Kontakte zu Politikern schildert, komme ich auf eine Idee. In den Redefluss hinein stelle ich eine ebenso einfache wie konkrete Frage: »Liebe Kollegin, könnten Sie aufgrund Ihrer geschätzten Kompetenz nicht auch Hintergrunddienst leisten?«

Schlagartig hält sie inne und wird kreidebleich. Da habe ich wohl ins Schwarze getroffen. Dr. Edel laviert herum, murmelt etwas von häufiger Reisetätigkeit und bringt schließlich den Satz heraus: »Mein lieber Kollege, es tut mir leid, aber für Hintergrunddienste kann ich aufgrund meiner vielfältigen Aufgaben leider nicht zur Verfügung stehen, diese Verpflichtung ist mit der Hauptverwaltung nicht vereinbart!« Diese ernüchternde Antwort löst in mir Ärger und Erleichterung gleichermaßen aus. Ihre Rolle bleibt weiterhin unklar. Verkommt die Klinikleitung zur Arbeitsbeschaffungsmaßnahme für eine gelangweilte, aber einflussreiche Hobbypsychotherapeutin? Oder soll sie mich nur beobachten und aushorchen? Ich weiß es nicht und stelle mich auf den Hintergrunddienst über den gesamten Sommer ein. Alles dreht sich nur noch um die eine Frage: Wer gewinnt das Spiel und sichert sich für die Zukunft die Macht?

*

Anderentags bittet ein forschendes Pharmaunternehmen um Rückruf. Es geht um meine Teilnahme als Co-Referent bei einer Seminarreihe über die Parkinsonsche Krankheit und Depressionen. Ich freue mich über dieses Angebot, denn so kann ich der täglichen Mühle und den Herrschern unseres Imperiums wenigstens einmal für kurze Zeit entkommen. Für fünf Wochenenden, um genau zu sein. Besonders schön ist, dass die Seminare auf Mallorca stattfinden werden. Die Vorbereitungen sind zwar noch einmal aufwändig, da ich von einem anspruchsvollen Publikum erwartet werde. Recherchen der neuesten wissenschaftlichen Literatur zum Thema und die produktneutrale Umsetzung der Präsentation im PowerPoint-Programm müssen in den Nächten nach anstrengenden Arbeitstagen bewerkstelligt werden. Doch anders geht es eben nicht. Die Organisation der Wochenenddienste kann ich glücklicherweise mit meinen Mitarbeiter allein regeln und muss die Geschäftsführung nicht um Erlaubnis bitten.

Jeweils freitags gegen 19 Uhr falle ich erschöpft in den Economy-Sitz der Linienmaschine. Jedes Mal überkommt mich ein tiefes Gefühl von Müdigkeit. Ich bin völlig außer Atem, angespannt und unfähig, mich auf etwas zu konzentrieren.

Meist habe ich bis zur letzten Minute vor meiner Abfahrt in Richtung Flughafen noch drängende Fragen mit meinen Mitarbeitern zu klären, auch Patienten wollen den Chef häufig vor dem Wochenende noch einmal dringend sprechen.

Während das Flugzeug startet, schließe ich meine Augen und versuche, langsam zu atmen. Wie verrückt das ist: Ich hebe ab, um herunterzukommen. Doch stattdessen summt es in den Ohren! Hängt dies nur mit der raschen Veränderung des Luftdrucks zusammen oder sind das bereits die Vorboten eines Tinnitus?

Es wird jeweils bis zum Sonntagnachmittag, unmittelbar vor der Heimreise andauern, bis meine Anspannung einem Gefühl innerer Ausgeglichenheit weicht.

*

Mit angenehmen 22 Grad empfängt Mallorca regelmäßig die Teilnehmer des Seminars. Der Anblick der Olivenbäume und Pinienhaine an den Straßenrändern wirkt jedes Mal wie Balsam auf die dauergestresste Seele. Auch mein Körper kommt langsam an sein Limit. Die nächtlichen Schweißausbrüche nehmen in ihrer Intensität zu.

Jeder Seminartag umfasst für mich ungefähr acht Stunden Vortragstätigkeit, das heißt acht Stunden freie Rede – danach bin ich fast mundtot. Also in der verbleibenden Zeit bloß keine erneuten Diskussionen mit den ebenfalls angereisten Kollegen um deren ernüchternden Praxismarathon oder das gegenseitige Belauern von Fachkonkurrenten, wenn es um Privatpatienten geht.

Lieber möchte ich allein den Golfeinsteigerkurs besuchen, im geheizten Pool baden oder einfach nur den Lebensrhythmus der Insel auf mich wirken lassen. Diese Kurztrips ans Mittelmeer sind, trotz der intensiven Arbeit, inspirierend und schaffen eine wohltuende Distanz zum täglichen Kleinkrieg in der Klinik.

An den Samstagvormittagen, in der Pause zwischen den Seminarblöcken, genieße ich meist ein Glas Chardonnay und lege mich auf das weiche Bett meiner Suite. Ich öffne die Fenster und blicke auf den Golfplatz. Das gehobene Aussteigerdasein liegt in greifbarer Nähe. Gelassen, aber doch zielorientiert bewegen sich meine Landsleute auf dem gepflegten Grün. Viele sind anscheinend nicht älter als ich.

Ein Jahr später eröffnet die Staatsanwaltschaft gegen mich und zahlreiche andere Referenten ein Ermittlungsverfahren wegen des Verdachts auf Begünstigung, das in den nächsten Jahren meine Karriere überschattet. Auslöser war die Argumentation eines Außendienstmitarbeiters, der meine Vorträge sinngemäß wie folgt einschätzte: »Vortrag sehr gut, Umsatzsteigerung zu erwarten …« Alle Verfahren werden später jedoch eingestellt, da sich im Laufe der Ermittlungen erwies, dass kein Straftatbestand vorlag.

Warum wird im Sport die Ablösesumme je nach Spielsieg immer höher, während in der Medizin nach jedem öffentlichen Erfolg die Gefahr stetig wächst, angezeigt zu werden? Mein Anwalt kostet mich mehr als die Hälfte jenes Honorars, das ich für die Veranstaltungen erhalte.

Ressourcenverknappung

Massage im Takt der Stechuhr

Schon jetzt arbeiten die Mitarbeiterinnen der Bäderabteilung wie die Bienchen im Halbstundentakt und verlassen nach Dienstschluss noch erschöpfter ihre Massage-Waben als kurz nach dem Einzug. Mit zunehmender Belegung sind sie zur gefragtesten Abteilung avanciert. Es liegt in der Natur der Sache, dass Angebote der Physiotherapie von psychosomatischen Klienten im Allgemeinen als attraktiver empfunden werden als die Gruppenpsychotherapie. Nonverbale Wellnesstechniken sind angenehmer und einfacher als die Auseinandersetzung mit dem eigenen Ich. (Nicht allen Psychosomatik-Patienten tun Massagen jedoch gut. Bei Klienten mit Nähe-Distanz-Konflikten können sie sich sogar krankheitsfördernd auswirken.) Eine personelle Verstärkung durch Neueinstellungen, die dem Boom in der Bäderabteilung angemessen wäre, ist weiterhin nicht vorgesehen. Ein Grund dafür ist der im Vergleich zu Akutkrankenhäusern deutlich geringere Pflegesatz. Also versucht man, das Problem durch weitere Einsparungen und chefärztliches Management zu lösen. Das sieht dann so aus, dass jedes noch so kleine Detail zwischen Verwaltungsleiter Jahnsen, Dr. Eichler und mir abgeklärt werden muss. Unsere Dienstbesprechungen ziehen sich aufgrund dessen endlos hin. Von kompetentem Management, vernünftiger Zeiteinteilung oder gar Effizienz dieser Besprechungen kann keine Rede mehr sein. Zudem begreife ich die ganze Logik nicht: Die Kapazitäten der Physiotherapie reichen inzwischen kaum mehr für die orthopädischen Patienten aus. Wie will man unter diesen Bedingungen auch noch und zusätzlich die psychosomatischen behandeln? Als

»Lösung« wird schließlich von Dr. Eichler die Budgetierung der Leistungen für die Psychosomatik vorgeschlagen. Im Klartext heißt das, ein psychosomatischer Patient kann während eines dreiwöchigen Aufenthaltes maximal drei physiotherapeutische Behandlungen erhalten. Ihre Auswahl ist somit in Anzahl und Umfang festgelegt. Da die Massagekapazität nicht ausreicht, werden andere Anwendungen mit einbezogen. Die Absurdität der daraus folgenden Indikationsstellung verdeutlicht folgendes Beispiel: Ein Angstpatient erhielt am Vormittag ein heißes Entspannungsbad anstelle der ursprünglich gewünschten und verordneten Massage. Denn diese Anwendung war bereits ausgebucht und durch die Budgetierung nicht mehr verfügbar. Infolgedessen entwickelte er in der Bäderabteilung einen schweren Panikanfall. Dies wiederum führte zum Stress in der psychosomatischen Pflege, da die einzige Krankenschwester im Frühdienst den Notfallpatienten bis zur Stabilisierung betreuen musste. Sie fehlte stundenlang für andere Aufgaben. Die anderen Patienten mussten mit ihren Anliegen warten und beschwerten sich völlig zu Recht.

Allerdings haben solche Zwischenfälle auch zur Folge, dass im Haus mittlerweile die Meinung vorherrscht, dass die Psychoabteilung mit ihrem nervtötenden Geschwätz den ganzen Laden aufhält, die genormten Abläufe ins Stocken bringt und überhaupt zu aufwändig, anspruchsvoll und vor allem zu teuer ist. Die sollen besser arbeiten, heißt es.

Auch weitere Versuche, die personellen und apparativen Ressourcen von Orthopädie und Psychosomatik zusammenzuführen und optimal zu nutzen, treiben mitunter seltsame Blüten: Die Psychosomatik verfügt zum Beispiel über eine eigene spezialisierte Physiotherapeutin. Diese hat sich psychotherapeutisch über Jahre hinweg fortgebildet. Sie nimmt an den Fallkonferenzen unserer Abteilung teil, in denen der Behandlungsverlauf unserer Patienten besprochen wird. Hier reflektiert sie sehr differenziert die Wirkung von Krankengymnastik und

Entspannungsverfahren, adaptiert an den psychischen Zustand.

Wenige Wochen später wird diese Physiotherapeutin auf Anordnung der Geschäftsführung der Orthopädie unterstellt. Die Allianz zwischen Dr. Eichler und dem Personalchef funktioniert offensichtlich hervorragend. Zur Lösung der klinikinternen Probleme trägt dies indes wenig bei, denn die Mitarbeiterin ist mit ihren Kompetenzen in einer Massage-Wabe einfach an der falschen Stelle eingesetzt. Oft bittet sie mich am Abend um ein Gespräch. Mit Tränen in den Augen beschreibt sie dann die Zustände im Bäderbereich sowie ihre Angst, regelrecht verschlissen zu werden. Zudem wurde ihr die weitere Teilnahme an unserer psychotherapeutischen Fallkonferenz (einmal wöchentlich für eine Stunde) von Dr. Eichler strengstens untersagt. In dieser Zeit muss sie massieren. Da sie diese Kränkungen nicht mehr zu tolerieren vermag, verleiht sie ihnen auch öffentlich Ausdruck. Als Folge davon gerät sie ins Visier der »Stillen Post«, das heißt des klinikinternen, konspirativen Informationssystems. Massiv wird nun versucht, sie mundtot zu machen und Dr. Eichler entfaltet ein ganzes Arsenal von Maßregelungen: Kontrollen der Arbeitszeiten, Verlegung von Besprechungen in die Mittagspause, Streichung des Urlaubs, eindringliche Belehrung, ihre Probleme nicht mit mir zu bereden.

Während ich darüber nachdenke, zu welch heftigen Konflikten diese Situation noch führen wird, fällt mir plötzlich wieder ein, dass sich doch schon vor Wochen eine Psychologin mit theologischer Ausbildung bei uns beworben hatte. Das ist die Chance, endlich eine Psychotherapeutin mit einem Zusatzangebot einstellen zu können. Ich wende mich an den Verwaltungsleiter: »Übrigens, Herr Jahnsen, ich hätte einen Vorschlag zur Entkrampfung der Lage. Wir könnten uns doch, unter dem Aspekt zusätzlicher Angebote, die Bewerbung der einen Psychologin ansehen. Vielleicht gelingt es auf diesem Wege, unseren Bedarf für Herrn Eichlers Abteilung etwas zu reduzieren?« – »Wie hieß sie doch gleich? Ah ja …, die Dame mit theologischer Ausbildung im Call-Center«, meint er, »das ist keine schlechte Idee.« So funktioniert das also: Wenn man die Orthopädie entlastet, kann man sich tatsächlich noch kleine Träume verwirklichen.

*

Eines Tages präsentiert uns Dr. Eichler seinen neuen Chefphysiotherapeuten. Dieser wirkt auf mich wie ein kleiner Unteroffizier und seine Stimme erinnert an die Titelfigur von Heinrich Manns *Der Untertan*. In den Chefarztbesprechungen verstärkt er von nun an unablässig die orthopädische Front. Zuweilen taucht er allein in meinem Büro auf und kann sich vor Ungeduld kaum setzen. »Herr Chefarzt, Ihre Patienten können natürlich nicht alle Massagen bekommen und übrigens reichen meine Ressourcen nur noch für eine Anwendung pro Durchgang«, schnarrt er. »Sie haben doch bald Ihre neue Psychologin!« Woher weiß er das? »Äh, und übrigens«, quakt er weiter, »die von Ihnen übernommene Physiotherapeutin ist, wie soll ich sagen, na ja, nicht sehr fleißig.« Und setzt dann noch einen drauf: »Aber wir geben ihr noch etwas Zeit, sich an die Arbeit zu gewöhnen!« – »Ich würde diese Einschätzung gern in Anwesenheit der Mitarbeiterin besprechen«, erwidere ich und kann mich des Eindrucks nicht mehr erwehren, dass dieser Mini-Chef daran interessiert scheint, das Aus für physiotherapeutische Anwendungen für meine Patienten zu inszenieren. Deren Beschwerdebriefe an die Geschäftsführung werden sich häufen.

Zudem macht der neue Chefphysiotherapeut wiederholt deutlich, dass seine Mitarbeiter mit den durch uns gewünschten Behandlungen der psychosomatischen Patienten restlos überfordert seien, denn deren Ansprüche wären viel zu hoch. Er finde es maßlos, dass drei Minuten Umkleidezeit unzumutbar seien, ebenso die Kritik an den Massagen von circa 20 Minuten hinter Vorhängen in Reihenschaltung, die jeder Diskretion spotten. »Ein Wellness-Hotel, das geht hier nicht, Herr Chefarzt!«, so lautet auch sein Fazit. Was hat Patientenzufriedenheit mit einem Wellness-Hotel zu tun? Er scheint bereits die Leitlinien der Geschäftsführung verinnerlicht zu haben: schnell, preiswert und ausreichend. Damit habe ich kein Problem, solange parallel dazu die Qualität gewahrt bleibt – was natürlich nicht der Fall ist. Dieser Mann treibt mir Aggressionen in die Brust. Spürt er eigentlich, dass er und sein Chef kontinuierlich die negativen Energien speisen, welche sich auf unsere Mitarbeiter übertragen? Zumal sich im Haus herumgesprochen hat, dass sein Gehalt höher als das eines Assistenzarztes ist. Für eine effiziente Therapieplanung unterbreite ich den Vorschlag, Physiotherapeuten im Rahmen einer Teilzeit-Stelle in den Abendstunden und am Samstagvormittag einzusetzen. Die Bäderabteilung steht in diesen Zeiten ungenutzt leer. Damit wären alle Engpässe deutlich vermindert. »So etwas wird sich in unserem Hause nicht realisieren lassen!«, ist Dr. Eichlers prompte Antwort in der nächsten Besprechung. »Dafür nehmen wir Ihren nicht ausgelasteten Tanztherapeuten.« Noch einer, der zwangsversetzt wird. So rangeln wir wochenlang in unzähligen Sitzungen um einen normgerechten Therapieplan und um die Optimierung der Rationierung. Mein Interesse, das Projekt »gemeinsame Therapieplanung« zu fördern oder gar zu beschleunigen, sinkt immer weiter. Noch haben wir die Freiheit, den psychosomatischen Patienten im liberalen Umfeld ein flexibles Ausprobieren ihrer Fähigkeiten zu ermöglichen. So entwickelt sich die Therapieplanung zu einem weiteren Akt des Stellungskrieges zwischen Psychosomatik und Orthopädie, zwischen Therapievisionen und Ideologie, letztendlich zwischen ärztlicher Verantwortung und Börsengang.

*

In diesem technokratischen Roulette gibt es jedoch auch noch die Patientenschicksale, die trotz ihrer Tragik zu einer Bereicherung meines Alltags werden und mich daran erinnern, warum ich den Arztberuf ergriffen habe.

Ein 50-jähriger Mann ist nach einem Fenstersprung querschnittsgelähmt und wird zu uns aus einer Akutklinik zur orthopädischen Rehabilitation und zur Behandlung seiner schweren Depression verlegt. Auch wenn es makaber klingt, er ist der erste Patient für unseren interdisziplinären Therapieansatz.

Das Aufnahmegespräch erfolgt in einem unserer behindertengerechten Zimmer. Herr Zink wird von seiner Ehefrau begleitet. Sie umklammert seine Hand und weint, als ich das Zimmer betrete. Der Patient sieht starr auf den Boden, meidet den Blickkontakt und antwortet sehr einsilbig, während seine Frau berichtet. »Mein Mann hat sich seit sechs Monaten verändert, sich total zurückgezogen und wirkte freudlos. Der Hausarzt schrieb ihn wegen der Rückenschmerzen krank und veranlasste umfangreiche Laboruntersuchungen. Die Ergebnisse waren unauffällig. Wir wussten zunächst nicht, was eine Depression ist.« Herr Zink hebt langsam seinen Kopf und bestätigt auf meine vorsichtige Nachfrage berufliche Probleme seit mehr als einem Jahr. Er schildert starke Schuldgefühle und die Gewissheit, schwere Fehler am Arbeitsplatz begangen zu haben. Diese grundlose Überzeugung wird in der Fachsprache »Schuldwahn bei schwerer Depression« genannt. Diese Überzeugung führte nach Angaben der Ehefrau auch zum Suizidversuch. Er nahm an, die Familie von sich erlösen zu müssen. »Welche Medikamente hat Ihr Mann vor der schweren Krise erhalten?«, möchte ich wissen. »Nun, unser Hausarzt hat uns aufgrund seines begrenzten Budgets empfohlen, Johanniskraut in der Drogerie zu kaufen. Auf einen Termin beim Psychiater mussten wir zwei Monate warten.« Sie erzählt weiter: »Ich mache mir auch große Vorwürfe, denn ich habe meinem Mann jeden Tag fast einen Liter Johanniskrauttee verabreicht!«

Frust und Ärger kommen in mir hoch. Nicht so sehr wegen des Hausarztes. Er hat nur versucht, seine Haut zu retten. Wie wir es alle tun, jeden Tag. Für seine Praxis wird er kaum einen Nachfolger finden und somit keinen Verkaufserlös erzielen.

Warum sollte er nun auch noch für moderne Medikamente aus eigener Tasche zahlen, weil er sonst sein Budget der Krankenkassen überschreiten würde? Nein, ich bin enttäuscht über ein Gesundheitssystem, das die Rationierung als Fortschritt verkauft, die Leistungserbringer mit betriebswirtschaftlicher Verantwortung knebelt und bei Zwischenfällen mit dem ethischen Zeigefinger daherkommt. Etwa 70 Prozent der Patienten, die einen Suizidversuch unternehmen, suchen unmittelbar davor den Hausarzt auf und berichten über Rückenschmerzen. Es gibt nicht ohne Grund den Satz: Ich kann es nicht mehr (er)tragen. Durch ein wirksameres Antidepressivum für circa ein bis zwei Euro pro Tag hätte die Querschnittslähmung von Herrn Zink mit hoher Wahrscheinlichkeit vermieden werden können. Ob diese Patienten wohl in die Statistiken unserer Gesundheitspolitik eingehen? Ich versuche schließlich, das Ehepaar zu trösten, von den Schuldgefühlen zu entlasten und vereinbare mit Herrn Zink eine medikamentöse Therapie.

In den nächsten Wochen hellt seine Stimmung Schritt für Schritt auf. Parallel dazu macht er große Fortschritte in der Physiotherapie. Dr. Eichler und ich realisieren sogar gemeinsame Visiten bei diesem Patienten. Für uns alle ist es eine große Genugtuung, die Besserung miterleben zu dürfen. Doch die medikamentöse Behandlung in unserer Klinik macht mir auch große Sorgen, denn wir verordnen statt Originalmedikamenten zunehmend Austauschpräparate. Unser Pflegeteam muss sie an die Patienten austeilen und steht im Kreuzfeuer massiver Kritik. Deshalb bespreche ich bei nächster Gelegenheit mit unserem Pflegedienstleiter, Herrn Wenning, diese heikle Situation. »Ich kann Ihre Argumente sehr gut verstehen und stimme vollständig mit Ihnen überein«, sage ich. »Die Generika sind derzeit per Anweisung zu bevorzugen, leider ohne Rücksicht auf eventuelle Folgen wie zum Beispiel Wirkungsabschwächung und allergische Reaktionen.« Herr Wenning erwidert: »Uns fehlen immer noch drei Vollzeitkräfte und nun wird das, was bisher gut lief, nämlich die Medikation, auch wieder zerstört.« – »Die Situation ist nicht nur kompliziert. Wir müssten die Kontrollen der Laborwerte eigentlich viel regelmäßiger durchführen. Wenn wir es aber tun, gefährden wir die Arbeitsplätze, Herr Wenning. Sie wissen schon, das psychosomatische Pflegepersonal soll reduziert werden. Unser defizitäres Laborbudget wird der willkommene Anlass dafür sein.« Wortlos präsentiere ich die Mitteilung der Geschäftsführung an die Chefärzte:

»Verwendung von Generika ... wir erhalten eine große Menge von Medikamenten immer noch zum Nulltarif. Originalpräparate werden diesen, sofern Generika angeboten werden, gegenübergestellt. Es erfolgt der Einsatz des preisgünstigsten Präparates ... Die Anzahl der Patienten, bei denen Generika wegen Unverträglichkeit nicht gegeben werden können, ist relativ gering ...«

(Rundschreiben der Verwaltung an die Chefärzte des Krankenhausträgers)

*

Endlich ist es soweit, therapeutische Verstärkung naht. Aufgrund des deutlichen Mangels an Ärzten sind wir froh, diese teilweise durch Psychologen ersetzen zu können. Die Bewerberin mit theologischem Hintergrund darf sich also vorstellen. Frau Buchfink ist eine hochgewachsene, schlanke Frau von Anfang 30 mit brünettem, langem Haar. Ihr etwas maskulin wirkendes Gesicht wird von einer großen, runden Brille geschmückt. Offenherzig berichtet sie von bisher ergebnislosen Bewerbungsschreiben. »Reden Sie bloß nicht weiter!«, möchte ich ihr zurufen. Verwaltungsleiter Jahnsen blinzelt vergnügt: Diese Mitarbeiterin steht unter existenziellem Druck, die können wir wieder günstig einkaufen. »Erzählen Sie ruhig weiter ...«, ermuntert er die Diplom-Psychologin, ihren Wert mit jedem weiteren aufrichtigen Satz erneut zu vermindern. Sie berichtet von ihrer theologischen und meditativen Ausbildung.

Ihre Qualifikation ist wie geschaffen, unsere fehlenden Physiotherapieangebote durch sie etwas auszugleichen. »Wie werden Sie Ihre Pausen verbringen in dieser ländlichen Umgebung ohne Auto?«, fragt Herr Jahnsen provokativ. »Ich bevorzuge grünen Tee, den ich mitbringe, und entspanne mich in meinem Büro«, antwortet die Bewerberin bescheiden. »Haben Sie noch eine Frage an die Bewerberin, Herr Chefarzt?«, will er, maliziös lächelnd, von mir wissen. Ich verneine durch meine Kopfbewegung zur Seite hin, da ich sprachlos bin.

*

Der Druck auf unsere Abteilung nimmt jeden Tag zu. Die Blicke von Sekretärin Heidi werden immer ernster. Mein Team geht zunehmend auf kritische Distanz zu den Abläufen in der Klinik. Ich kann es ihm nicht verdenken. Doch die Patienten brauchen uns und so kostet es einen Großteil meiner Energien, dieses destruktive Spannungsfeld so auszugleichen, dass ein Rest von Vitalität für sie übrig bleibt.

Die für drei Wochen per Computer ausgefüllte Therapiekarte am Beginn der Behandlung zu übergeben, wäre eine tolle Idee. Wäre damit nicht unlösbarer Zeitdruck für jene Therapeuten verbunden, die schon jetzt fast für zwei Arbeitsplätze schuften müssen. Die Bäderabteilung leidet zunehmend unter den Krankmeldungen ihrer Mitarbeiter. Für viele ist es die letzte Rettung, um einige Tage dem Druck zu entkommen. Wer massiert schon mit Freude, charmant und engagiert drei bis vier Patienten pro Stunde in einem Keller mit schlechter Belüftung? Vor allem der Mangel an Massagen und die Zwangsintegration unserer Physiotherapeutin in die orthopädische Logistik sorgen weiter für erheblichen Unmut. Der Tanztherapeut weigert sich entschieden, auch noch in die Orthopädie übernommen zu werden. Ich warne ihn mehrfach, kann dem Druck von Dr. Eichler jedoch nichts entgegensetzen. Er hat die besseren Karten, da seine Belegung kontinuierlich zunimmt.

Die neue Psychologin ist hingegen ein wahres Geschenk. Sie integriert sich schnell. Kollegen wie Patienten mögen Frau Buchfinks freundliche, unkomplizierte Art. Mit ihrem meditativen Tanzangebot, auch in den Abendstunden, führt sie sozusagen die Hitliste unserer Therapie-Charts an. Sie ist gefragt! Außer für Massagen, die Gruppenangebote unserer früheren Physiotherapeutin und die Tanztherapie gab es im Haus bisher keine Wartelisten. Sie schafft es, für ihr bewegungstherapeutisches Angebot ein schier unstillbares Interesse zu wecken. Respekt Frau Kollegin, das hätte niemand erwartet!

Unsere Teambesprechungen scheinen für die gelenkmechanische Fakultät inzwischen eher eine der nutzlosen Veranstaltungen zu sein, die es zu meiden oder zu bekämpfen gilt. Dr. Eichler und sein Unteroffizier erscheinen nur noch in größter Eile, mit Verspätung oder gar nicht. Sie brauchen ihre Zeit, um die eigene Abteilung zu industrialisieren und möglichst billig zu machen. Die preisgünstigsten Therapievarianten sind in jedem Fall zu bevorzugen. Glück für die Patienten, wenn diese gelegentlich auch die sinnvollen und besten sind. Pech, wenn nicht. Der Druck auf den Tanztherapeuten in die Orthopädie zu wechseln, steigt. Zumal er noch »Relikte« der ganzheitlichen Behandlung der Landhausklinik, wie zum Beispiel die Kundalini-Meditation, anbietet. Dabei handelt es sich um eine aus dem asiatischen Raum kommende Entspannungstechnik mit Übungen, die zur Harmonisierung der Körperfunktionen führen.

Die Energie schwindet, dieser Destruktion noch offensiv begegnen zu können. Außerdem hat eine heftige Erkältung ihre Spuren hinterlassen. Ohnmächtig muss ich mit ansehen, wie unsere gestandene Physiotherapeutin in der Mühle zerrieben wird. Trotz des Verbotes kommt sie weiterhin, so oft es ihr möglich ist, in mein Büro. Sie fühlt sich regelrecht terrorisiert. »Ihnen müssen wir erst wieder das Arbeiten beibringen!«, zitiert sie wörtlich ihren neuen Chef und präsentiert mir die Stellenanzeige des Unternehmens, auf die sie sich vor mehr als sechs Jahren bewarb.

»Wir suchen eine engagierte Physiotherapeutin mit psychotherapeutischem Anspruch und der Fähigkeit zum eigenverantwortlichen Handeln.«

Es ist bemerkenswert, dass die angeblich so faulen Mitarbeiter den Inhalt eines solches Inserats in den meisten Fällen wörtlicher und ernster nehmen, als diejenigen, die es aufsetzen. So repräsentieren die Stellenanzeigen für den Einen Visionen und für den Anderen im psychoanalytischen Sinne Versuchungs- und Versagungssituationen.

*

Zwei Wochen später kläre ich am frühen Vormittag mit Heidi einige wichtige Formalitäten. »Übrigens, Herr Mondschein hat dringend nach Ihnen gefragt«, berichtet meine Sekretärin, während sie die Unterlagen sortiert. »Sagen Sie ihm, er soll bis morgen warten«, entgegne ich und bin in Gedanken schon bei meinem nächsten Termin, der in einer viertel Stunde beginnt. Auf dem Weg dorthin laufe ich an der Stationszentrale vorbei und werde Zeuge einer bewegten Szene: Herr Mondschein, unser engagierter Tanztherapeut, unterhält sich aufgeregt mit den beiden diensthabenden Krankenschwestern und liest ein an ihn gerichtetes Schreiben der Personalabteilung vor:

»... aufgrund der außerordentlich miserablen Belegungssituation unserer Klinik und der weiterhin äußerst geringen Nachfrage haben wir entschieden, den von Ihnen betreuten Bereich Tanztherapie, Körpertherapie und Biofeedback vollends aus dem Angebot zu streichen ... Wir denken, dass Sie für unsere Entscheidung Verständnis haben und kündigen Ihnen hiermit fristlos ...«

Stille im Dienstzimmer. Mit diesem Papier ist Herr Mondschein nicht nur seinen Job los, von dem die Existenz seiner Familie abhängt. Durch diese Entlassung, über die ich übrigens nicht informiert wurde, sind soeben 30 Prozent des nonverbalen Therapieangebots der psychosomatischen Abteilung gestrichen worden. Wieder eine »Altlast« weniger. Auch eine gemeinsame Publikation in einer Fachzeitschrift, die zum Ansehen des Unternehmens beiträgt, konnte Herrn Mondschein nicht mehr helfen. Leise verlasse ich den Korridor.

Störtebeker und der Pflegecrash

Seit Monaten muss das Pflegeteam mit zu wenigen Mitarbeitern auskommen. Vor allem in der Orthopädie hat dies ständige Engpässe zur Folge. Bewusst verzichtet die Geschäftsführung aus Kostengründen darauf, trotz zahlreicher Bewerbungen Mitarbeiter einzustellen. Selbst Pflegedienstleiter Wenning übernimmt periodisch den Nachtdienst, um seine Schwestern zu entlasten. Dieses Problem bleibt ein heißer Diskussionspunkt. Aus meiner Sicht völlig berechtigt, weist das Pflegeteam immer wieder darauf hin, dass eine Schwester im Nachtdienst für das gesamte Haus nicht ausreiche. Insbesondere die Pflegekräfte der psychosomatischen Abteilung verfügen über keine Erfahrung mit frisch operierten orthopädischen Patienten. Das Risiko für nicht erkannte Zwischenfälle würde sich drastisch erhöhen. Dr. Eichler pariert solche Einwände mit ironischen Anspielungen. Man könne sich doch fortbilden und übrigens sei das alles nur eine Frage der Übung. Außerdem seien wir eine Rehabilitations- und keine Akutklinik. »Warum legen Sie nicht einfach feste Gesprächszeiten wie unsere physiotherapeutischen Anwendungen fest?« – »Die menschliche Psyche unterscheidet sich nun einmal von Gelenken, Herr Eichler.« Selbst in der Geschäftsführung wird mittlerweile die Schwere der Krankheitsbilder und eine damit verbundene Überlastung des wenigen Personals zumindest erkannt:

»… die Anforderungen an die Mitarbeiter sind gestiegen, zum einen entsteht durch die verkürzte Verweildauer ein größeres Arbeitsaufkommen, zum anderen sind die Kranken älter und multimorbider als früher (besonders in der orthopädischen Anschlussheilbehandlung) … außerdem kommen die Patienten früher aus der Akutklinik, aber auch die jüngeren Patienten sind sehr anspruchsvoll, was die Therapie betrifft …«

(aus einem Protokoll einer Besprechung der Verwaltungsleiter und Chefärzte)

*

Der Leiter des Pflegedienstes, Herr Wenning, kommt aus dem hohen Norden und ist ein stattlicher Mann von Mitte 40. Sein immer zu wohlwollendem Lächeln aufgelegter Mund wird von einem silbergrauen Bart umrandet. Er ist sozusagen ein Urgestein und kennt sie alle, die Storys unserer Fachklinik. Gemeinsam mit Frau Fröhlich hat er zudem das psychosomatische Therapiekonzept im alten Landhaus über viele Jahre hin sehr erfolgreich weiter entwickelt. So organisierten sie zum Beispiel als Höhepunkt und – inzwischen zur Tradition gewordenem – Abschluss einer psychosomatischen Therapie die Wanderung durch eine enge Schlucht unter seiner Leitung. Die Tour führte weiter auf eine Anhöhe, die den Blick über ein Hochplateau freigibt. Symbolisch erschließt sich damit dem Patienten die Wahrnehmung von Handlungsalternativen im Leben. Sie verlassen den Tunnelblick des depressiven Gefangenseins, um sich den Möglichkeiten ihres Lebens neu zu stellen. Insbesondere Angstpatienten waren davon sehr angetan. Zahlreiche Dankesbriefe heben besonders das Engagement des Pflegedienstleiters hervor und bringen ihm viel Achtung für seine Arbeit entgegen.

Doch nun gerät auch er zunehmend in den Fokus einer Demontage, denn Herr Wenning ist nicht nur kompetent, sondern symbolisiert mit seiner hünenhaften Konstitution auch Kraft und Stärke. Aufgrund dessen wird er, soweit ich das beobachten konnte, von Dr. Eichler wie eine Bedrohung wahrgenommen. Unser Pflegedienstleiter ist der einzige Mitarbeiter, der dem Chefarzt der Orthopädie in seiner allumfassenden Präsenz körperlich überlegen scheint. Herr Wenning wirkt wie Klaus Störtebeker. In jeder Konferenz vertritt er mutig die Interessen des gesamten Pflegeteams beider Abteilungen. Eine Allianz von dessen Mitarbeitern unter Herrn Wennings Leitung wäre Dr. Eichler, nach allem, was ich bisher mit ihm erlebt habe, mit Sicherheit ein Dorn im Auge. Nur so kann ich mir erklären, dass seit Neuestem bewusst vermieden wird, Herrn Wenning in die Personalplanung mit einzubeziehen. Wahrscheinlich wirbt Dr. Eichler bereits über eigene Kanäle Pflegepersonal an.

In den nächsten Wochen wirkt Herr Wennings Gesichtsausdruck zunehmend bedrückter. Immer wenn mich sein Blick streift, überfällt mich ein leichtes Frösteln. Jeder von uns weiß, dass seine Kritik berechtigt ist und bereits ein kleiner Konflikt künstlich hochgespielt werden kann. Ein weiteres Sorgenkind ist unsere Bezugspflege. Darunter versteht man, dass jeder Patient sofort einen Ansprechpartner im Team erhält, der ihm während der gesamten Behandlung mit Rat und Tat zur Seite steht. Dafür braucht es naturgemäß Vertrauen. Für Vertrauen wiederum werden Raum und Zeit benötigt. Diese Gespräche können also nicht in einem Stationszimmer stattfinden, in dem ständig das Telefon klingelt, und vor allem nicht während der körperlichen Untersuchung auf einer Krankenliege.

Deshalb schlägt Herr Wenning immer wieder vor, der Einfachheit halber für diese Gespräche eines der nicht belegten Patientenappartements zu nutzen. Damit sticht er erneut in ein Wespennest. Mein orthopädischer Kollege findet dieses Ansinnen unerhört. Besonders in Bezug auf spontane Krisengespräche, wie sie für alle psychisch labilen Patienten jederzeit erforderlich sein können. Die sind nicht im Therapieplan eingetaktet! Wäre ja noch schöner, wenn hier alles drunter und drüber ginge! Panikanfall hin oder her. Für Dr. Eichler ist es offenbar ausreichend, wenn alle Psychosomatik-Patienten ordentlich aufgereiht vor dem Stationszimmer auf ihren Gesprächstermin warten.

Der kollektive Ungehorsam der offensichtlich nicht zähmbaren und selbstbewussten Psychosomatik-Mitarbeiter gipfelt schließlich in einem Schreiben, das alle Pflegekräfte unterzeichnen:

»Sehr geehrter Herr Wenning … da die nächtliche Patientenversorgung, insbesondere in Notfällen, bei der derzeitigen Situation (Bsp.: kein Arzt im Haus, nur ein Nachtdienst, nur ein Notfallkoffer, weite Wege) nicht gewährleistet ist, lehnen wir die Verantwortung für den Nachtdienst unter den gegebenen Umständen ab.«

Das Pflegeteam

»Herr Wenning«, beginne ich, nachdem ich das Schreiben überflogen habe, »ich unterstütze Sie, wo es geht. Aber überlegen Sie bitte, welche Folgen ein Aufbegehren des Teams auch für Sie persönlich haben kann, erst recht, wenn dies der Geschäftsführung hinterbracht wird.« Meinen gut gemeinten Rat pariert er ebenso nachdenklich wie präzise: »Meinen Sie, Herr Chefarzt, wenn wir uns nicht wehren, werden wir die Psychosomatik retten können?« Natürlich hat er Recht. Es ist nur eine Frage der Zeit, bis uns die Herrschaften ins Abseits drängen werden. Wir fristen ein geduldetes Exotendasein und erfüllen eine Alibifunktion. Dennoch warne ich ihn nochmals eindringlich vor den möglichen Konsequenzen. »Ich weiß, was Sie meinen«, antwortet Herr Wenning. »Sollen sie mich doch hinauswerfen. Ich bin geschieden und werde als Krankenpfleger mit Zusatzqualifikation irgendwo wieder eine Stelle finden, aber niemals wieder in einem Unternehmen dieser Art. Das schwöre ich Ihnen!«

Im Stillen bewundere ich ihn dafür, dass er nach fast zehn Jahren eine Leitungsposition aufgibt, um seinen Grundsätzen treu zu bleiben.

*

Die Geschäftsführung reagiert prompt. Als Herr Wenning einige Tage später die Abmahnung in den Händen hält, bemerkt er nur trocken: »Wir haben es erwartet, oder?« Die berechtigte Kritik des Pflegeteams wird offenbar tatsächlich benutzt, um den letzten einflussreichen Protagonisten der früheren Klinik zu entmachten. Es geht um nichts weniger, als den emotionalen Widerstand gegen eine von zunehmender Repression dominierte Unternehmenspolitik endgültig zu brechen. Es ist sonnenklar, Herr Wenning wird gefährlich, auch weil er Insider-Kenntnisse besitzt. Er weiß zu viel, sagte er, und kritische Mitwisser kann sich das Unternehmen nicht mehr leisten. Auch den psychosomatischen Schwestern ist die Betroffenheit angesichts des kommenden Verlustes ihres Chefs anzumerken.

Der Dienstplan der orthopädischen und psychosomatischen Abteilung wird nicht mehr mit der früheren Flexibilität koordiniert. Stets gibt es Streit um die Nacht- und Zwischendienste oder die Besetzung an den Wochenenden. Eine Schicht ist in Minuten pro Patient aufgeteilt. Oft ist eine Pflegekraft allein im Spätdienst. Nur die Vormittage und Anreisetage sind noch doppelt besetzbar. Engagierte Schwestern verzichten bereits auf die Mittagspause. Psychische oder somatische Verschlechterungen können mit diesem Personalschlüssel nicht mehr ausreichend versorgt werden. Auch der Markt für Pflegekräfte stagniert. Aus Kostengründen stellen viele Kliniken nicht mehr so großzügig ein, wie noch vor Jahren. Mitarbeiter werden bis zur Grenze der Belastbarkeit »gefördert«. Die Engpässe verschleißen und an Einzelübungen, zum Beispiel mit Angstpatienten, ist längst nicht mehr zu denken.

Ich versuche in dieser Phase so viel Zeit wie möglich in der Schwesternzentrale zu verbringen und sie durch Chefpräsenz zu motivieren. Das gelingt natürlich nur punktuell und ist als Dauerzustand weder machbar noch wünschenswert. Zunehmend gehen die Pflegekräfte bei ihrer Arbeit in die innere Immigration.

Auch die Patienten spüren mittlerweile deren Frust und beschweren sich zahlreich in der Chefvisite über den brüsken Umgangston im Hause. Panikanfälle und Angstzustände nehmen deutlich zu. Momentan einziger Ausweg: Der Verbrauch an Beruhigungsmitteln steigt. Die angstlösende Pille wird zum Ersatz für mitmenschliche und vor allem therapeutisch qualifizierte Zuwendung. Was für eine wirklichkeitsnahe Vorbereitung der Patienten auf die Zeit nach ihrem Klinikaufenthalt! Nach dem Willen der Klinikbetreiber werden zudem Stationen zusammengelegt, um noch weiter Personal einzusparen:

»Die Belegungsträger entscheiden Ort und Umfang ihrer Belegungen nicht mehr in erster Linie nach Qualität und Leistung, sondern vor allem nach den Fallkosten.

Die erzielbaren Vergütungen stellen somit den Maßstab für die abzugebenden Leistungen dar. Die Kosten – vor allem auch die Personalkosten – müssen auf diese Art den geringen Pflegesätzen angepasst werden. Überbesetzungen infolge von Qualitätsansprüchen sind abzubauen …

… die einzelnen Patienten-Etagen sind absolut immer voll zu belegen, damit die Stationszentralen, Arzt-/Schwesternzimmer auf diese Vollstationen begrenzt werden können, und für wenige, übrige Patienten eine unwirtschaftliche Stationszentrale vermieden wird … Einige überhängige Patienten, die auf einer so genannten Leerstation untergebracht werden müssen, sollten von den Vollstationen mitversorgt werden …«

(Rundschreiben an Chefärzte und Verwaltungsleiter)

*

Zu Beginn der neuen Woche müssen wir dringend die Hausapotheke für alle Abteilungen abgleichen, zumal Dr. Eichler regelmäßig durch Vergleiche der Medikamentenkosten zu beweisen versucht, dass wir angeblich die teuerste Abteilung sind. Er benötige nur Schmerzmittel, gelegentlich Antibiotika. Unsere Verordnungen von Psychopharmaka bei schweren Depressionen und chronifizierten Neurosen liegen naturgemäß um ein Vielfaches höher. Auf die empfohlenen Blutbildkontrollen verzichten wir aus Kostengründen längst …

Immer wenn ich Statements meines Widerparts lese, spüre ich Magendruck. Dass es mit der neuen Position schwer wird, wusste ich. Dass ich selbst psychosomatische Symptome entwickle, erscheint mir als ernst zu nehmendes Warnsignal. Ich zähle die Tage, um die Woche zu überstehen. Bereits am Mittwoch bin ich durch die Personalfragen und die Sorge um die Spaltung des Pflegedienstes so gestresst, dass ich die am Donnerstag stattfindende Chefvisite nur noch nach mehrfacher Einnahme von Kreislauftropfen bewältige. Zugegeben, die Belüftung der Patientenzimmer ist schlecht. Trotzdem ist es peinlich, wenn dem Boss vor Patienten und Mitarbeitern der Schweiß ausbricht.

Am Freitag erhalten wir endlich den zweiten Notfallkoffer, immerhin mit einer 2-Liter-Sauerstoffflasche. Die Hauptverwaltung billigt diese dringend notwendige Investition nach über sechs Monaten! Während das einzige EKG-Gerät mit Defibrillator in der Klinik immer noch defekt ist. Auf meine steten Nachfragen hin erhalte ich von der Geschäftsführung die Antwort: »Was wollen Sie immer mit Ihren Notfallgeräten, in fünf Minuten ist der Notarzt da!«

Die uns in die Psychosomatik zugewiesenen Patienten sind in der Regel psychisch schwerer krank, als in der Rehabilitation klassischerweise erwartet wird. Das heißt, unsere Arbeit nimmt mehr Zeit und Aufwand in Anspruch, da wir diese psychiatrische »Lücke« füllen. Denn wer geht schon gern in eine »Klapsmühle«? Drei Wochen Psychotherapie reichen also in der Regel überhaupt nicht aus. Daher müssen wir für fast jeden Patienten einen Neuantrag auf Verlängerung der Kostenzusage stellen. Viele von ihnen sind erst therapiefähig, wenn sie zuvor ausreichend Psychopharmaka erhalten. Die Geschäftsführung interessiert sich sehr für die Berechnungen von Dr. Eichler, in denen er konstatiert, dass die orthopädische Abteilung pro Tag an Medikamenten weniger als einen Euro ausgibt, während wir ungefähr um das Dreifache höher liegen. Wie auch immer, dafür versorgen wir keine platinierten Hüftgelenke, sondern in möglichst kurzer Zeit schwer und chronisch verletzte Seelen. Wir versuchen, Fenstersprünge zu vermeiden und die Patienten in irgendeiner Form wieder sozialtauglicher zu machen, um ihnen zukünftig etwas Leidensdruck zu nehmen. Nur knapp 30 Prozent werden auch nach der Reha wieder arbeitsfähig.

Eine Woche später ist es soweit. Der schwarze Mercedes fährt vor. Diesmal erscheint Geschäftsführer Greifzu, um Personalia zu klären. Dr. Eichler ist wie immer vorinformiert. In seiner Anwesenheit wird mir verkündet, dass Herr Wenning, wenn die Abmahnung zurückgenommen werden soll, sich zunächst als normaler Krankenpfleger zu bewähren habe und nunmehr seines Amtes als Pflegedienstleiter enthoben sei. Nachdem man offensichtlich inhaltlich keinen Grund findet, um ihm fristlos zu kündigen, wird er einfach abgesetzt. Eine neu eingestellte Oberschwester übernimmt ab sofort die Dienstplangestaltung der gesamten Pflege im Haus.

Nachdem Herr Greifzu eine Stunde später wieder abgefahren ist, betritt Herr Wenning mit dem neuen Dienstplan in der Hand mein Büro. Man verzichtet sogar darauf, mit ihm persönlich zu sprechen. »Sie wissen, was jetzt passiert, Herr Chefarzt?«, dabei blickt er mich entschieden und ehrlich an. Längst ist mir klar, wenn ich ihn verliere, ist es nur noch eine Frage der Zeit, bis das Pflegeteam auch noch zerbricht.

Herr Wenning verweigert schließlich den Dienst als Krankenpfleger in der Orthopädie und zündet damit das Pulverfass. Ich bewundere diese gerade Haltung und seinen Mut unendlich. Seine fristlose Kündigung erfolgt am nächsten Tag. Das Pflegeteam macht bei seinem Abschied keinen Hehl mehr aus der Verbitterung über unseren Arbeitgeber. Kleine Handzettel werden in der Klinik ausgetauscht. Im Vorübergehen bekomme auch ich ein Papierröllchen in die Hand gedrückt. »Treffpunkt 20 Uhr im ›Scharfen Eck‹ heute Abend.« Darunter findet sich das Kürzel: »Ihr W.« Wie weit sind wir gekommen, dass wir mehr als ein Jahrzehnt nach der Wende den Abschied von selbstbewussten Mitarbeitern konspirativ feiern müssen?

*

Die neue Oberschwester übernimmt die Regie mit eiserner Faust. In Abwesenheit von Dr. Eichler vertritt sie eifrig und gehorsam seine Thesen, als ob sie ein Mantra aufsagt: »Alle Pflegekräfte bleiben sofort in der Klinik. Für das Expositionstraining bei Angstpatienten außerhalb des Geländes ist der Sozialdienst zuständig!« Das ist keine Anspielung mehr, das ist die klare Absage an psychotherapeutische Interventionen durch kompetentes Pflegepersonal. Für therapeutische Außenaktivitäten stellen wir zukünftig halbtags eine Sozialarbeiterin ein. Diese wird jedoch die meiste Zeit mit der Klärung von Versicherungs- und Arbeitsplatzproblemen vollauf beschäftigt sein. Vorbei, unsere Therapiehighlights werden begraben. Es wird nie wieder eine zünftige Wanderung mit Expositionstraining geben. Mit dieser Politik wird das psychosomatische Pflegepersonal in die klassische Rolle der Krankenpflege zurückgedrängt.

*

Am Abend eile ich zur heimlichen Verabschiedung von Herrn Wenning. Leise Musik von Bryan Adams erfüllt den Raum. Wir diskutieren bis in die Nacht hinein. »Ich werde in den Norden zurückgehen. Dort ist die Luft frischer als in dieser Region«, meint Herr Wenning ein wenig trotzig und mit Tränen in den Augen. Wir alle sind sehr betroffen und erleben seinen Abschied als einen weiteren schmerzlichen Verlust in unserem Leben. »Halten Sie noch durch solange Sie können! Sie machen es gut.

Das Team braucht Ihren Halt!«, rät er mir und drückt meine Hand. Dieser aufrechte Charakter beschämt mich. Mit einem Kloß im Hals umarme ich ihn.

*

Am nächsten Tag fühle ich mich unsagbar leer. Drei Mitarbeiter vom Pflegeteam sind bereits krank gemeldet. Die neue Pflegedienstleiterin bittet um einen sofortigen Termin. Ich höre überhaupt nicht zu. Wovon spricht sie, was will sie mir sagen? Mein Kopf beginnt zu dröhnen. Die Schlaflosigkeit der letzten Nacht sitzt mir tief in den Gliedern. Kaffee muss her. »Annullieren Sie für heute Nachmittag alle Termine, ich bin außer Haus«, sage ich zu meiner Sekretärin, die gerade eine Tasse mit dem ersehnten Koffeinkick hereinbringt. »Aber Herr Chefarzt, Ihre Privatpatienten, Sie wissen doch …!« – »Auch die Privatpatienten können einmal einen Tag ohne mich leben. Später müssen sie es doch auch, oder?«, setze ich ärgerlich nach. Heidi wirkt etwas gekränkt und verlässt schnell mein Büro. Diese Klinikmühle geht mir nur noch auf den Geist. Erst recht diese ständigen Regelungen von Anwesenheit und Vertretungen … Das ist nicht das, was ich mir von der Tätigkeit als Arzt erträumte. Habe ich überhaupt den richtigen Beruf ergriffen? Für weitere Selbstreflexionen bleibt keine Zeit, denn die neue Oberschwester erläutert unbeirrt weiter die Grundprinzipien ihrer Pflegephilosophie. Ich habe nichts verstanden. Nachdem sie gegangen ist, sehe ich noch die Post durch, informiere mich über die Neuaufnahmen und bitte meinen Oberarzt, mich nachmittags zu vertreten. In dieser Situation bin ich froh, kein Chirurg geworden zu sein. Den OP-Plan könnte ich selbst als Chefarzt nicht so schnell ändern und über die Suizidrate operativ tätiger Kollegen mag ich gar nicht weiter nachdenken.

Bevor ich gehe, lege ich den Stapel Arztbriefe noch meiner Sekretärin auf den Schreibtisch. Sie würdigt mich heute keines Blickes mehr. »Mein Privatleben hat auch einmal Vorrang, wie

Ihre Mittagspause!«, sage ich und verlasse das Vorzimmer. Den Nachmittag verbringe ich mit Joggen und mehreren Saunagängen, um etwas Ruhe zu finden.

Casting-Show

Besuch der Unternehmensberatung. Die Chefvisite wird annulliert. Auch die Oberärzte müssen teilnehmen. Das sonst so heilige Therapieprogramm interessiert heute nicht mehr. In wenigen Minuten beginnt das Seminar, ich bitte das Pflegeteam, den Patienten an diesem Vormittag besonders viel Aufmerksamkeit zu schenken, schaue selbst noch rasch bei einem ärztlichen Kollegen vorbei, der nach einem Suizidversuch und mit Depressionen zu uns kam, eile weiter, vorbei am Stationszimmer, in dem lautstarke Diskussionen zum Dauerthema Generika und defektes EKG-Gerät im Gange sind, rufe noch »Wir klären das später« und haste weiter in Richtung Tagungsraum … Dort angekommen erlebe ich das Kontrastprogramm: Blumen, weiße Tischdecken, ausgewählte Mineralwässer, Kaffee, Tee und Gebäck. Ambiente. Zwei gestählte junge Herren in Businessanzügen stehen mit Laptop und Videobeamer vor einem handverlesenen Publikum. Es wirkt, als wäre ich auf einem Schiff und gerade von der Holzklasse auf das Premiumdeck gewechselt. Der Imperator lässt grüßen.

Im Seminar geht es um die Optimierung von Behandlungsabläufen in der Klinik der Zukunft. Ich denke an die Patienten, die heute Fragen an mich stellen könnten, aber durch die Annullierung der Chefvisite enttäuscht werden. Narkotisierende Worthülsen rauschen an mir vorbei. Mir gegenüber sitzt Dr. Wohlgemut. Ihm fallen nach 30 Minuten die Augen zu. Beim Stichwort »computerisierte Therapieplanung« schrecke ich noch einmal aus meinem Kurzschlaf auf. Verschiedene PC-Programme werden vorgestellt. Softwarelösungen und Kostenvergleiche sind das Steckenpferd von Dr. Eichler und seinem Chefphysiotherapeuten, da sind sie in ihrem Element. Ich kann mich also wieder entspannen und die Zeit für eine mentale Übung nutzen.

Während der Kaffeepause eilen Dr. Wohlgemut und ich ins Stationszimmer. Der Tag läuft glücklicherweise auch ohne uns recht gut. Während des Lunches fehlen mir die Worte, ich suche die Nähe zu Dr. Wohlgemuth. Wir verstehen uns auch, ohne viel zu reden.

Nachmittags dann der obligatorische interaktive Seminarteil, die Teilnehmer sind gefragt. Meine Vorschläge zum Klinikambiente werden von den Referenten mit dem Rat quittiert: »Sehr interessante Überlegungen, Herr Doktor, wir empfehlen, diese mit Ihrer Verwaltung zu diskutieren.« – »Weshalb bin ich denn heute hier?«, entfährt es mir. Verlegenes Schweigen. Nur Dr. Wohlgemut schmunzelt.

Nach diesem Zeitvernichtungstermin für Akademiker trennen sich alle Teilnehmer kurz vor 16 Uhr. Als Ergebnis des Seminars wird protokolliert: »Besuch einer führenden Rehaklinik zum Erfahrungsaustausch über Therapieplanung empfohlen, verantwortlich für die Organisation der externen Visite: Dr. Eichler.«

*

Unsere Krankenschwestern sind inzwischen fast vollständig demoralisiert. Die Spannungen mit ihrer neuen Chefin erschweren den Alltag zusätzlich. Mit dem Mut der Verzweiflung kämpfen unsere psychotherapeutisch kompetenten Schwestern dagegen an, sich auf Dekubitusprophylaxe, Medikamentenausgabe und Verbandswechsel reduzieren zu lassen. Nach schriftlicher Anweisung durch die Geschäftsführung ist ihnen zukünftig auch die Teilnahme als Co-Therapeuten in den psychologischen Gesprächsgruppen untersagt. Diese permanenten Veränderungen erschweren eine kontinuierliche Arbeit in der Klinik jedoch nur, statt sie sinnvoll voranzubringen. Hinzu kommt der chronische Ärztemangel. Die Klinik liegt zwar in einer attraktiven Ferienregion, doch das reicht offenbar nicht mehr aus, um Dumpinglöhne zu kompensieren. Unter Berücksichtigung von urlaubsbedingter Abwesenheit verfüge ich selten über mehr als zwei ärztliche Mitarbeiter. Krank darf hier niemand werden, sonst muss ich auch noch den Bereitschaftsdienst der Assistenzärzte übernehmen.

Akquise und Marketing

Die retuschierte Klinik

Die Sicherung der Belegung meiner Abteilung bereitet mir weiterhin arges Kopfzerbrechen. Unzählige Telefonate und Schreiben an die Krankenkassen, um Kostenzusagen für angemeldete Patienten zu erreichen. Alles zwecklos, keine Akutbetten, keine Belegungsverträge.

So wirft die Marketingabteilung unter Leitung von Geschäftsführer Keilhauers Nichte ihr kritisches Auge auf uns. Das ist die junge Dame, die in der Zentrale der Macht residiert. Zu ihren Aufgaben gehören unter anderem, die farbigen Prospekte für die einzelnen Kliniken abzustimmen und die Fotoarbeiten in Auftrag zu geben. Die Textvorschläge erarbeiten die Chefärzte.

An einem Wochenende veranlasst sie Dr. Eichler und mich, ein Fotoshooting in der Klinik durchzuführen. Wer könnte dazu am Sonntagnachmittag nein sagen?! Noch dazu, wenn die Verwandtschaft des Geschäftsführers uns so höflich bittet. Ein Bekannter der Familie wird den Job übernehmen. Für einen fürstlichen Tagessatz reist er mit drei Mitarbeitern an. Soll mal noch einer sagen, es wäre nicht genug Geld in unserer Klinik vorhanden und Sparen die oberste Maxime! Bereits am Freitag vor diesem Termin richten wir die Therapieräume begehungsfähig und vor allem fototauglich her. Farbige Bälle werden aus der Physiotherapie herbeigeschafft, um auch den entsprechenden Kontrast im Bild zu ermöglichen. Unsere in der Orthopädie sonst so verschmähte Physiotherapeutin mit meditativer Qualifikation ist plötzlich so fotogen, dass man auf ihre Anwesenheit nicht verzichten möchte. Ihre Yogahaltung ziert bereits den früheren Klinikprospekt.

So stellen wir also an einem Sonntagnachmittag Gruppentherapie, Ergotherapie und Gesprächssituationen nach. Danach findet ein Essen im benachbarten Gourmet-Restaurant statt. Welch eine Geste. Ich stehe dem Nutzen des Fotoshootings eher zurückhaltend gegenüber. Werden die neuen Klinikflyer tatsächlich ausreichen, um unsere Belegung zu erhöhen? Und wer wird sie verteilen? Unser Außendienst etwa? Das sind zwei Mitarbeiterinnen für das gesamte Bundesgebiet. Eine für den Norden, eine für den Süden. Also vertraue ich lieber auf meine Netzwerke, die ich im Rahmen meiner langjährigen Vortragstätigkeit gebildet habe und mutiere zum Postillon d'Amour. An alle mir bekannten Chefärzte von Akutkliniken schreibe ich Briefe und biete die Möglichkeit der Behandlung ausgewählter Patienten an. Aufgrund der restriktiven Vergabe von Kostenzusagen durch die Krankenkassen für eine psychosomatische Rehabilitationsbehandlung ist mir klar, dass dieses Angebot wohl überwiegend für Privatpatienten von Interesse sein wird. Alle anderen Krankenversicherten wären kaum in der Lage, Kostenzusagen von ihren gesetzlichen Krankenkassen für die psychosomatische Behandlung in unserer Klinik zu erwirken. Unser Vorteil wäre die Verbindung zwischen Psychotherapie und orthopädischer Schmerzbehandlung in einem Haus. Wenn ich an die vielen noch bestehenden technischen Unwägbarkeiten denke, ist mir nicht ganz wohl dabei, uns zu empfehlen. Doch mir bleibt keine andere Wahl, als uns auf dem Markt der Gesundheitsdienstleistungen zu prostituieren. Auch in der Region versuchen wir uns in den Kliniken bekannt zu machen. Dr. Eichler bereist regelmäßig die orthopädischen Akutkliniken und bietet sogar seine chirurgischen Kenntnisse an.

Der Chefarzt einer psychiatrischen Klinik, den ich seit Jahren kenne, erklärt sich zu einer Zusammenarbeit bereit. Seine Akutklinik boomt, da sie sich um Kostenzusagen nicht sorgen muss. Als sie an einem Wochenende wieder überbelegt ist, meldet er zwei Patienten bei mir an. Nach zahlreichen Telefonaten mit der

Zentrale der Krankenkasse entscheidet diese jedoch gegen eine Kostenzusage, da wir über keine Akutbetten verfügen. Wie bitte? Behandlungsbedürftige Depressive, die freiwillig zu uns wollen, dürfen wir nicht aufnehmen? Es ist grotesk, zumal unsere Klinik viel näher am Heimatort der Patienten liegt als die akut-psychiatrische Abteilung und unser Tagessatz viel günstiger wäre.

Meine Bemühungen, mich in weiteren Kliniken vorzustellen, erscheinen mir immer fragwürdiger. Auch eine Kinderklinik, die sehr erfolgreich Stoffwechselstörungen bei den kleinen Patienten behandelt, bietet uns ihre Kooperation an. Wir könnten betroffene Eltern für eine psychotherapeutische Kurzintervention bei uns aufnehmen. Die ersten Interessenten stehen schon bereit. Der Chefarzt der Kinderklinik reagiert sofort und macht unser Angebot publik, während unsere Geschäftsführung mit ihren viel beschworenen Kontakten bis in die Führungsetagen der Krankenkassen offensichtlich nicht erfolgreich damit umgehen kann. Mehr noch: Die Herren werfen mir vor, Vorgespräche mit den Eltern zu führen, ohne die entsprechenden krankenkassentechnischen Formalien zu beachten. Dieser Unsinn macht mich noch wahnsinnig. Meine Sekretärin versucht unermüdlich, eine Direktleitung in die Zentrale zu bekommen. »Sehr geehrter Herr Greifzu«, mache ich meinem Ärger Luft, als er endlich zu erreichen ist, »einerseits fordern Sie von mir, alle Maßnahmen zu ergreifen, um die Belegungssituation zu verbessern. Andererseits erwarte ich Ihre Unterstützung, wenn es um die Kontaktaufnahme mit den Entscheidungsträgern der Krankenkassen geht.« Stille am anderen Ende der Leitung. Kurz darauf bekomme ich etwas von »schwierigem politischem Umfeld« zu hören, von »Sorgen in den anderen Kliniken und persönlicher Haftung«, ich solle mich auf die Akquirierung von Privatpatienten konzentrieren und das Andere würde die Geschäftsführung organisieren. Worthülsen, hundertfach gebrauchte, mechanisch abgesonderte Vertröstungen. Er werde uns eine Außendienstdame der Marketingabteilung schicken, sagt er noch. Was soll das bringen? Fast ein Jahr nach Klinikeröffnung wird nun endlich der Außendienst der Unternehmensgruppe auf uns aufmerksam? Dennoch muss ich der Dame natürlich einen Termin geben, um es mir nicht mit unserer Marketingchefin zu verscherzen.

Zwei Tage später reist die Außendienstlerin an. Rundum naiv, scheinbar ohne Kenntnis unserer Belegungsprobleme, plaudert sie mit mir über unsere Klinikkonzeption. Obwohl ich innerlich am Explodieren bin, versuche ich nach außen ruhig zu bleiben und ihr so sachlich und diplomatisch wie möglich zu erläutern, wie Orthopädie und Psychosomatik kombiniert werden sollen. Ich gehe davon aus, dass sie jede noch so diskrete Kritik ungefiltert an die Zentrale weitergeben würde.

*

Die nächsten Monate vergehen wie im Fluge. Der Tag verläuft wie immer mit den beiden Dienstbesprechungen, den Problemen mit der technischen Ausstattung, zwei Patientenvorstellungen und der Privatsprechstunde. Drei Stunden habe ich für die Korrektur der Arztbriefe reserviert. Es ist ein Kraftakt, die Kollegen auf ein einheitliches Niveau einzustimmen. Vor allem, weil diese Briefe pflichtgemäß einer anonymen Kontrolle unterliegen. Ein externer Gutachter vergleicht die Entlassberichte verschiedener Kliniken nach einem Bewertungsschlüssel für den Kostenträger der Rehabilitationsbehandlung.

Gegen 21 Uhr verlasse ich ziemlich müde mein Büro, um in einem Hotel in der Nähe den Abend in Ruhe ausklingen zu lassen. Während ich in das Kaminfeuer im wunderschönen Wintergarten blicke, denke ich lange über mich nach. Kann ich noch das Vertrauen rechtfertigen, welches mir die Mitarbeiter entgegenbringen? Bin ich nicht längst auch ein Untertan und funktioniere im Hamsterrad? Verkomme ich nun angepasst zum Aushängeschild eines maroden Unternehmens?

Ich werde weiterhin versuchen, unsere therapeutische Gemeinschaft so lange wie möglich in Ruhe zu führen. Herrn Wennings Worte zum Durchhalten klingen mir in den Ohren, werden zur Mahnung und schließlich zum Bestandteil meines Über-Ichs.

*

Die erste Zuweisung aus der Region mit Kostenzusage! Ein Nervenarzt erinnerte sich an einen Vortrag von mir und empfiehlt einen Patienten. Dieser, ein Polizeibeamter, wird mir deshalb in guter Erinnerung bleiben.

Er sah in seinem Leben mehr als 1000 Leichen und musste bei den Obduktionen anwesend sein. Eines Tages erleidet er während seiner Arbeit einen Panikanfall und wird daraufhin in den Innendienst versetzt. Seine Beamtenlaufbahn endet damit, dass er bei der örtlichen Verkehrspolizei die Parksünder ergreifen soll. Er ist froh über die schnelle Aufnahme bei uns, und als erste verhaltenstherapeutische Maßnahme verordne ich das Fahrstuhlfahren gemeinsam mit seiner Bezugskrankenschwester, um seine klaustrophobischen Ängste zu bessern. Bei Privatpatienten toleriert die neue Pflegedienstleitung, wenn auch zähneknirschend, das verhaltenstherapeutische Engagement ihrer Mitarbeiter.

Die Anmeldung dieses Patienten ist für mich ein Beweis dafür, dass meine Vortragstätigkeit zwar langsam, aber immerhin Früchte trägt. Doch sie wird zunehmend kritisch von der Geschäftsführung beäugt. Im Unternehmen wird physische Anwesenheit am Arbeitsplatz unsinnigerweise mit Fleiß und Effizienz gleichgesetzt. Über Inhalte macht sich indes niemand Gedanken, da die Kliniken jahrelang wie im Schlaf über die Kontakte der Hauptverwaltung zu den Krankenkassen gut belegt wurden. Doch noch einmal: Diese Zeiten gehören der Vergangenheit an.

*

Nach einem Vortrag in der Polizeischule über psychosomatische Erkrankungen bestürmen mich zahlreiche dort tätige Psychologen mit der Bitte, weitere traumatisierte Beamte aufzunehmen. Doch wer soll sie behandeln? Ein entsprechend qualifizierter Therapeut steht nicht zur Verfügung.

Wiederholt informiere ich die Geschäftsleitung über die dringende Notwendigkeit, einen solchen spezialisierten Mitarbeiter für die Traumatherapie einzustellen. Dieser Markt boomt. Wir könnten auch davon profitieren. Spätestens seit den Anschlägen auf das World Trade Center in New York ist auch einer breiten Öffentlichkeit bekannt, dass außergewöhnlich schwere Katastrophen und Gewaltakte bei Überlebenden oder deren Angehörigen zu anhaltenden psychischen Reaktionen führen können. Menschen, die in ihrem Beruf emotionalem Stress von zum Teil übermenschlichem Ausmaß ausgesetzt sind, gehören ebenso zu den Risikogruppen.

Das Wunder tritt schließlich doch noch ein. Ich darf tatsächlich einen Bewerber zum Vorstellungsgespräch einladen, der über die gewünschte Spezialausbildung verfügt. Der Kollege arbeitete bis zum Ende seiner Praxis als Hausarzt. Er ist psychosomatisch hervorragend weitergebildet. Die ärztliche Konkurrenz ist in den attraktiven Ballungsräumen immer noch sehr groß, die Budgets werden jedoch immer knapper. Seit Jahren griff er seine privaten finanziellen Ressourcen an, um mit der Praxis noch überleben zu können. Nachdem ihm seine Hausbank den Disporahmen auf ein Minimum kürzte, reichte es nach den Honorareinbußen nicht mehr für den Praxisunterhalt. Seine Immobilien wurden zwangsversteigert, die Ehe zerbrach darüber, denn mit goldener Kreditkarte lebt es sich bekanntlich immer leichter als ohne. Unvermeidlich meldete er Insolvenz an und sucht nun eine Assistentenstelle. Die Geschäftsführung freut sich, denn er ist im Bewerbungsgespräch flexibel. Er steht unter Druck. Wieder jemand, bei dem sie hohe Qualifikation preiswert einkaufen können.

Bei Eintritt des neuen Mitarbeiters in unsere Klinik erhält dieser folgendes Schreiben:

»*Herzlich Willkommen als Mitarbeiter in der Klinik …*

Sie haben sich für uns entschieden. Wir freuen uns auf Ihre Mitarbeit und Unterstützung.

Unsere Intention ist es, eine größtmögliche psychophysische Regeneration bei unseren Patienten herbeizuführen und einen Weg für ein bewussteres und gesünderes Leben aufzuzeigen. Dies geschieht durch das harmonische Ineinandergreifen einer Vielzahl von Therapiemöglichkeiten, die auf einem ganzheitlichen Menschenbild basieren.

Wir wollen weiterhin alles daran setzen, dass sich unsere Mitarbeiter/-innen und unsere Patienten hier willkommen fühlen, sich in gut ausgestatteten Räumlichkeiten in einer angenehmen Atmosphäre während ihrer Aufgabenbewältigungen und während ihres Aufenthaltes wohlfühlen. Dazu tragen Sie durch Ihren persönlichen Einsatz bei, wie auch jede/r einzelne Ihrer Kolleginnen und Kollegen.

… Eine fröhliche, höfliche und korrekte Atmosphäre begeistert Sie, Ihre Kollegen/-innen und unsere Patienten …

Die Klinikleitung

Selten so gelacht! Doch die Einstellung des neuen Arztes bedroht gleichzeitig schon wieder den Arbeitsplatz der Psychologin, die sich vor allem durch ihre meditativen Techniken großes Ansehen erwirbt. Die Geschäftsführung übt in Sachen Personalpolitik kontinuierlich Druck aus. Entweder der eine oder die andere. So dreht sich ein zermürbendes Personalkarussell, das die erforderliche therapeutische Kontinuität wieder zunichte machen kann. Ich versuche beide Mitarbeiter zu halten. Durch den neuen Arzt können wir bei körperlichen Beschwerden wieder ohne unnötige Wartezeiten reagieren. Für unsere psychosomatischen Patienten läuft alles noch besser. In den Chefvisiten, die das Kriterium für die Zufriedenheit der Patienten sind, muss ich mich seit langem nicht mehr für fehlende Angebote rechtfertigen, da das psychosomatische Team sehr gut funktioniert. Es ist eine große Entlastung für uns zu spüren, dass sich die Patienten besser versorgt fühlen.

*

Ein Kongress der Fachgesellschaft steht an. Es ist bedauerlich, dass ich bisher aufgrund meiner beruflichen Verpflichtungen wochentags nicht daran teilnehmen konnte. Der wichtige Austausch mit Kollegen liegt einfach brach. Zudem ist jede Bewilligung eines Fortbildungsantrags nach wie vor ein Kampf. Mittlerweile zahle ich die Flüge und Teilnahmegebühren schon selbst, nur um auf den Kongressen anwesend sein zu können. Assistenzärzte werden sich diese Tagungen bald nicht mehr leisten können und die forschende Industrie darf uns nur noch sehr begrenzt unterstützen.

Wenn ich auf Vorträgen im Bundesgebiet unterwegs bin, teile ich jedes Mal zahlreiche Flyer der Klinik aus. Wenn nach 30 bis 50 Vorträgen pro Jahr jeweils nur ein Arzt aus einem Vortrag einen Patienten schicken würde, wären wir kontinuierlich belegt. Wie viele Wochenenden habe ich auf Bahnhöfen, Flughäfen und in Hotels verbracht? Doch trotz dieses Freizeitverlusts bin ich dankbar, denn die Vorträge schaffen Spielräume und die Chance, viele Regionen in Deutschland wenigstens kurz kennen zu lernen, in die ein Urlaubsaufenthalt mich niemals führen würde. Das stärkt zusätzlich meine Motivation nicht aufzugeben und diese Tagungen auch weiterhin als Akquisemaßnahme wahrzunehmen.

Nach einem Vortrag über Stressreaktionen und Luftfahrt erhalte ich tatsächlich nach mehr als einem Jahr einen Termin beim medizinischen Dienst einer Airline. Ich nehme unseren Verwaltungsleiter Herrn Jahnsen mit, um betriebswirtschaftlich fest gerüstet zu sein. Das Problem ist wiederum die Übernahme der Kostenzusagen, da auch die Mitarbeiter der Fluggesellschaft zum Teil gesetzlich krankenversichert sind. Ich kann dieses Argument kaum noch hören. Die Hauptverwaltung hat offenbar noch immer nicht das Geringste unternommen, um das Übel bei der Wurzel zu packen und endlich eine Klärung mit den Krankenkassen auf höchster Ebene zu erreichen.

Ein weiterer neuralgischer Punkt ist das Ambiente in der Klinik. Neben architektonischer Mindestausstattung ist auch die Einrichtung der Räume einschließlich der sanitären Anlagen Gegenstand des Interesses. Eine konkrete Frage lautet: »Unsere Mitarbeiter wohnen nach dem Flug im Kempinski in Hongkong, können Sie Ähnliches in der Klinik bieten?« Spontan antworte ich: »Für den Whirlpool in der Klinik habe ich unseren Verwaltungsleiter mitgebracht.« Diesem schießt die Röte ins Gesicht und er haspelt verlegen etwas von »baulicher Nachrüstung«. Die Herren schmunzeln. Wieder war alle Mühe umsonst. Nein, winken die Vertreter der Airline ab, eine feste Zuweisung würde von ihrer Seite nicht in Frage kommen. Auf die Einladung, unsere Klinik doch wenigstens zu besichtigen, reagieren sie zwar wohlwollend, insgesamt aber ebenfalls zurückhaltend.

Ich bin mir nun sicher, dass ich weitere zielgruppengerechte Therapieangebote ohne die nachhaltige Unterstützung der Klinikbetreiber nicht mehr entwickeln werde.

Einfallsreich versucht die Geschäftsführung die Belegungssteigerung zu verwirklichen. »Bieten Sie jedem niedergelassenen Kollegen 100 Euro pro zugewiesenem Patienten«, ist zum Beispiel von deren Seite zu hören.

Doch es gibt scheinbar noch ganz andere Methoden. Seit einiger Zeit macht das Gerücht die Runde, dass auf dem inzwischen berühmt-berüchtigten Herbstfest leitende Vertreter von Kostenträgern mit Liebesdienerinnen aus Osteuropa für die Nacht versorgt würden, damit sie am anderen Morgen die Verträge unterschrieben. Wenn so Marketing funktioniert, dann ist es sonnenklar, dass ich in meinen Bemühungen, eine positive Außendarstellung der Klinik zu schaffen, kaum Chancen habe. Die Vorlaufzeit für die Wirkung von Publikationen und Vorträgen ist in dieser brisanten Belegungssituation noch viel zu lang, um meiner Abteilung ein Überleben zu sichern. Zumal die Geschäftsführung meinen Vortragsreisen nach wie vor eher kritisch gegenübersteht. Langsam wird mir klar, warum sich Chefärzte von Rehabilitationskliniken in der Regel um Veranstaltungen in ihrem Hause bemühen und sich ihre Reisen auf ein Minimum beschränken. Abgesehen davon, dass nicht jeder von ihnen der geborene Entertainer ist, dient die kontinuierliche Anwesenheit in der Klinik vor allem dazu, ihre Besitzstände zu erhalten und nicht negativ aufzufallen.

*

Am Jahresende erreichen wir endlich eine Belegung von 40 psychosomatischen Patienten. Das entspricht drei Vierteln der Auslastung. Voller Stolz berichtet mein Oberarzt Dr. Wohlgemut von diesem Erfolg, als er zur kurzen morgendlichen Dienstplanung in meinem Arbeitszimmer erscheint. Meine Sekretärin serviert den üblichen Espresso. Die Kaffeemaschine kommt schon in die Jahre. Er schmeckt verbrannt. Dr. Wohlgemut räuspert sich und wirkt verlegen. »Ich möchte zunächst feststellen, dass mir die Zusammenarbeit mit Ihnen sehr viel Freude bereitet, auch wenn mir die Situation mit der Orthopädie ebenso wenig gefällt wie Ihnen. Doch muss ich jetzt eine persönliche Entscheidung treffen. Ich werde die Klinik verlassen.« Jetzt ist es raus. »Und Frau Dr. Petters geht mit mir«, sagt er noch, bevor er den Blick senkt und befreit aufatmet. Sie und Dr. Wohlgemut sind seit langem ein Paar. Ich muss schlucken. Ohne Oberarzt bin ich zum Dauerhintergrunddienst für meine Abteilung verpflichtet und werde wahrscheinlich bald selbst zum Stationsarzt. Und Frau Dr. Petters ist unsere einzige Internistin, eine blonde, couragierte Nordländerin mit hoher psychotherapeutischer Kompetenz. Vor allem ist sie die einzige Frau in unserem Team und besonders bei Patientinnen mit Essstörungen avanciert sie schnell zur Vertrauensperson. Ich schätze beide Ärzte sehr, auch aufgrund ihrer Loyalität. Sie sind eine der tragenden Säulen in der Psychosomatik. Dr. Wohlgemut kennt die Klinik seit fünf Jahren. Wie bereits erwähnt, übernahm er nach der fristlosen Entlassung meines Vorgängers bis zu meinem Dienstantritt im Landhaus kommissarisch die Leitung der Psychosomatik und führte sie in dieser Zeit ohne Zwischenfälle durch das stürmische Fahrwasser. Doch sein Vertrag ist nicht besonders reizvoll. Ich weiß um sein mageres Gehalt. Das Unternehmen drückt nach Möglichkeit jeden Mitarbeiter noch unter Haustarifvertrag, weitab vom Niveau des öffentlichen Dienstes. Heute toleriere ich den Kaffee noch schlechter als sonst, das Herzklopfen folgt bereits nach einer halben Tasse. Mir perlt der Schweiß von der Stirn. Wir blicken uns beide an und verstehen uns auch ohne Worte.

Es bleiben noch zwei Monate bis zu seinem letzten Arbeitstag. Von seiner Loyalität überzeugt, versuche ich die uns noch verbliebene Zeit so effektiv wie möglich zu nutzen. Tiefe Dankbarkeit und Traurigkeit vermischen sich in diesen Tagen. Auch unser Team ist durch die Kündigung dieser beiden ebenso fähigen wie sympathischen Ärzte labilisiert.

*

Die Krisengespräche mit den Geschäftsführern bezüglich zahlreicher ungelöster Fragen halten an. Schon plant man eine Erweiterung der Orthopädie im Hause. Und was wird aus der Psychosomatik? Beschwichtigend teilen die Klinikbetreiber mit, dass gegenüber den Parkflächen noch Platz für einen Neubau sei. Die Diskussionen darüber kosten Zeit, Zeit und nochmals Zeit. Gerade jetzt, da wir gut belegt sind und jede Minute für die Patienten bräuchten.

Ich weise immer wieder darauf hin, dass ich für diese Besprechungen mindestens einen halben Reisetag benötige und deshalb nicht in der Klinik sein könne. Das Argument wirkt offensichtlich. Man besucht mich daraufhin häufiger. Als Herr Keilhauer wieder einmal schwitzend und mit hochrotem Kopf in meinem Büro vor mir sitzt, strahlt ihm das Bild vom bayerischen Märchenkönig entgegen. Als er ihn erblickt, wird sein verkrampftes Gesicht etwas weicher und er sagt staunend: »Oh, Herr Chefarzt, Sie haben ja einen König im Büro.« – »Ja, und gegenüber blicken Sie auf Sigmund Freud!« – »Und was meinen Sie damit?«, fragt er verdutzt. »Nun«, antworte ich in einem Anflug von Ironie, »ich denke, dass die beiden Visionen hatten und ihrer Zeit voraus waren!«

Die Zukunft

Tag der Inspirationen

Der Besuch einer großen Rehaklinik als Ergebnis unseres Führungskräfteseminars steht an. Fünf Stunden Autofahrt mit Dr. Eichler im Firmenwagen. Hurra. Er fährt natürlich selbst, obwohl uns ein Fahrer von der Zentrale angeboten wurde. Fein gemacht, die Geschäftsführung wird das Köpfchen tätscheln. Fünf endlose Stunden, was könnte man in dieser Zeit alles kommunizieren? Glücklicherweise fahren die neue Pflegedienstleiterin und Herr Jahnsen ebenfalls mit. Dr. Eichler und ich tauschen gelegentlich Floskeln aus, wenn ich nicht gerade vor mich hin döse. Die beiden anderen Reiseteilnehmer auf den Rücksitzen unterhalten sich angeregt. Wir fahren heute in die neuen Bundesländer. Dort sind nach der Wende zum Teil riesige Rehabilitationskliniken entstanden. Millionenbeträge an Subventionen für den Aufbau Ost flossen so bis in die tiefste Provinz, nur leider nicht in die Gehälter der Angestellten. Ein neuer Krankenhauskomplex empfängt uns in einem Waldgebiet unweit der Autobahn. Unser Ziel ist erreicht: eine Fachklinik für Innere Medizin, Orthopädie und Psychosomatik. Das Modell der Zukunft.

Die Begrüßung durch den ärztlichen Direktor wirkt etwas verkrampft. Obwohl die Einrichtung zu einem anderen Träger gehört, scheint er Dr. Eichler gut zu kennen. Mitarbeiter eilen an unserer kleinen Gruppe vorbei, ohne auch nur einen Gruß zu erwidern. Nach einem kurzen Empfang durch die Verwaltungsleitung trennen wir uns. Dr. Eichler und die mitgereiste Pflegedienstleiterin besichtigen die Orthopädie, Herr Jahnsen und ich die Psychosomatik. Der Direktor erklärt uns: »Belegungsverträge durch die Kostenträger seit Jahren, computerisierte Therapieplanung für alle. Keine exotischen Angebote mehr, drei Wochen Aufenthalt sind die Regel, in diese Region verirren sich kaum Privatpatienten. Die Ganzheitlichkeit endet beim Autogenen Training.« – »Optimieren Sie noch die Medikation der Patienten?«, frage ich. Er wirkt überrascht. »Nur im Ausnahmefall. Das ist die Aufgabe der niedergelassenen Kollegen, doch diese sind hier im Osten nicht mehr so zahlreich.« Was für eine salomonische Antwort! Die Psychologin der Klinik kommt hinzu. Sie ist blass, wirkt vergrämt und berichtet mit klangloser Stimme über die Gruppentherapie. »Gibt es noch Fragen an die Kollegin?«, unterbricht sie unser Gastgeber. »In fünf Minuten beginnt schon die nächste Gruppe für Sie.« Er blinzelt ironisch mit den Augen. Wortlos erhebt sich die schlanke Frau, die mir wie eine bloße Marionette erscheint, und verlässt das Zimmer. Selbst Herr Jahnsen blickt nach dieser Episode etwas betroffen. Der Chefarzt bemerkt: »Unsere Psychologin hat den Wechsel zur computerisierten Therapieplanung nicht so gut verkraftet. So sind die Psychos halt, wenn sie Gespräche im Akkord führen müssen. Ha, ha, ha …«

Mir bleibt das Lachen im Halse stecken und unser Verwaltungsleiter braucht eine Rauchpause. »Ich weiß, Herr Kollege«, sagt der Chefarzt als wir allein sind, »Sie blicken mich so kritisch an. Seit der neuen Therapieplanung ist der Arbeitsalltag sehr unangenehm. Die Mitarbeiter laufen wie die PCs. Was soll ich machen? Ich habe doch zwei Kinder im Studium und das Haus abzuzahlen.«

Auf der Rückfahrt schweigen Herr Jahnsen und ich nachdenklich, während sich die beiden anderen Reiseteilnehmer auf der Rückbank sehr angeregt über den möglichen Nutzen der computergesteuerten Therapieplanung auch für die Pflege unterhalten.

*

Eine Woche später nehme ich an einer spannenden Konferenz teil. Denn Chefärzte kommunizieren in zwei Dosierungsstufen miteinander. Die geringere und damit verträglichere Dosis erfolgt im Gespräch zwischen ihnen und ohne jene, die den Cashflow der Klinik kontrollieren. Die höhere Dosierung erfolgt auf Einladung des Trägers.

Die Chefärzte verschiedener Klinikgruppen treffen sich zweimal im Jahr zu diesem informellen Meinungsaustausch der ersten Dosierungsstufe. Dieser ist zumindest durch gegenseitige Wertschätzung und Respekt gekennzeichnet. Das einzige Tabuthema stellt der Anteil der Privatpatienten in unseren kleinen Herzogtümern dar, die im Volksmund »Rehabilitationskliniken« genannt werden. Eine Vertrautheit zwischen uns ist seitens der Klinikbetreiber nicht erwünscht. Die Investoren bevorzugen eher die Rivalität zwischen den Kliniken als mögliche Chefarztallianzen. Deshalb sind die Verträge für leitende Ärzte auch ganz unterschiedlich. Vor allem der Anteil der Abgaben für die Privatsprechstunde, Fortbildungsfreistellungen und Vergünstigungen wie z. B. Firmenwagen variieren je nach Klinikträger doch erheblich. Offiziell nennt man das Wettbewerb und Qualitätsmanagement. Schließlich gilt es für die Klinikbetreiber, die eigenen Immobilien zu sichern und einen Anteil der Wertschöpfung für die Renditesteigerung der Investoren zu verwenden.

Endlich ist es soweit. Meinen Arbeitsplatz darf ich heute sogar mit offizieller Erlaubnis verlassen. Ich horche auf das leise melodische Summen meines Automotors und komme bei der Fahrt sogar etwas zur Ruhe. Wie sehr wünsche ich mir eine Auszeit. Die kurzen Wechsel in die nächste Position der Klinikhierarchie, ohne Pause, nur um Geld zu verdienen – das war bisher mein Leben. Jedes Mal wurde der Kraftaufwand größer, wenn es darum ging, die nächste Stufe zu erklimmen. Die Spuren dieser Anstrengungen zeigen sich in meinem Vegetativum und im inzwischen rasant steigenden Verbrauch von Kreislauftropfen.

Sanft eingebettet zwischen grünen Hügeln liegt die renommierte Fachklinik, deren Chefarzt heute der Gastgeber sein wird. An den parkenden Autos ist erkennbar, dass es sich um eine etablierte Runde von gut situierten Herren handelt. Nicht eine Frau findet sich zwischen den 24 Männern, die nun alle aufgereiht, fast der Größe nach, im Tagungsraum sitzen. »Sie wissen doch, bei welchem Träger Sie sind?« In diese Richtung gehen alle Fragen an mich. Mir ist unwohl. Ich weiß zwar, dass es sich bei meiner Position um einen Schleudersitz handelt. Doch dass diese Tatsache schon so vielen bekannt ist, überrascht mich doch sehr.

In den goldenen Zeiten der Rehabilitation, als die Kostenzusagen noch ohne Probleme erteilt wurden, konnte man mit dem Posten des Chefarztes einer psychosomatischen Privatklinik noch die eigene Karriere krönen und die Lebensmitte vergolden. Kreativität war für diese Positionen damals nicht erforderlich. Entscheidend waren eine gewisse Zurückhaltung gegenüber forscherischen Ambitionen und die Gabe, sich gehorsam den Erwartungen der Klinikbetreiber anzupassen. So gilt nach wie vor die Devise, nur nicht den Vertrag zu verlieren und auch in dieser Runde folgendes ungeschriebene Gesetz zu beachten: Niemand berichtet offen über seinen Arbeitgeber und die exakte Auslastung der eigenen Klinik verrät man nicht. Die kann je nach politischer Großwetterlage schwanken. Denken wir nur an die Folgen der anonymisierten Kontrolle der Entlassbriefe.

Wenn Kliniken die gewünschten Kriterien verletzen oder die Patientenbeschwerden über das gestresste Personal oder das Essen noch zunehmen, reagieren die Kostenträger durchaus schnell. Die Verminderung eines Anreisekontingents um 50 Prozent ist für jede Klinik äußerst schmerzhaft und ein wirksames Disziplinierungsinstrument für die ärztliche Leitung. Ein weiterer Aufstieg in die Medizinerhierarchie ist von dieser Position kaum noch möglich. Als Chefarzt einer Rehabilitationsklinik bringt man entweder seine Schäfchen ins Trockene oder man hat ausgedient.

Bei Schließung der Klinik oder nach einer Kündigung gibt es je nach Dauer der Zugehörigkeit zum Unternehmen eine mehr oder weniger großzügige Abfindung, oft erst nach einem langwierigen Arbeitsgerichtsprozess. Ansonsten bleibt nur noch der Gang in die »zweite Liga«: Niederlassung oder irgendwo im Stillen eine Oberarztposition zu besetzen. Diese Kränkung möchten sich die meisten natürlich ersparen.

*

In den Pausen bilden sich die üblichen Kleingruppen, deren Terrain klar abgesteckt ist. Alle setzen ihre »Duftmarke« und so weiß jeder, das Revier des anderen zu respektieren. Bis hierher und nicht weiter! Ein weiteres Tabu ist es – wie bereits erwähnt –, den anderen über den eigenen Anteil von Privatpatienten zu berichten. Jetzt, da die Zeiten komplizierter sind und die Patientenströme selbst in die etablierten Kliniken nicht mehr ungehindert fließen, entsteht der Druck, dem die Chefärzte ursprünglich mit dem Positionswechsel aus einer Akutklinik zu entkommen glaubten: Die Verweildauer der Patienten wird durch so genannte Fallpauschalen und die zeitlich verkürzten Kostenzusagen auf eine Rehabilitationsdauer von zum Beispiel nur noch drei Wochen weiter vermindert. Verlängerungsanträge müssen sehr ausführlich begründet werden. Krankenkassen reagieren schnell mit Sanktionen, wenn Behandlungstage über das übliche Maß hinaus nicht nachzuvollziehen sind. Auch die, zum Teil mehr als zehn Seiten umfassenden, Entlassbriefe unterliegen einer externen Qualitätskontrolle. Man stelle sich nochmals vor, dass ein externer Arzt, der vom Kostenträger zu einem Supervisor ernannt worden ist, anonym die Briefe von anderen Kollegen kontrolliert. Dafür erhält die Klinik eine Benotung, deren Niveau Voraussetzung für die weitere sichere Belegung ist. Niemand von uns möchte sich ja blamieren. Um den äußeren Druck etwas zu reduzieren beziehungsweise politischen Regelungen zuvorzukommen, versuchen sich die Kliniken durch ein eigenes Qualitätsmanagement zu behaupten. Ein weites Feld für lukrative Aufträge an Unternehmensberatungen und Softwareunternehmen.

Die Ware Gesundheit wird so zum optimierungsbedürftigen Businessobjekt. Innovationen sind vor allem gefragt, um beliebt zu bleiben. Ich bin deshalb kaum überrascht, mit unserem meditativen Tanzangebot, natürlich außerhalb des Budgets, längst nicht mehr der Einzige zu sein. Eine Klinik betreut die Patienten bereits kostenlos per Internetbefragung nach.

»Und wie läufts bei Ihnen?«, werde ich mit süffisantem Lächeln gefragt. Sie wissen längst, dass für unsere Klinik keine festen Belegungsverträge existieren. Auch die Welt der großen Doktoren ist eben ziemlich klein. Da spricht sich vieles schnell herum.

*

Bin ich nun tatsächlich einer von ihnen geworden? Chefarzt mit Leib und Seele? Am Zielpunkt der eigenen beruflichen Disziplin? Mit Leib und Seele ganz sicher. Aber Chefarzt als Abschluss einer Traumkarriere? Ich glaube nicht, dass dies bei mir der Fall ist. Manchmal wünsche ich mir die angenehmen Freitagnachmittage zurück, als ich noch in der Bibliothek der Universitätsklinik saß und Literaturrecherchen betrieb. Ich war frei vom administrativen Ärger und dem Druck, um jeden Preis die Betten auslasten zu müssen. Die Patienten wurden nach Indikation und Dringlichkeit ausgewählt.

*

Meine Kollegen diskutieren immer noch, wie sie das interne Qualitätsmanagement in den einzelnen Kliniken etablieren können. Bitte nicht, das wären noch einmal 30 Seiten zusätzlich zum Ausfüllen. Dokumentationsassistenten gibt es bei uns nicht. So stimmen wir für die verkürzte Version, um den Assistenzärzten wenigstens etwas Arbeit zu ersparen. Hinzu kommt, dass die Software eingekauft werden muss. Wie soll ich das meiner Geschäftsführung klarmachen? Unvorstellbar, für die Qualitätssicherung einige tausend Euro zu investieren! Erst recht nicht, wenn dies auch noch von leitenden Ärzten vorgeschlagen wird und nicht von Gesundheitspolitikern. Allein dadurch ist dieser Vorschlag in den Augen vieler Klinikträger schon verdächtig. Das riecht nach Konsens, nach selbstbewusstem Kompromiss unter Chefärzten, die mitreden wollen.

Sechs Monate später entscheidet sich die *Geschäftsführung* für eine Zertifizierung ihrer Kliniken. Man hört, es geht bei den Kosten um circa 50 000 Euro, die eine Unternehmensberatung dafür berechnen wird.

Endlich ist es Mittag, ich sehne mich nach frischer Luft und einem Mineralbad, um die Seele baumeln zu lassen. Es gibt ein Leben außerhalb der Medizin und ich frage mich, welchen Nutzen meine Teilnahme an dieser Chefarzttagung überhaupt hat. Andererseits: Warum sollte ich ihr fernbleiben? Mich gar verstecken? Noch ist *mein* Ruf nicht ruiniert. Doch der meines Klinikträgers eilt mir voraus.

Während der Nachmittagssitzung schlafe ich fast ein. Doch eine Siesta ist für – wahrscheinlich nicht nur medizinische – Führungskräfte noch immer ein Tabu. Warum eigentlich? Einer meiner früheren akademischen Lehrer hat die Mittagsruhe vorgelebt und blieb einer der kreativsten und beliebtesten Ärzte in der Uniklinik. Ich nehme an, dass in Zukunft über ihren Sinn wieder in Managementseminaren zu hören sein wird … Das Mobiltelefon meines Nachbarn reißt mich aus dem Sekundenschlaf. Die anderen Tagungsteilnehmer schmunzeln spöttisch. Wir stimmen ab. Worüber eigentlich? Es ging um Qualitätssicherung in der verkürzten Version.

*

Spirituelle Verfahren, wie zum Beispiel meditatives Tanzen, werden von den Krankenkassen nicht bezahlt. Sie stellen jedoch in unzähligen Kliniken die beliebtesten Therapieformen dar. Viele von ihnen benutzen sie als Aushängeschild, ergänzt um weitere ganzheitliche und homöopathische Verfahren, um die Attraktivität des Hauses für Privatpatienten zu steigern.

Heute ist zunehmend Kreativität auch von uns Chefärzten gefragt, um das Ansehen der eigenen Klinik zu mehren. Doch wie soll man mit Ende 40 Phantasie entwickeln, wenn man sich diese 15 Jahre konsequent abgewöhnen musste? Irgendwann ist die Chefarztbewerbung geglückt. Viele erwerben ein Haus, die Kinder sind erwachsen, die Kapitaldienstbarkeit ist noch erhalten und jeder hofft auf seine Bestandsgarantien. Die Kliniken befinden sich meist dezentral in landschaftlich schönen Gebieten, jedoch infrastrukturell mit wenigen Ausnahmen sehr weit von Ballungszentren entfernt. Einige Klinikträger legen zunehmend Wert darauf, für die leitenden Positionen forschungserfahrene Ärzte auszuwählen. Diese fühlen sich gelegentlich wie Hans im Glück, denn sie können ihren Personalstab nach universitären Kriterien weiter pflegen. Natürlich beneide ich sie. Mir fehlt eigentlich fast alles, was ein Chefarzt, abgesehen von Vortragsreisen, zur Weiterentwicklung seiner Klinik benötigt. Dafür umfasst meine Arbeit inzwischen Aufgaben, wie die Zufriedenheit mit der Küche zu garantieren, das Toilettenpapier zu kontrollieren, die Abrechnung der Überstunden meiner Therapeuten zu überprüfen, Fortbildungsreisen und Urlaubsplanung zu begründen und den rationierten Therapieplan mit der orthopädischen Abteilung abzustimmen. Es bleibt also kaum noch Zeit, sich dem wissenschaftlichen Know-how meines Fachgebietes zu widmen, zumal weiterhin traumatisierte Mitarbeiter meinen Rat suchen …

*

Konferenzende: Die Chefärzte drängen nun auf eine schnelle Abfahrt. Es ist Freitagnachmittag und die Chance, zwei Stunden früher ins Wochenende zu entkommen, ohne vom Träger kontrolliert zu werden, muss genutzt werden. Flüchtige Händedrücke, tschüss, ciao, machs gut, halte durch. Dieses kollektive Schulterklopfen empfinde ich als sehr unverbindlich. Nach dem Ende dieser Veranstaltung ist jeder wieder eine einsame Insel im tosenden Meer eines kränkelnden Versorgungssystems. Wir fristen ein Gnadenbrot auf Zeit. Für die Mehrheit von uns ist das persönliche Verhältnis zu den Geschäftsführern von entscheidender Bedeutung. Wenn es gelingt, die gegenseitigen narzisstischen Bedürfnisse zu befriedigen, sind durchaus tragfähige Beziehungen möglich. Wenn jedoch Lobbyismus, Familienclans und destruktiver Neid in der oberen Hierarchieebene den Alltag prägen, wird es zur Hölle. Chefärzte murren in der Regel nur im Stillen, fahren dezente Mittelklasselimousinen, schuften für ihre Frauen, ihre Kinder und für ihre Immobilien. Dazu passt die Parabel von den Galeerensträflingen, die sich auf einer glitzernden Barkasse abmühen, um bei Wohlverhalten im Rhythmus der Aufseherpeitsche, ihre Fußketten gelegentlich vergoldet zu bekommen.

*

Der Herrgott hat nun auch mir zwei freie Tage am Wochenende geschenkt. Ein kurzer Anruf noch in der Klinik. Immer im Einsatz, immer im Dienst. Für einen leitenden Arzt ist diese gesundheitsschädigende Daueranspannung der Normalzustand. Auch mir ist sie mittlerweile in Fleisch und Blut übergegangen. Die Spätdienstschwester bestätigt, dass alles in Ordnung sei und erinnert mich noch an das Entlassungsgespräch mit Frau Braunhuber, unserer Grande Dame mit der Depression.

Marie empfängt mich zu Hause mit ihren berühmten asiatischen Köstlichkeiten. Am Samstag können wir endlich ausschlafen und bleiben morgens noch lange im Bett, um in Ruhe zu reden. Wir lieben das. Außerdem genieße ich es, das Frühstück vorzubereiten, wenn Marie noch schläft, um sie dann mit frischen Croissants zu wecken. Sie blinzelt mich lächelnd an und streckt mir verführerisch ihre Arme entgegen. »Komm mein Schatz, heute ist unser Tag.« – »Du ich habe auch große Lust auf dich«, antworte ich, »muss aber leider noch mal in die Klinik für die Entlassung einer Privatpatientin.« – »Kein Problem, verschieben wir die Liebe auf den Nachmittag?« Ihre Flexibilität, ja das ist es unter anderem, was ich an ihr so schätze. In jeder noch so schwierigen Situation verzweifelt sie nie und ihre Kränkbarkeit hält sich für eine attraktive Frau in einem sehr angemessenen Rahmen. Schnell streife ich meine Armbanduhr über das Handgelenk. Marie hat sie mit großer Sorgfalt beim einzigen Juwelier des Ortes ausgewählt. Als Geschenk zum ersten Tag als Chefarzt. Ich trage sie heute noch …

*

Durch unser ausgiebiges Frühstück habe ich mich verspätet und Frau Braunhuber steht bereits vor meinem Büro. Samstags habe ich unsere Klinik richtig gern. Nur zwei Schwestern sind im Dienst, die meisten Patienten beurlaubt. Der diensthabende Arzt wirkt sehr zufrieden. Er hat heute reichlich Zeit, um »administrative Dinge« zu erledigen. Das ist die Umschreibung für das Ringen mit dem Stapel der unerledigten Entlassbriefe und der restlichen ärztlichen Dokumentation. Keine Hektik, keine destruktiven Energien. Die Bäderabteilung ist abgeschlossen, oder besser abgedichtet? Ein Traum, wenn heute Anwendungen möglich wären.

Frau Braunhuber ist fast 70 Jahre alt und ein Musterbeispiel für eine erfolgreiche psychosomatische Behandlung einer hochbetagten Patientin. Ich erwähne sie deshalb, weil durch ihre Aufnahme eine viel kostenintensivere Behandlung in einer psychiatrischen Akutklinik vermieden werden konnte. Frau Braunhuber ist ein Findelkind und wuchs im Kloster auf. Als junges Mädchen musste sie im Kloster die Todesnachrichten der zur Ermordung vorgesehenen psychisch Kranken versenden und lebte unter ständigen Schuldgefühlen. Kurz vor Kriegsende schleuste sie versprengte Wehrmachtsangehörige durch die Alpen, überlebte mit deren Marschverpflegung. Nach schlimmen Erfahrungen in den Nachkriegswirren litt sie unter periodischen depressiven Zuständen. Unter Tränen erzählte sie mir in unserer Behandlung ihren Lebensweg.

Nach diesen acht Wochen hat sie sich gut stabilisiert. Sie kann wieder lachen! Vor allem unser Ergotherapeut und das Tanzen haben ihr gut getan. Sie ist bisher unsere älteste und eine sehr beliebte Patientin. Zum Abschied umarmt sie mich wie einen Sohn, den sie aber niemals geschenkt bekam, und flüstert mir ins Ohr: »Herr Chefarzt, ich bin Ihnen so dankbar. Darf ich Sie in zwei Wochen wieder anrufen, um bei Ihnen einen ambulanten Termin zu erhalten?« – »Natürlich, am Donnerstag in zwei Wochen, um 17.00 Uhr!« Freudestrahlend und erleichtert verlässt sie mein Büro. Glücklicherweise ist sie privat versichert und wir werden uns daher noch fast ein Jahr im Rahmen der ambulanten Behandlung wiedersehen. Ich werde Frau Braunhuber niemals vergessen, da sie von einer engmaschigen Psychotherapie als Hochbetagte profitieren konnte. Viel zu oft wird in unserem Gesundheitssystem die Indikation für psychotherapeutische Behandlungsmöglichkeiten für Ältere noch unterschätzt.

*

Kurze Zeit später genieße ich mit Marie den samstäglichen Marktbesuch. Sie stellt unseren kulinarischen Traum für das Wochenende zusammen. Bis zum Sonntagabend vermeide ich den Blick in meine Agenda, die mich nur wieder an einen Termin am kommenden Donnerstag erinnern würde, an den ich jetzt schon die ganze Zeit denken muss: Konferenz der Chefärzte aus allen Kliniken der Unternehmensgruppe. Zweite Dosierungsstufe.

Möge das Wochenende nicht so schnell vergehen. Marie und ich joggen und machen einen Megaspaziergang über drei Stunden, der zum Muskelkater führt. Natur pur! Wir sind glücklich und neu verliebt.

Am Sonntagabend ist das Krummen in der Magengegend wieder da. Der Donnerstag nähert sich unerbittlich. Nachts wälze ich mich von einer Seite auf die andere. Mein T-Shirt ist durchgeschwitzt. Ich brauche frische Luft. Als ich das Fenster öffne, höre ich die Wipfel der Tannen im Wind rauschen. Bizarre Wolkenfetzen jagen am Horizont vorbei und verdunkeln den Mond. Gedankensplitter schießen in meinem Gehirn umher: Vorbereitung der Chefarztkonferenz … Absprache mit den Mitarbeitern … Statement der Orthopädie … Anruf beim Kundenberater meiner Bank … Abrechnung Privatpatienten nicht vergessen … Wohnungssuche … Finanzierung der Eigentumswohnung … Vorbereitung der Vorlesung an der Universität … Dienstreiseantrag … Nach mehreren Atemzügen versuche ich, mich autosuggestiv zu beruhigen, was mir auch teilweise gelingt. Ich reiße mir das T-Shirt vom Leib und genieße nackt den Wind, der meinen Körper erfrischend umströmt.

Die Auseinandersetzung mit der Orthopädie kostet zu viel Energie und vor allem Zeit, so dass für private Dinge kaum etwas übrig bleibt. Meine Bankberater mahnen mich. Ständig kopiere ich die betriebswirtschaftlichen Auswertungen meiner Einkommensverhältnisse und stimme mich mit dem Steuerberater ab. Nach dem Crash der New Economy und mit den kommenden Basel-II-Kriterien ist meine berufliche Position längst keine Garantie mehr, um banktechnisch in Ruhe zu leben. Es ist 4 Uhr in der Frühe, als ich endlich die Augen schließe.

*

Vier Tage später. Donnerstagmorgen. Von der S-Bahn-Station nehme ich ein Taxi ins Gewerbegebiet. Die riesigen Glasfassaden der Hauptverwaltung sind schon von weitem zu sehen.

Der Tagungssaal erscheint heute in Parlamentsbestuhlung. Im Präsidium vier Plätze. Zwei für die Geschäftsführer und je einen für den Prokuristen Herrn Ruhland und den Personalchef. In der Mitte der Overheadprojektor. Der Saal füllt sich langsam und gegen 10 Uhr beginnt die Veranstaltung. Die Herren Keilhauer und Greifzu nicken kurz in die Runde, ohne einem von uns die Hand zu reichen. Nur Dr. Eichler erhält dieses Statussymbol persönlicher Vertrautheit. Als Einziger in unserer Gruppe von 15 Chefärzten. Wir erleben divide et impera in praktischer Umsetzung. Auf der linken Seite des Tagungsraumes spannt sich mein Portrait aus dem Klinikprospekt auf einem großformatigen Poster. Die neu eröffnete psychosomatische Abteilung wird in der Zentrale als jüngstes Kind und Vorzeigemodell genutzt. Sie schmücken sich gern mit Innovationen.

»Also, meine Herren«, eröffnet Herr Greifzu die Runde, »Sie wissen, weshalb wir Sie heute gebeten haben, zu uns zu kommen! So geht es nicht weiter. Wir, gemeint sind damit die beiden Geschäftsführer, müssen gegenüber den Banken schon mit einem Teil unseres Privatvermögens bürgen, um die Kliniken weiter zu führen. Die Belegung ist schlecht. Wir sind sehr unzufrieden!« Wie das? Sie haben doch immer gepredigt, dass ihr Außendienst in der Lage ist, sehr gute Kontakte zu den Kostenträgern zu pflegen. Haben den leitenden Ärzten jeden Raum genommen, um eine eigene Akquise von Patienten zu betreiben. Ich traue meinen Ohren kaum! »Jeder Chefarzt hat zukünftig die Pflicht, sich um die Belegung seiner Klinik zu kümmern!«, herrscht der Bankkaufmann in die Runde. Tief betroffen blicken seine Vasallen zu Boden. Er achtet doch penibel darauf, dass seine Nichte die Regie für das Marketing führt. Gesteht er gerade indirekt oder ohne es zu merken die kommende Ohnmacht seines Familienclans ein? Wohl kaum. Vielmehr wird hier versucht, durch die Schaffung eines kollektiven schlechten Gewissens, den Druck auf die leitenden Ärzte zu erhöhen. »Wir präsentieren Ihnen jetzt die Zahlen, die einen Kommentar erübrigen«, setzt Geschäftsführer Keilhauer nach. Dabei neigt sich sein Kopf bedrohlich den Teilnehmern entgegen. »Wir haben sehr viel investiert in die Entwicklung unserer Kliniken, besonders nach der Wende, das wissen Sie doch alle!« Wieso wirft er seinen Chefärzten in dieser Art ihre Investitionen vor? War jemals einer von uns nachhaltig in eine betriebswirtschaftliche Entscheidung einbezogen worden? Unsere Handlungskompetenz beschränkt sich darauf, ein neues Faxgerät oder die Renovierung eines Sanitärtraktes befürworten zu dürfen. Die Entscheidungen, die hier angesprochen werden, sind mit den Verwaltungsleitern abgestimmt, die zu dieser Veranstaltung jedoch nicht eingeladen sind. Welch eine Farce spielt sich hier eigentlich ab? Herr Keilhauer bittet den Personalchef, nun die Folien aufzulegen. Erstmals werden hier die Belegung sowie Soll und Haben bezüglich der Pflegesätze offen gelegt. Bis auf wenige Ausnahmen befindet sich die Mehrheit der Kliniken in den roten Zahlen. Auch unsere hat ein dickes Minuszeichen vor dem Betrag. Während wir mit brennenden Augen die Ziffern betrachten, beginnen sich die Köpfe beider Geschäftsführer deren Farbe anzugleichen. Die Gesichter der Chefärzte hingegen werden immer blässer. Wer wird jetzt an den Pranger gestellt und geächtet? Jeder von uns ist sich sicher: Jetzt bloß nicht falsch reagieren, denn dein Vertrag und deine Position sind unmittelbar in Gefahr! Auch ohne Abmahnung kann ein Chefarzt eine sofortige Kündigung erhalten. Wir haben bereits oft genug erleben müssen, dass das Unternehmen nicht zimperlich ist, wenn es darum geht, unliebsame Mitarbeiter loszuwerden. Notfalls wird auch Schadensersatz in Kauf genommen.

Das rote Minus meiner Abteilung führt erstaunlicherweise dazu, dass mich der Bankkaufmann Greifzu von jedweder Schuld freispricht. »Mit der Psychosomatik können wir jetzt noch nicht rechnen, denn diese läuft kurze Zeit und hat noch keine festen Belegungsverträge.« Immerhin, er gibt vor allen zu, dass wir noch immer keine festen Patientenkontingente haben.

Wie nach einem Orgasmus schwinden mir ab Nabelhöhe die Kräfte. Ein warmes Gefühl durchfließt meinen Körper und kribbelt wie Ameisen bis in meine Fingerspitzen. Wohlig, warm und entspannt. Durch diese autosuggestive Schwere fühle ich mich recht angenehm. Die unheilvollen Erwartungen der letzten Wochen lösen sich durch diesen einen Satz in Luft auf. Das Imperium hat mich verschont! Zumindest für diesen Tag.

Nachdem die Präsentation überstanden ist, atmen viele im Raum erleichtert auf. Jeder Chefarzt ist nun gefragt, Vermarktungsideen zu entwickeln. Doch die dafür Verantwortliche erscheint nicht! Längst dämmert es allen. Das Marketing seiner Nichte mit teuren Hausprospekten und zwei Außendienstmitarbeiterinnen funktioniert nicht effizient. Was können sie nur tun? Über Jahre hinweg haben sie leitende Ärzte dazu ermutigt, eigenständiges Denken und Handeln in Bezug auf Marketing jeden Morgen an der Garderobe abzugeben. Man entwöhnte sie von Kreativität und Phantasie und versucht nun in einer Panikreaktion, ihnen diese Eigenschaften in ein paar Tagen wieder einzuhämmern.

Die Sekretärin öffnet die Türen zur Empfangshalle. Endlich Pause! Frischluftzufuhr! Brainstorming am Stehbuffet. Der Duft von Kartoffeln und schmackhaftem Fleisch bezirzt unsere Sinne. Auch in diesem Imperium gilt: panem et circenses. Brot und Spiele. Wie im alten Rom strömen wir aus dem Colosseum, niemand hat mit dem Tiger kämpfen müssen. Alle sind am Leben geblieben. Warum fühlen wir uns als Führungskräfte wie moderne Sklaven? Erleichtert und verlegen zugleich nesteln zahlreiche Teilnehmer an ihren Krawatten und richten ihre Sakkos auf den durchschwitzten Hemden. Die meisten eilen schnell zur Toilette. Auch ihr Vegetativum scheint auf die Repression zu reagieren. »Wie sollen wir nur die Belegung unserer Kliniken hochfahren, wie meinen die beiden Herren das denn?«, tuscheln einige Chefärzte. Ich wage nicht, in dieser Atmosphäre darüber zu berichten, dass ich seit Jahren regelmäßig mit Vorträgen unterwegs bin. Besserwisser leben gefährlich!

Eine Ausnahme stellt der Privatdozent einer Nachbarklinik dar. Er lud mich schon längst ein, um sein Schlaflabor zu besuchen. Doch es gelang mir bisher nicht, den Besuch zu realisieren. Wie bereits erwähnt: Kontakte auf Chefarztebene in unserer Klinikgruppe sind nicht sehr erwünscht.

Nach der Mittagspause und dem köstlichen Buffet sind wir überzeugt, dass auch die Geschäftsführung müde wird. Deshalb ist mit einem baldigen Ende der Veranstaltung zu rechnen. Unwirsch wird noch einmal darauf hingewiesen, dass zukünftig jeder Chefarzt in der Pflicht sei, seine Klinik zu belegen. Außenaktivitäten werden allgemein begrüßt. Jedoch – wie so oft – bleibt es bei allgemeinen Floskeln. Dr. Eichler hingegen wird in seinem Bemühen, sich in Nachbarkliniken vorzustellen und seine Dienste anzubieten, als positives Beispiel erwähnt. Über die Einfachheit der Kostenzusagen bei orthopädischen Anschlussheilbehandlungen aufgrund seines günstigen Pflegesatzes wird natürlich kein Wort verloren. Dr. Eichler strahlt. Ein persönlicher Händedruck vor versammelter Mannschaft *und* eine positive Erwähnung! Beides an einem Tag! Mehr geht nicht.

Wie erhofft, endet die Konferenz bereits am frühen Nachmittag. Ich bin überzeugt: Das war heute nur das Vorspiel. Die Chefärzte der kritischen Kliniken werden in naher Zukunft Einzeltermine erhalten, um den Druck auf sie zu erhöhen. Dennoch, dieser Tag ist gerettet. Die kollektive Abmahnung habe ich heute ohne Schaden überstanden. Darauf werde ich mir jetzt einen fruchtigen Mai-Thai-Cocktail im Stadtzentrum genehmigen.

*

Bereits kurze Zeit später durchströmt mich der Alkohol und nimmt noch mehr Spannung aus meinem Körper. An dieser Stelle springt das menschliche Suchtgedächtnis an. Pech, wer, durch eigene Gene verschärft, jetzt die Kontrolle verliert. Der Barkeeper lächelt mir aufmunternd zu. Dr. Eichler ist mit dem Auto gefahren und wartet sicherlich schon ungeduldig auf meine Rückkehr in die Klinik. Ich frage mich ernsthaft, wie lange ich diese administrative Reglementierung des Angestelltendaseins noch auszuhalten bereit bin. Aber wo ist die Alternative in meinem Leben? Die Zeiten, in denen eine eigene Praxis eine Goldgrube war, sind definitiv vorbei. Niedergelassene Ärzte suchen sich mittlerweile Nebenjobs, um ihre Praxis finanziell zu unterstützen. Einen solchen Nebenerwerb habe ich bereits mit meinen Notfalldiensten. Es wäre also keine wirkliche Verbesserung. Das Flussbett für eine gedeihliche Medizin trocknet aus. Wenn also in der öffentlichen Wahrnehmung davon die Rede ist, dass Praxisärzte inzwischen vor allem Unternehmer seien, dann ist das nur zum Teil zutreffend. Denn bei genauer Betrachtung wird schnell offensichtlich, dass ihre Einnahmen häufig in keinem vernünftigen Verhältnis mehr zum Arbeitsaufwand stehen. Die Kollegen dort schuften ebenfalls über 50 Wochenstunden und bis zum Umfallen. Und sie wissen noch nicht einmal, wie viel Honorar der Bewertungsmaßstab im nächsten Quartal in ihre Kassen bringen wird. Damit ist ein Leistungskatalog mit Punktwerten für die ärztlichen Leistungen gemeint. Da die Honorarsumme insgesamt begrenzt ist, führen mehr Leistungen zum Wertverfall der Punkte und damit zu Honorareinbußen. Leider ohne Rücksicht auf die medizinische Notwendigkeit der durchgeführten Behandlung. Wenn also Praxen am Quartalsende schließen, liegt dies häufig und unter anderem daran, dass das Budget zu diesem Zeitpunkt aufgebraucht ist.

Natürlich gibt es bei den Verdiensten gelegentlich noch Unterschiede zwischen den Facharztgruppen. Doch Haus- und Kinderärzte sowie die sprechende Medizin gehörten noch nie zu den Umsatzbrechern. Und eine Hochleistungsmedizin für alle zum Nulltarif ist längst nicht mehr finanzierbar. Politiker scheuen sich, den Wählern diese Wahrheit zu sagen und basteln geflissentlich an Zwischenlösungen, um je nach Wahlperiode die eine oder die andere Gruppe etwas aufzuwerten.

*

Nach Studium, Kliniklaufbahn, Promotion, Familienpflichten, Facharztausbildung, Oberarzternennung, universitärer Lehrtätigkeit und Publikationslisten benötige ich dringend eine Pause. Kenne ich eigentlich die neuen Galerien? Ein einziger Besuch im letzten Jahr, mehr ließen Klinikaufbau und Hintergrunddienst nicht zu. Einmal Oper, fast den Beginn verpasst. Zu wenig, um echtes Leben zu spüren.

Apropos Leben. Am nächsten Morgen erreicht mich die Nachricht wie ein Schlag: Großvater ist verstorben. Meine Mutter weint am Telefon: »Kommst du wenigstens zu seiner Beisetzung? Er hat vor seinem Tod noch so viel von dir gesprochen.« – »Ich komme, so schnell ich kann, aber wahrscheinlich nur zur Beisetzung, Mama …«, antworte ich verlegen. »Nimm dir wenigstens jetzt für deine Familie etwas Zeit!«, erwidert sie mit brüchiger Stimme. Wie Recht sie hat. Seit mehr als einem Jahrzehnt versuchte ich mich an der Karriere. An den Wochenenden und in den Ferien begleiteten mich Manuskripte für Forschungsergebnisse und Buchbeiträge. Von zahlreichen Orten des Erdballs sandte ich die Glückwunschkarten an die Eltern und Großeltern, ein schwacher Ersatz für die fehlende persönliche Präsenz. Nachdem meine Mutter bereits den Hörer aufgelegt hat, versinke ich in Gedanken an meine Familie. Sie wünschten sich alle den Akademiker, den Mediziner, endlich sollte es einer von ihnen auch einmal schaffen. Nun habe ich den Familientraum verwirklicht. Doch um welchen Preis? Um welchen Preis!

Mein Großvater ging mit 85. Noch zum letzten Jahreswechsel hatten wir uns getroffen. Er küsste mich und orakelte: »Du, mein liebes Enkelkind, es wird bald das letzte Mal sein, dass wir uns sehen.« Ich konnte damals nicht glauben, dass er Recht behalten sollte. Dieser Mann begleitete mich über die Pfade meiner Kindheit. Wie oft zog er mit mir durch den Wald am Rand unseres Heimatdorfes, während meine Eltern sich um ihr kleines Unternehmen kümmern mussten. Mein Großvater sammelte Wanderführer aus den Hochgebirgen und erzählte mir oft aus der Zeit seiner Wander- und Lehrjahre als Handwerksgeselle. Als ich elf Jahre alt war, kaufte er den ersten Farbfernseher. So erlebte ich immer freitags die wilden Verfolgungsjagden in den *Straßen von San Francisco* mit Michael Douglas und Karl Malden. Gemeinsam mit meinen Großeltern genoss ich die Kultserien *Schwarzwaldklinik, Flipper* und *Bonanza*. Mein Großvater war für mich so präsent im Leben, dass mir der Abschied von ihm unvorstellbar erscheint.

Da in unserer Klinik vor allem Abwesenheiten des Chefarztes despektierlich sind, buche ich den letztmöglichen Flieger, um bei der Beisetzung noch anwesend sein zu können. Aufgrund einer Verspätung der Maschine erreiche ich die Trauergemeinde tatsächlich erst kurz vor Beginn der Zeremonie. Meine Eltern weinen und umarmen mich. Ich presse meine Hand auf die Hände meiner Mutter und kann meine Tränen nicht mehr zurückhalten, als der Pfarrer das Lebenswerk des Verstorbenen als couragierten Handwerker auf deutschem Boden würdigt. Ich kann den Anblick des blumengeschmückten Sarges kaum ertragen. Die Endlichkeit unseres Seins holt mich in diesen Minuten beängstigend ein und die Worte des Seelsorgers gehen in meinem Schluchzen unter. Ich weine so stark, dass ich mich nach der Ansprache völlig leer fühle. Noch einmal sinkt Muttererde aus meinen Händen auf den Sargdeckel. Ich fühle kaum die Hände der Trauergäste, die sich auf meine Schulter legen. Wie gern würde ich jetzt mit meinen Eltern durch den nahe gelegenen Auenwald spazieren und mit ihnen über meine aktuelle Situation reden.

Der Trauerschmaus im China-Restaurant entwickelt sich zu

einem zwiespältigen Erlebnis. Einerseits gewinnen die eintönigen Familienthemen wieder die Oberhand und andererseits möchte ich neugierige Fragen zu meiner neuen Position vermeiden. Natürlich ist das Interesse der Verwandtschaft groß, das Erfolgsgeheimnis des jungen Chefarztes auszuloten. Das Lehramt ist der höchste Abschluss, der in der Familie bisher erreicht wurde. So gerät meine Karriere zu einer Art Musterbeispiel und heiß diskutiertem Forschungsgegenstand. Doch alles, was ich über meine gegenwärtige Situation, meine Reisetätigkeit vielleicht berichten kann, ist für die Familie zum Teil so unfassbar, dass ich mich andererseits sofort dem Vorwurf »Angeber« aussetzen würde. Ich stochere verlegen in meinem Reis und dem süßsauren Rindfleisch herum und weise darauf hin, dass ich mit dem nächsten Flieger wieder in die Klinik müsse. »Nicht einmal Zeit für den Leichenschmaus deines Großvaters hast Du!«, so der stille Vorwurf meiner Eltern. Irgendwie ist es mir peinlich. Doch ich muss hier weg.

Zielgruppenorientierung

»Wieder ein Privatpatient für Sie!«, stolz präsentiert mir meine Sekretärin Heidi die Anmeldung. Ein befreundeter Oberarzt empfahl einer ärztlichen Kollegin mit einem schweren depressiven Zustandsbild die psychotherapeutische Behandlung in unserer Klinik. Sollten sich die monatelangen Vorarbeiten bezüglich der Zimmerausstattung der Privatpatienten etwa doch gelohnt haben? Das Problem des Interieurs und des Ambientes gestaltete sich bis dahin als großes Ärgernis. Es wurden zwar die größten vorhandenen Räume ausgewählt, teilweise Eckzimmer mit kleinem Balkon. Doch leider entsprach die Isolation der Wände in der Regel nicht dem Ruhebedarf der Patienten. Sie hörten zum Teil die Geräusche des Nachbarn, seine Telefonate oder seine Duschzeremonien mit. Nachdem jedoch in den großen Nachrichtenjournalen nach Ärztelisten nun auch Rankings der Zimmerausstattungen veröffentlicht werden, geraten einige Klinikmanager unter Druck. Trotzdem ist es noch nicht selbstverständlich, selbst kleine Veränderungen mit positiver Wirkung zu realisieren. Mit Herrn Jahnsen kontrolliere ich regelmäßig die Zimmer vor Aufnahme eines Privatpatienten. Mein erster Weg führt mich ins Bad und WC. Das Toilettenpapier ähnelt immer noch mehr dem Schleifpapier einer Schreinerei als einer anspruchsvollen Reinigungsmöglichkeit für den Intimbereich. Während bei Frau Fröhlich der Früchteteller auch für die »Normalpatienten« zum Standard gehörte, ist dieser nach Recherchen der Unternehmensberatung inzwischen zu teuer. Ich verstehe nicht, warum zwei Bananen und strahlende Äpfel mit einem netten Kärtchen, von Verwaltungsleitung und Chefarzt unterschrieben, nicht auf einem Tisch als Begrüßungsarrangement präsentiert werden können. Deshalb kaufe ich zum Teil persönlich auf dem Markt eine Fruchtauswahl für die Privatzimmer, um ein Zeichen zu setzen. Bananen aus dem Discountmarkt würden schon aufgrund ihres Reifegrades ihre Herkunft verraten. Die Belieferung mit einer Tageszeitung ist außerhalb jeder Vorstellungskraft von Verwaltungsleitern, zwei Sorten Mineralwasser ebenso. Manchmal komme ich mir vor, wie der Housekeeper eines Hotels, aber nicht wie ein leitender Arzt.

Privatpatienten sind eigentlich keine besondere Spezies. Zumal ihre Erkrankungen im Schweregrad jenen der gesetzlich Versicherten um nichts nachstehen. Im Gegenteil, wenn es sich um Selbstständige oder Freiberufler handelt, sind sie in der Regel schwerstkrank. Unternehmer versuchen erfahrungsgemäß, eine Klinikbehandlung so lang wie möglich zu vermeiden, um nicht arbeitsunfähig zu sein. Wer möchte schon mit einer schweren seelischen Krise in einer Klapsmühle landen? Hinzu kommen die möglichen Risikoaufschläge der privaten Versicherer nach Behandlung psychiatrischer Diagnosegruppen. Insofern entwickeln sich hier für psychosomatische Fachabteilungen echte Nischen. Auch wir hoffen, von dieser Entwicklung zu profitieren.

Als besondere Raumausstattung wird schließlich eine kleine Sitzecke genehmigt. Ich bin gespannt. Doch nach dem Probesitzen schauen unser Verwaltungsleiter und ich uns enttäuscht an. Sie ist sehr unbequem. Und graublau. »Das ist eben die Lieblingsfarbe unserer Betreiber«, seufzt Herr Jahnsen.

Die Tristesse setzt sich auf den Balkonen fort: ein weißer Plastikstuhl ohne Polster und ein ebensolcher Tisch ohne Sonnenschirm. An eine Ausstattung mit kleiner Minibar ist nicht zu denken. Eine Zwischentür ist einfach entfernt worden, um aus zwei Patientenzimmern eine Art »Juniorsuite« zu kreieren. In deren Vorraum befindet sich sogar noch die Wandverkleidung des schnell entfernten Einzelbettes. Selbst der marinefarbene Teppichboden, der schnell auf dem oberen Korridor verlegt wurde, endet blind vor der einzigen »Juniorsuite« des Bettenhauses. So manifestiert sich die Investitionsbereitschaft des Unternehmens bereits auf dem Klinikflur. Nach Eintreffen der ersten Privatpatienten wird der Bodenbelag übrigens vor deren Zimmertüren lautstark komplettiert. Als wäre es ein allzu absurder Gedanke, dass insbesondere kranke Menschen der Ruhe bedürfen.

Auch die Ausstattung dessen, was hier als »Wellnessbereich« durchgehen soll, ist eigentlich indiskutabel. Der zuweisende Kollege fragte extra nach Sauna und Schwimmbad. Ihr Vorhandensein habe ich laut Prospekt bejaht. Doch es gibt keine Sauna. Und das Schwimmbad stellt in seinen Ausmaßen von 7 x 3 Metern ein für die Ansprüche der 70er Jahre adaptiertes Wasserbecken dar. Das grau-weiß gekachelte Etablissement ohne Grünpflanzen und Bademöbel verströmt nicht einmal einen Hauch von Wohlfühloase und schützender Behaglichkeit.

*

Die neue Privatpatientin trifft ein. Sie ist eine ärztliche Kollegin und begrüßt mich zögerlich. Ihre Hände sind feucht und die Augen liegen, umrandet von den Schatten der Schlaflosigkeit, dunkel und tief eingegraben in dem blassen Gesicht. Nachdem die Aufnahmeformalitäten erledigt sind, führt sie eine Krankenschwester durch die Klinik. Als Psychotherapeutin leidet sie an einem Burn-out-Syndrom. Ich reserviere für sie in den Nachmittags- oder Abendstunden jeweils die Einzelgesprächstermine. Es spricht sich in der Klinik wie immer relativ schnell herum, dass Privatpatienten mindestens wöchentlich eine Stunde bei mir verbringen. Es ist die Regel, dass sie vom Chefarzt oder seinem Vertreter behandelt werden und ich versuche alles, um exakt zu den vereinbarten Gesprächsterminen anwesend zu sein. Prompt werde ich in den Chefarztvisiten von Kassenpatienten angesprochen, warum ich mir für sie nicht ebenso viel Zeit nehme? Ich versuche es populistisch zu erklären, in dem ich auf den Parkplatz vor der Klinik hinweise. Es sei wie mit den verschiedenen Automarken: Wer mehr PS und Komfort möchte, muss auch mehr zahlen. Außerdem betone ich charmant die Möglichkeit, jederzeit einen Wahlleistungsvertrag im Chefarztsekretariat unterzeichnen zu können. Diese Möglichkeit steht jedem Patienten offen, um mich therapeutisch mieten zu können. Nach dieser Erläuterung reduzieren sich die Anfragen drastisch. Was mich daran jedoch in unserem Land irritiert, ist, dass es offenbar problematisch erscheint, die eigene Gesundheit mit einem Wertobjekt zu vergleichen.

Dem Kollegen Dr. Eichler bleibt unsere steigende Belegung ebenfalls nicht verborgen. Verwaltungsbesprechungen werden seltsamerweise in meine Sprechstundenzeiten gelegt. So komme ich ziemlich unter Druck und bin oft zeitlich im Verzug. Wann hören diese Spielchen endlich auf?

*

Als die Klientin zu den ersten Gesprächen erscheint, wird sofort klar, dass sie aufgrund ihrer psychotherapeutischen Erfahrung große Erwartungen an mich stellen wird. Sie selbst ist in der Mühle einer großen Rehabilitationsklinik im Spannungsfeld zwischen Anspruch und Realität zermürbt worden.

Unsere therapeutische Beziehung entwickelt sich nur langsam und Schritt für Schritt. Bereits nach den ersten Stunden kritisiert sie die Tristesse in meinem Büro. Verlegen blicke ich mich um. Tatsächlich wirkt mein Zimmer sehr dunkel und schwarz. Hinzu kommt, dass es noch in der schattigen Nordhälfte des sanierten Klinikgebäudes liegt. Der graue Fußbodenbelag des Vorgängers ist nicht ausgewechselt. Selbst das Bild des lächelnden Bayernkönigs Ludwig II. und die intellektuelle Ironie der Lithografie von Sigmund Freud reichen nicht aus, um das Zimmer in Hoffnung erstrahlen zu lassen. Was kann ich schnell tun? Grünpflanzen müssen her. Warum habe ich nicht schon längst daran gedacht? Vermutlich, weil ich seit meiner Kindheit nicht gerade den grünen Daumen habe. Meine Eltern versuchten zwar geduldig, mir verschiedene Pflanzenarten und deren Wasserbedarf näher zu bringen. Doch es hat alles nichts genützt: Meine bisherigen Büros waren immer ein Notstandsgebiet für die bei mir einquartierten Gewächse.

Um für die grüne Investition nicht wieder einen endlosen Antragsweg beschreiten zu müssen, ergreife ich die Initiative im nächstgelegenen Baumarkt. Zudem versuche ich, den Geruch der Kunstfasermöbel loszuwerden, zunächst mit Raumspray, das allerdings mehr Befürchtungen eines Reizgasangriffs bei Patienten induziert als ein angenehmes Dufterlebnis. Schließlich probiere ich es mit wohlriechenden Kerzen und einem Bild von tibetischen Mönchen, die voller Hoffnung einen Buddhaschrein mit goldenen Papierteilen bekleben. Kurz vor dem nächsten Gesprächstermin mit der Patientin zünde ich eine von den Kerzen an und richte die Grünpflanze nochmals aus. Zauberhaft, welch mystischer Duft sich in meinem Zimmer zu entwickeln scheint. Nun bin ich für die nächste Einzelpsychotherapiestunde startklar. Als die Patientin das Zimmer betritt, atmet sie tief, erblickt die Pflanze und lächelt jetzt anerkennend.

In den ersten Minuten kann ich mich auf ihre Äußerungen überhaupt nicht konzentrieren. Die logistischen Probleme des Klinikalltags blockieren meine Rezeptoren. Sie bemerkt es sofort und reflektiert die Situation. Mit großer Wahrscheinlichkeit wirke ich danach unsicher, verlegen. Natürlich entschuldige ich mich. »Bitte nehmen Sie mich ernst«, meint sie, »sonst breche ich die Behandlung ab.« Sofort ordere ich Kaffee und Mineralwasser bei meiner Sekretärin. Mit strengem Blick nimmt Heidi die Bestellung auf. In fünf Minuten beginnt ihr Feierabend. Durch Blinzeln versuche ich ihr zu verdeutlichen, wie wichtig jetzt die Verwirklichung des so oft beschworenen Servicegedankens ist. Auch ich suche nach Möglichkeiten, die Patientin zu halten. Zukünftig werde ich die internen Besprechungen eben früher verlassen müssen, um für sie disponibel zu sein. – Nach gut acht Wochen verbringt sie erstmals ein stabiles Wochenende zu Hause. Zwei Monate später bittet sie um Entlassung.

Mein Wunsch, mindestens die Hälfte meiner Abteilung mit Privatpatienten zu füllen, erfüllt sich leider nicht. Die Einzeltherapie, die ich abrechne, muss ich tatsächlich auch selbst erbringen. Folglich führe ich die Therapien außerhalb meiner Kernarbeitszeit durch. So bleibe ich an drei Wochentagen bis mindestens 21 Uhr in der Klinik, um ein ausreichendes Angebot zu machen.

Die Honorare müssen in der Regel um einen Betrag, der im Chefarztvertrag verankert ist, mit dem jeweiligen Träger geteilt werden. Diese Anteile schwanken zum Teil bis zu 80 Prozent! Das heißt, dem Arzt, der die Leistung erbringt, verbleiben nur etwa 20 Prozent des Honorars. Dieser Bruttobetrag wird um die Einkommensteuer und zum Teil die Poolausschüttung für die

Mitarbeiter nochmals geschmälert. Eine groteske Situation, und doch bemühen sich Chefärzte wenigstens um diese Zusatzeinnahme.

*

Ein weiterer sehr spezieller Patient wird durch seinen Psychiater angemeldet. Er ist Unternehmer und leidet seit mehreren Wochen an der Überzeugung, dass die Welt untergehen würde. Da der Patient über Suizidabsichten klagt, empfehle ich die sofortige Aufnahme. Die Kostenzusage der Privatversicherung hat sein behandelnder Arzt schon eingeholt. Die Verwaltung wird informiert und gebeten, den Patienten abends vom Bahnhof abzuholen. Doch der Hausmeister weigert sich. Es sei nicht üblich, insbesondere da es sich um einen Zeitpunkt nach dem Ende seiner täglichen Arbeitszeit handele. Ich betone nochmals, dass es um einen renommierten Unternehmer geht. Für ihn und sein geschäftliches Ansehen sei eine besonders diskrete Behandlung essenziell bedeutsam. Außerdem könnte er unsere Klinik zukünftig weiterempfehlen, da er über interessante bundesweite Kontakte bis in einflussreiche Kreise verfügt. Es hilft alles nichts und ich stoße mit meinem Vorschlag weiter auf Granit. Soll ich mich nun aufregen, plustern, Kraft und Nerven verschwenden? Also hole ich ihn selbst ab. Für diesen Service bin ich mir nicht zu fein, denn eine intensivere Betreuung, als durch einen Arzt am Bahnhof begrüßt zu werden, kann es für einen Patienten schließlich nicht geben, oder?

Als ich ihn zum ersten Mal sehe, wirkt er vollkommen erschöpft, ausgezehrt und sehr unruhig. Die massive Gewichtsabnahme der letzten Wochen hinterließ nachhaltige Spuren. Mehrmals verspürte er den Impuls, den Zug zu verlassen, um sich zu töten. Aufgrund der wirtschaftlichen Schieflage seines Unternehmens hat er längst Probleme mit der privaten Krankenversicherung und ein Krankentransport auf eigene Rechnung wäre nicht mehr finanzierbar. Er ist seit Wochen schlaflos und im Rahmen seiner depressiven Verzweiflung entwickelt er gelegentlich Heißhunger auf Süßes.

In den nächsten Tagen gehen wir oft zusammen im Park spazieren. Glücklicherweise greifen unsere therapeutischen Maßnahmen einschließlich der Psychopharmaka recht schnell. Mit den geeigneten Medikamenten verbessert sich zunächst sein Schlaf, nach weiteren Wochen hellt auch die Stimmung deutlich auf. Nach drei Wochen träumt er wieder von kulinarischen Genüssen. Eine Genugtuung für uns, miterleben zu dürfen, dass er wieder Düfte wahrzunehmen vermag.

Besonders spannend wird es an jenem Abend, als der Patient gegen 23 Uhr noch Schwarzwälder Kirschtorte beziehungsweise ein Steak verlangt. Er bringt damit die komplette Logistik der Klinik durcheinander und erntet natürlich nur Unverständnis. Am anderen Morgen wirkt er sehr ärgerlich und beschwert sich bei meiner Sekretärin. In der Dienstbesprechung ist Dr. Eichler bereits – wie erwartet – informiert. Wenn Blicke töten könnten. Er kennt kein Pardon, wenn es um die Ansprüchlichkeit meiner Patienten geht. Trotzdem amüsiere ich mich darüber köstlich. Manche Persönlichkeiten passen eben in kein Schema. Außerdem ist Genussfreude ein untrüglicher Beweis für Besserung. Die Küche weigert sich jedoch weiterhin kategorisch, den späten Wünschen des Patienten zu entsprechen. Die üblichen Argumente dafür sind bekannt. Ich möchte offen fragen, warum sie für Privatpatienten eigentlich fast den doppelten Tagessatz berechnen. Im Zeitalter von Mikrowelle und Kühlschrank sind wir unfähig, Steak und Kuchen zu bevorraten! Als inzwischen hochflexibler Mediziner springe ich ein und organisiere für ihn in den Abendstunden das gewünschte Essen im besten Hotel am Platz.

Der Unternehmer stabilisiert sich zunehmend. Eines Abends spricht er die Nachtschwester an: »Wenn es in dieser Klinik schon kein Steak zum Abend gibt, dann verbinden Sie mich bitte mit dem nächsten Escort-Service. Denn etwas Spaß muss man als Patient ja auch noch haben!« Danach greift er nach ihrem Po, da er wohl findet, Schwester Paula trage besonders reizvolle Berufsbekleidung.

In der nächsten Morgenbesprechung kostet es mich über eine halbe Stunde, seine Unverschämtheit und die berechtigte Kritik an solchem Verhalten auch als Zeichen der Besserung eines schweren depressiven Zustandbildes darzulegen. Denn die Wiederkehr der Libido ist ein weiterer sicherer Beweis für die Wirksamkeit auch der medikamentösen Behandlung.

Für die nächste Chefvisite nehme ich mir vor, den Vorfall in aller Diskretion noch einmal zu besprechen. Doch der Patient lässt mich nach einer kurzen Begrüßung gar nicht zu Wort kommen. »Für mehr hat es wohl nicht gereicht?«, bemerkt er lächelnd nach einem Blick auf den unfertigen Teppichboden vor seinem Zimmer. Ich bin unsicher und ignoriere seine Bemerkung vor meinen Mitarbeitern. »Sie wissen ja, Herr Doktor, ich kenne einige Unternehmer, die behandlungsbedürftig sind, aber wenn Ihre Küche noch nicht einmal in der Lage ist, abends ein Steak zu liefern, kann ich diesen Patienten Ihre Klinik nicht empfehlen!« Eigentlich spricht er mir aus dem Herzen. Wie gern hätte ich diese Retourkutsche auf einem Band mitgeschnitten und bei der nächsten Chefarztkonferenz vorgestellt. Warum schäme ich mich für den Fußboden? Meine Aufgabe sollte nur die Organisation der Medizin sein.

*

Jeder Klinikmanagementkurs rät den Teilnehmern, Mitarbeiter zunächst auf sanftem Wege zu motivieren. Deshalb berufen wir eine gemeinsame Fortbildung aller Berufsgruppen ein. Das Thema lautet: »Umgang mit psychosomatischen Patienten«. Im Verlauf der Veranstaltung erlaube ich mir den Hinweis, dass das Eintreten in die Zimmer aus Respekt nur nach einer Bestätigung durch den Patienten erfolgen könnte. Bisher ist es so, dass sich niemand um deren Ruhebedürfnis und Intimsphäre schert. Die Damen des Reinigungspersonals beginnen heftig zu tuscheln. Damit werden die Mehrheitsverhältnisse zwischen den beiden Abteilungen endlich klar. Dr. Eichler räuspert sich und blickt überlegen in die Runde. Eigentlich kann mir nichts mehr passieren. Deshalb setze ich nach: »Unsere Ergotherapie könnte kleine Karten fertigen, welche die Patienten an der Türklinke befestigen können. Die Farbe Grün signalisiert den Reinigungswunsch und Rot ein Ruhebedürfnis.« Fassungslos blicken mich 30 Gesichter an, in denen die Gedanken förmlich zu lesen sind: Patienten sollen mitentscheiden dürfen, wann wer in ihre Zimmer tritt? Unmöglich, dieser Wunsch stellt eine Philosophie in Frage! Die Erschütterung des Selbstverständnisses zahlreicher Klinikmitarbeiter ist perfekt. Warum fällt es ihnen so schwer, sich ein wenig in die Psychodynamik unserer Patienten hineinzuversetzen? Sie wissen doch, dass ein Ziel unserer Therapie gegen die Selbstunsicherheit darin besteht, eigene Wünsche endlich formulieren zu können. Doch diese Wünsche bei unseren Patienten zu akzeptieren, das ist nun wirklich zu viel! Nicht die Discount-Möhren, die fehlende Sauna und das unzureichende Freizeitangebot sind für die Unruhe in der Klinik verantwortlich. Nein und wieder nein. Es ist die emotionale Anspruchlichkeit der psychosomatischen Patienten, vertreten durch ihre Therapeuten! Das ist das Fazit unserer heutigen Fortbildung.

Die Beweisprobe dieser Klinikphilosophie folgt circa zwei Wochen später.

Eine Unternehmerin kommt nach einer partnerschaftlichen Konfliktsituation zur Aufnahme. Die Dame ist einen gehobenen Lebensstandard gewöhnt und kleidet sich sehr modisch und durchaus aufreizend. Nachdem sie jeden Tag in einer anderen Farbkombination in der Kliniklobby erscheint, wird ihr von den Mitpatienten hinterhergepfiffen. Völlig verzweifelt betritt sie mein Vorzimmer und bittet um ein sofortiges Gespräch. »Was soll ich nur tun, Herr Chefarzt?«, fragt sie mich schluchzend. »Hätte ich doch nur gewusst, dass meine Kleidung hier so ein Aufsehen erregt …« – »Sie sehen wirklich sehr gut in Ihrer Bluse aus!«, versuche ich sie zu trösten. »Meinen Sie wirklich? Meinem Mann fällt so etwas seit langem nicht mehr auf, Herr Chefarzt.« – »Das ist sicherlich ein wichtiger Teil Ihrer gefühlsmäßigen Situation, den wir in der nächsten Stunde besprechen sollten!« – »Dann sehen wir uns also heute Abend?«, lächelt sie dankbar und tritt ganz nah an mich heran.

Die einfachste psychotherapeutische Empfehlung für die modebewusste Patientin besteht nun in der Förderung ihres Vermeidungsverhaltens. Da sie gleichzeitig unter Angstzuständen leidet, empfehle ich ihr, nicht mehr in die große Kliniklobby zu gehen, in der sich die meisten Patienten am Abend aufhalten. Der kleine Seiteneingang steht als Notausgang für sie immer noch diskret zur Verfügung.

Besonders kompliziert wird die Situation, als sie mich informiert, dass ihr Ehemann sie besuchen würde. Nach Besserung ihrer Angstzustände möchte sie mit ihm die Nacht in der Klinik verbringen. Das ist in verhaltenstherapeutischer Hinsicht ein Glücksfall. Und auch für die Einnahmen der Klinik lohnt es sich. Selbstverständlich wird ihr die Doppelzimmerbelegung in Rechnung gestellt. Die Dame der Finanzbuchhaltung ist zufrieden. »Solche Patienten können Sie zukünftig noch häufiger behandeln«, lobt sie mich. »Dafür müsste das Haus aber mehr tun, um solche Patienten zu gewinnen«, spiele ich den Ball zurück. Das saß. Verlegen wendet sie den Blick von mir ab.

Die Klientin erscheint nun jeden Abend pünktlich zum Einzelgespräch, bei dem ich regelmäßig für ein paar Sekunden einnicke. Sie denkt bestimmt, dass sie mich langweilt. Und leider ist es tatsächlich so. Ich erfahre in jeder Stunde noch mehr ermüdende Details über ihre trostlose Partnerschaft. Doch sie plaudert erbarmungslos weiter. Längst sind die 50 Minuten Therapiezeit vergangen. Ein Kassenpatient hat bei uns maximal 20 Minuten Zeit zum Jammern. Meine Oberlider werden immer schwerer. Mir fehlt die Kraft, die Patientin zu unterbrechen. »Herr Doktor, müssten wir nicht aufhören?«, erlöst sie mich. »Sie wirken immer so müde. Ich kann mir schon vorstellen, dass Sie bei den vielen Aufgaben auch unter Stress leiden«, beendet sie verständnisvoll ihren Redefluss.

Wir besprechen noch den geplanten Besuch ihres Ehemannes am Wochenende. Als verhaltenstherapeutische Intervention verbiete ich ihr jegliche sexuelle Aktivität. »Nur streicheln ist erlaubt, denken Sie bitte daran!« Nun kann eigentlich nichts mehr schief gehen und ich verabschiede sie erleichtert und mit guten Wünschen ins Wochenende.

*

Als ich am Montag darauf in die Klinik zurückkehre, blicke ich noch vor der Morgenbesprechung in das tragisch verzerrte Gesicht meiner Sekretärin. »Was ist geschehen?«, frage ich mit ahnungsvoller Neugier. »Stellen Sie sich vor, das mit dem Besuch am Wochenende ging alles daneben!«, meint sie. Das darf nicht wahr sein. Wir haben alles minutiös vorbereitet. Doch als der Mann am Freitag spätabends eintraf, versuchten beide offenbar noch, etwas Essbares auf ihr Zimmer zu ordern. Dies wurde von der Rezeptionsmitarbeiterin brüsk abgelehnt, mit dem Hinweis, dass am Freitagabend die Patientenkantine längst geschlossen sei. Das Unternehmerehepaar ließ sich aber vor libidinöser Sehnsucht den Hunger nicht verderben und ging in einen nahegelegenen Gasthof. Wahrscheinlich genossen sie auch das hervorragende Weinsortiment des Lokals, das mittlerweile für viele Privatpatienten den Ersatz für die »À-la-carte«-Verpflegung in der Klinik darstellt. Der Alkohol linderte offenbar die neurotischen Konflikte des Ehepaares, so dass sie sich in der Nacht noch dem Liebesspiel hingaben und es am Samstagmorgen auf dem Fußboden des Patientenzimmers fortsetzten. Dummerweise beginnt die Arbeit des Serviceteams auch am Wochenende gegen 6.30 Uhr …

Es kam wie es kommen musste: Die Patientin vergaß, das Zimmer von innen zu verschließen, und eine »Bitte-nicht-stören«-Karte existiert bei uns ja nicht. Plötzlich stand die Servicemitarbeiterin in der Tür und überraschte das entblößte Paar auf dem Fußboden. Der Überraschungseffekt muss so stark gewesen sein, dass die Putzfrau mit einem Verblüffungsschrei auf den Lippen ihre Reinigungsutensilien fallen ließ und fluchtartig den Raum verließ. Was für ein Thema in der Klinik! Nach dem Anblick einer erotischen Zeremonie sind nun endgültig sämtliche Vorbehalte psychosomatischen Patienten gegenüber bestätigt. Wenn schon im Therapeutenteam keine Zucht und Ordnung herrscht, wie können dann die Patienten erzogen werden? Ich hingegen frage mich, worin eigentlich der Skandal besteht, wenn sich zwei Menschen, noch dazu ein Ehepaar, unter dem Schutz der Psychosomatik ihren Gefühlen hingeben? Ich kann mir die bigotten Reaktionen darauf nur so erklären: Das psychologische Konstrukt Über-Ich vereint als Ergebnis unserer Erziehungsstile in der psychoanalytischen Theorie, Moralvorstellungen und soziale Angepasstheit. Jenes Über-Ich, dessen Flexibilisierung im Mittelpunkt unserer therapeutischen Bemühungen hauptsächlich bei depressiven Klienten steht. Um wie viel kränker wird das Über-Ich dieser Klinik sein, das ein Reglement pflegt, dass jede Genussfreude zu einer Bedrohung werden lässt? Ich bin zutiefst beeindruckt von dem Mut der Patientin, ihre Emotionen und Bedürfnisse auszuleben.

Die moralischen Hardliner der Klinik gehen von nun an mit einem verklemmten Lächeln an mir vorbei. Die Bestürzung steht ihnen noch im Gesicht geschrieben. Die Patientin hingegen beschwert sich heftig über die fehlende Diskretion in der Klinik. Recht hat sie. Denn genau dieses Verhalten ist der eigentliche Skandal.

*

Mein Team arbeitet pausenlos und sehr engagiert. Doch die Einsatzgruppen an der unsichtbaren Front sind auch nicht untätig. Perfide komplettieren sie ihr destruktives Überwachungssystem. Mittlerweile ist es soweit, dass meine Sekretärin mit Augenblinzeln fragt, ob ich für die Sicherheit der Telefonanlage garantieren kann? Um ganz sicher zu gehen, beschließe ich, die inhaltlich wichtigen Gespräche mit meinen Mitarbeitern regelmäßig in die Mittagspause außerhalb des Gebäudes zu verlegen. Sie lächeln verständnisvoll, als ich ihnen Spaziergänge vorschlage. Wir nutzen diese, um uns über die brennenden Fragen des Therapieprogramms und der Zukunft der Psychosomatik auszutauschen.

Überhaupt verschafft mir die regelmäßige Bewegung im Freien endlich wieder eine gesündere Gesichtsfarbe, die ich sonst nur mit Hilfe von Selbstbräunungscreme erreichte. So hob sich wenigstens meine angemalte Vitalität von der Farblosigkeit meines Dienstalltags ab.

*

Posteingang, Postausgang, Unterschrift, erledigt, zur Weiterbearbeitung an die Assistenten. Arztbriefe stapeln sich immer höher, wartend auf Korrektur. Mechanisch, ohne den Text im Einzelnen genau zu lesen, arbeite ich mich durch die Gebirgszüge von Papier. Wer berechnet einmal den administrativen Verschleiß von Ärzten aller Hierarchieebenen durch Dokumentation und Ausfüllen von endlosen Datenblättern? Letztendlich interessieren doch nur die abschließende Diagnose, der möglichst kurze Verlauf und die therapeutischen Weiterempfehlungen.

Auch das geplante Qualitätssicherungsprojekt wird ein Zeitfresser ohne Ende. Mehr Dokumentation befriedigt zwar Kostenträger, wird aber die ohnehin begrenzte Zeit der Ärzte und Psychologen für das Einzelgespräch noch weiter verkürzen helfen. Von 45 Minuten Einzeltherapie zweimal pro Woche sind wir bereits meilenwert entfernt.

Nur die Mitteilungen von meinem orthopädischen Kontrahenten lese ich etwas genauer. Doch der Ärger über seine Feststellungen lässt zunehmend nach. Die menschliche Psyche wird mit der Zeit recht anpassungsfähig.

Der Klinikförderpreis

Während der nächsten Wochen finde ich endlich etwas Zeit, einmal den Schreibtisch aufzuräumen. Plötzlich fällt ein Brief älteren Datums aus dem Stapel. Er ist noch an meinen Vorgänger gerichtet, von diesem jedoch nicht mehr geöffnet worden. Nach kurzem Zögern falte ich das Schriftstück auf. Darin findet sich die Einladung zu einer Veranstaltung eines Kreditinstitutes. Offenbar hat sich der frühere Chefarzt mit seinem Therapieprogramm um den jährlich ausgeschriebenen Klinikförderpreis beworben. Immerhin sind wir in der Endauswahl! In drei Monaten steht die Vergabe des Förderpreises für innovative Behandlungskonzepte an. Wir sind eingeladen!

Am Tag der Preisverleihung sagen Herr Keilhauer und Herr Greifzu einen Termin mit mir in der Zentrale aus Krankheitsgründen ab. Also fahre ich direkt zu der Veranstaltung. Im gigantischen Empfangsbereich der Bank steht ein Buffet vom Feinsten bereit. Nach circa einer halben Stunde hält vor dem Gebäude plötzlich ein schwarzer Mercedes, der mir bekannt vorkommt. Beide Geschäftsführer sind offensichtlich reisefähig. Wie könnte ich mich jetzt optimal verhalten? Noch bevor ich eine Antwort darauf finde, haben sie mich auch schon entdeckt. Die Überraschung ist ihnen anzusehen. Ich gehe auf beide zu und begrüße sie mit einem sehr freundlichen »Schön, dass wir uns hier wiedersehen!« Ich bekomme keine Antwort. Mechanisch reichen sie mir die Hand und wenden sich frostig wieder ab.

Die Gästeschar wird immer illustrer. Vertreter verschiedener

Banken sind anwesend, hinzu kommen auch Politprominenz und Vertreter der Kostenträger. Eine Staatsministerin erscheint als Ehrengast. Beide Geschäftsführer eilen zu ihrem Empfang. Kurz danach trifft auch die leitende Mitarbeiterin einer großen Versicherung ein. Wer hat diese Dame eigentlich eingeladen? Ihr späterer Vortrag enthält die bekannten diplomatischen Phrasen, vor allem das Lob an die Klinikbetreiber als Förderer von Arbeitsplätzen.

Mehrere Kliniken werden ausgezeichnet. Ein Schlaflabor und ein besonderes Therapieangebot für Jugendliche zählen unter anderen zu den Preisträgern. Hinter mir sitzen die Herren Greifzu und Keilhauer. Sie tuscheln immer noch aufgeregt miteinander. »Wie kommt der denn an diese Einladung? Wir sind doch immer ein geschlossener Kreis! Dr. Eichler ist doch auch nicht eingeladen.«

Nach einer Festansprache über Ethik und Medizin befinden sich fast alle Teilnehmer im Halbschlaf. Nun präsentiert sich das Kreditinstitut als unermüdlicher Förderer von Innovationen in der Wissenschaft. Endlich applaudieren und aufstehen können, das ist ein idealer Weckreiz! In der Pause können wir uns den hauspolitisch wichtigen Gesprächen in den Kleingruppen widmen.

Die Ministerin erweist sich als sehr gefragte Gesprächspartnerin. Die Preisträger hingegen stehen recht vereinsamt am Rande. Auch die Dame aus dem Vorstand der Krankenversicherung wird von zahllosen Klinikbetreibern umringt. Jeder buhlt um ihre Aufmerksamkeit und unterbietet wahrscheinlich den anderen mit einem noch geringeren Pflegesatz, nur um belegt zu werden. Auch mit unseren beiden Geschäftsführern vertieft sie sich in ein intensives Gespräch. Ist sie etwa auf Einladung der Unternehmensgruppe zu dieser Veranstaltung angereist? Hier verschachern sie also ihre Betten?! Offiziell ist natürlich nur die Qualität der Klinik entscheidend. Das ist das politische Mäntelchen, um Patienten und Öffentlichkeit in Sicherheit zu wiegen. Denn wer ahnt schon, was ihn in einer Discount-Klinik erwartet?

Nachdem sich die Herren Greifzu und Keilhauer von der Dame abwenden, nutze ich die Gelegenheit, um mich vorzustellen. Sie kennt mich? Offensichtlich ist unser Klinikkonzept auch durch ihre Hände gegangen. Der Kostenträger würde allerdings bereits über genügend Vertragskliniken verfügen und sei nicht auf die Akquirierung von neuen Betten angewiesen. Sie sagt das ganz nüchtern, wertfrei, geradeheraus. Doch unter mir beginnt der Boden zu schwanken. Monatelang setzte mich die Geschäftsführung unter massiven Druck, das Therapiekonzept zur Vorlage bei der Krankenversicherung auszuarbeiten. Kein anderes Thema ist klinikintern in meiner Anfangsphase als Chefarzt als so bedeutsam eingestuft worden, wie die schriftliche Darlegung der Zusammenarbeit zwischen Psychosomatik und Orthopädie in märchenhaften Visionen. Ich wurde bis zur Erschöpfung durch die Mangel gedreht, als würde das der Preis meiner Position und für eine bessere Belegung sein. Als könnte damit eine positive Entwicklung angeschoben werden. Als würde es von meinem Einsatz abhängen, ob und in welcher Form die Psychosomatik erhalten bleibt. Und nun das! Es ging die ganze Zeit nur darum, so viel Saft aus der Zitrone zu pressen, wie nur möglich. Und danach: Der Nächste bitte! Durch eine einzige Information fällt alle Hoffnung wie ein Kartenhaus zusammen. Wie lange wusste die Geschäftsführung schon von dem negativen Bescheid? Unvorstellbar für mich, dass ich der Erste bin, der die Nachricht erhält. Am Überleben der Klinik hängen nicht nur ein Therapiekonzept, sondern unsere Arbeitsplätze und damit menschliche Schicksale. Ich bin vollkommen verunsichert, ein Schwindelgefühl packt mich. Eine der Sitzecken fängt mich auf. Wortgruppen der Teilnehmer rauschen an mir vorbei. Satzfetzen und Gedankenblitze summen im Ohr. Fühlt sich so eine beginnende Ohnmacht an? »... internationale Privatpatienten ... gynäkologische Angebote und Schönheitschirurgie … Standortsicherung … alles fördern … wir … seit über zehn Jahren am Markt … wissenschaftliche Aufarbeitung … Qualitätssicherung … fliege demnächst nach Saudi-Arabien … Strukturwandel im Bereich der Rehabilitation … Akutkliniken müssen sich verzahnen … Wettbewerb … Wettbewerb … Wettbewerb … medizinische Versorgungszentren … das Bettenangebot ist ausreichend …« Eine Firma, die internationale Patienten vermittelt, wirbt um die Aufmerksamkeit der Geschäftsführer.

Das kühle Mineralwasser holt mich in die Gegenwart zurück. Auch das Ohrensausen wird endlich besser. Wie kann ich diese ernüchternde Nachricht ehrlich an meine Mitarbeiter weitergeben? Viele von ihnen sind aufgrund meiner Empfehlung in die Klinik eingetreten, denn zum Träger besteht längst kein Vertrauen mehr. »Wenn es einer schafft, dann du!« Diese Worte eines Freundes hallen wieder und wieder in meinen Ohren.

Die Politikerin wird derweil als Ehrengast an das Mikrofon gebeten. Die Kostenträger und Klinikbetreiber seien Wohltäter für die Regionen. Mit den Belegungsverträgen sichere man Arbeitsplätze. In unserer Klinik stehen sie aber täglich auf der Kippe. Lobeshymnen an die anwesenden Klinikträger, die kennen wir schon. Ihre Ausführungen sind mir bekannt. Sie entwirft die Zukunft des deutschen Gesundheitswesens. Ein Manuskript ist für sie entbehrlich. Sie kennt ihre Ausführungen inzwischen auswendig.

*

Am gleichen Abend fahre ich noch einmal in die Klinik. Es ist schon nach 19 Uhr und ich bin mir fast sicher, dass Dr. Eichler pünktlich das Haus verlässt. Insofern sind keine Dramen mehr zu erwarten. Diesmal bin ich schneller gewesen als er, denn er hat nichts von der Einladung zum Klinikförderpreis der Bank erfahren. Die Geschäftsführung ist nicht ohne Grund an unserer Abwesenheit interessiert. Die heutigen Gäste, und vor allem die Kontakte sind für die Träger zu sensibel, um Chefärzte dabei zu haben, die nicht handverlesen sind.

In den folgenden Stunden kontrolliere ich die Dossiers der Patienten und korrigiere Anordnungen. Die Dokumentation wird auch in den Rehabilitationskliniken, wie beschrieben, nicht nur immer umfangreicher, sondern auch bedeutsamer. Vielfach gibt es Beschwerden noch Monate nach dem Aufenthalt. Wir müssen stets gerüstet sein.

Einzelne Patienten suchen noch das Gespräch mit mir und die Krankenschwestern hadern weiterhin mit ihrer neuen Pflegedienstleitung. Wenigstens ist der Nachtdienst jetzt doppelt besetzt. Insofern ist eine Schwester mit orthopädischen Kenntnissen tatsächlich für ihre Abteilung und eine zweite Pflegekraft für die psychosomatischen Klienten verantwortlich.

Natürlicher Widerstand

Der wild wuchernde, romantische Park um unsere Klinik herum, beheimatet auch eine prächtige Tanne. Oft begebe ich mich am Abend unter ihren Schutz. Mit der fragwürdigen Begründung, sie würde den Blick verstellen, entscheidet die Hauptverwaltung eines Tages, den Baum zu fällen. Er hat schon so viel gesehen und ist noch immer voller Kraft: zwei Weltkriege, das Wirtschaftswunder, die goldenen Jahre der Kurkliniken und soll nun im neuen Jahrtausend einer profanen Kettensäge nachgeben. So kommt es, dass sogar unsere Patienten Mitleid mit diesem Baum entwickeln. Er ist zum Symbol der Klinik geworden und überragt in seiner Höhe deren Dach um wenige Meter. Alle sind sich einig: Für diesen Baum muss ein Veto her, um ihn vor der Vernichtung zu bewahren. Es entsteht ein Briefentwurf mit der Bitte, die Tanne aus ökologischen Gründen zu erhalten. Die Mehrheit unserer Mitarbeiter der Psychosomatik und zahlreiche Patienten unterschreiben ihn. Damit induzieren wir erneut ein Politikum. Klienten und Mitarbeiter verbünden sich für ein Anliegen gegen eine Entscheidung der Unternehmensgruppe – das hat es in deren Geschichte wohl nur selten gegeben. Man verzichtet seitens der Leitung sogar auf die übliche Faxantwort. Das macht stutzig. Zehn Tage später erreicht mich ein Telefonanruf, dass der Baum demnächst entfernt wird.

Noch bevor ich den Mitarbeitern und Patienten mitteilen kann, dass unsere Intervention keine Beachtung findet, rücken die Scharfrichter an. Die Tanne wird vor unseren Augen in meterdicke Stücke zerlegt. Die Psychosomatik unterbricht ihre Therapiesitzungen und alle Teilnehmer blicken gebannt auf dieses vitale Kraftpaket, dessen Widerstand bis in die letzten Minuten spürbar ist. Unerbittlich schneiden sich die Zähne der Sägeblätter in Minuten durch Jahresringe und damit durch ein ganzes Leben. Als die zweite Kette um ihre Wipfel gelegt wird und der entscheidende keilförmige Schnitt im Wurzelbereich vollzogen ist, bäumt sich die Tanne noch einmal in ihrer majestätischen Pracht auf, um danach in sich zusammenzufallen. Der Baumstumpf jedoch trotzt aller Zerstörungswut. Der Lärm der Sägeblätter schwillt immer und immer wieder ohrenbetäubend an. Vergeblich, es gelingt ihnen nicht, den Sockel der Tanne zu zerstören. Das Wurzelwerk ist so fest im Boden verankert, dass tagelange Erdarbeiten nötig wären, um die gesamte Fläche von den Wurzelresten zu befreien. Was für ein Gleichnis für den Zustand unserer psychosomatischen Abteilung! Was sich vor dieser Klinik im Augenblick abspielt ist eine einzige Metapher auf unsere Situation.

Schließlich thront an der Stelle, wo der Baum stand, einer Grabplatte gleich, der Wurzelstumpf und gibt die Blicke zum Haupteingang frei. Zwei kümmerliche Dauergewächse in Kübeln verunzieren nun dessen Stufen. Patienten und Besucher haben jetzt ungehindert Zugang zu einem Glasschaukasten, in dem verblichene Thesen über Sinn und Zweck der Rehabilitation informieren. Bravo.

Personalfragen

Die ärztliche Kapazität in unserer Abteilung reicht nicht mehr aus. Ich muss die Hilfe der orthopädischen Abteilung für die Aufnahmeuntersuchungen in Anspruch nehmen. Es fällt mir nicht leicht, Dr. Eichler, dessen Macht täglich stärker wird, um einen Gefallen zu bitten. Immerhin gelingt mir doch noch, die Ausschreibung einer Oberarzt- und Assistentenstelle im *Ärzteblatt* durchzusetzen. Tatsächlich gibt es noch vereinzelt deutschsprachige Bewerber, die anderen kommen aus Osteuropa. Die Ferienregion und die Fata Morgana vom leistungsorientierten Gehalt strahlen doch noch ihren Zauber aus.

Die Bewerbungsgespräche werden zwar primär in unserer Klinik geführt. Der Verwaltungsleiter und der Chefarzt vor Ort gestalten jedoch mittlerweile nur noch das Qualifikationsspiel, während das Finale direkt in der Geschäftsführung ausgetragen wird. Auch Verwaltungsleiter Jahnsen grämt sich aufgrund dieser Regelung.

Nachdem ein geeigneter Bewerber gefunden ist, muss ich gemeinsam mit dem Personalchef, Herrn Walther, die letzten Vertragsverhandlungen in der Zentrale durchführen. Wir sind uns in gegenseitiger Abneigung verbunden. Die Begrüßung bei unserem Zusammentreffen fällt entsprechend kühl aus. »Ich bitte Sie zu einem kurzen Vorgespräch, Herr Chefarzt!«, beginnt er. »Sie wissen, was wir von Ihnen erwarten. Nachdem der Wohlgemut und die Petters fehlen, brauchen Sie Verstärkung, das ist richtig. Aber Ihre Belegung ist so mäßig, dass wir Ihnen nur einen Arzt zubilligen, das verstehen Sie doch, oder?« Nein, ich verstehe nicht. »Sie haben mir bei Einstellung die volle Personalausstattung zugesichert und darauf bestehe ich!« Mir platzt der Kragen und ich setze nach: »Ich kann nur mit einer kompletten Mannschaft das Therapiekonzept mit Leben erfüllen. Unsere Abbrecher sind größtenteils durch den chronischen Personalmangel bedingt. Wir halten nicht, was der Klinikprospekt verspricht!« – »Sie müssen neue Führungsqualitäten entwickeln, Herr Chefarzt. Ich meine Führen und KONTROLLIEREN! Ihnen ist doch klar, dass Herr Dr. Eichler als Vorbild anzusehen ist. Nehmen Sie sich an ihm ein Beispiel! Er weiß auf Knopfdruck, wo seine Mitarbeiter sind. Er hat mir das anhand seiner Therapieplanung mit seiner Software bei meinem letzten Besuch eindrucksvoll demonstriert! Nutzen Sie auch die Möglichkeiten des Intranets, um die Arbeitsmoral Ihrer Mitarbeiter zu optimieren?« Was soll diese Frage? Er weiß doch genau, dass ich den PC nicht dafür nutze. »Wir müssen außerdem auf die betriebswirtschaftliche Seite achten. Wir können den Ärzten doch keine Traumgehälter bezahlen, oder?«, meint er süffisant. Weiß er doch bestens, dass die Vergütung bereits weit unter öffentlichen Tarifvereinbarungen liegt. Weihnachtsgeld und Urlaubsgeld sind längst nicht mehr garantiert, sondern eine freiwillige Leistung des Unternehmens.

*

Der Kandidat betritt den Raum, Herr Walther mustert ihn kritisch und klappert seine Standards herunter: Bewerbungsgrund, möglicher Eintrittstermin, klinische Belastbarkeit. Viele Fragen hat der Mann schon bei uns in der Klinik direkt beantwortet. Wahrscheinlich fragt er sich, warum eine andere Person in Anwesenheit eines schweigenden Chefarztes diese Prozedur wiederholt. Der Kandidat tritt sehr vorsichtig auf. Er steht unter einem hohen Druck, da er seine Arztpraxis aus wirtschaftlichen Gründen aufgeben musste. Deshalb akzeptiert er, zu meinem Erstaunen, auch den nochmals heruntergehandelten Haustarifvertrag, mit dem er fast 25 Prozent seines Gehalts einbüßt.

Auch der Lohn von weiteren Kandidaten wird knallhart gedrückt. Zum Beispiel das eines Ergotherapeuten, der mit einer Halbtagsstelle seine Familie ernähren muss. Trotzdem ist er froh, überhaupt eine Anstellung zu finden. Die Psychologin mit Psychotraumaausbildung, die sich bisher ergebnislos bewarb, bekommt ebenfalls einen mageren Vertrag. Psychologen gibt es derzeit mehr als genug und sie müssen – wie bereits erwähnt – vielfach Arztstellen besetzen, ohne über die medizinische Ausbildung zu verfügen. Daraus folgt weitere Mehrarbeit für die verbliebenen Ärzte. Zumindest was die medizinische Seite der Behandlung angeht. Man kann es nicht oft genug sagen: Der reine Psychotherapiepatient ohne schwere Begleiterkrankungen gehört in der Klinik der Vergangenheit an. Es ist ein Teufelskreis, aber immerhin eine feste Anstellung und die Möglichkeit für Psychologen, erste Berufserfahrungen zu sammeln. Das macht die Bewerber und vor allem deren Hausbank glücklich. Ich schäme mich für diese Anstellungsbedingungen.

*

In den nächsten Wochen erhalte ich den gefürchteten Termin für die so genannte Kleine Audienz. Sie ist jenen Chefärzten vorbehalten, deren Kliniken Probleme machen. Wieder unruhige Nächte. Endlich hat sich meine Personalsituation etwas entspannt und sofort muss ich mich für die unvollständige Belegung rechtfertigen. Alles läuft nach dem Motto: »Nun haben Sie Personal, aber diese faulenzen doch nur!« Obwohl sie wissen, dass auch die Orthopädie bei Bedarf medizinisch von uns mitversorgt wird und die wenigen noch verbliebenen Therapeuten, ein Arzt mit Teilzeitstelle und zwei Psychologinnen, schon kaum noch für das psychosomatische Therapieprogramm ausreichen. Die vorhandenen Patienten erweisen sich als sehr anspruchsvoll und beschweren sich regelmäßig beim Kostenträger, wenn wir zum Beispiel Therapien aus Personalmangel absagen müssen. Fazit der Vorladung: Steigern Sie Ihre

Belegung oder die Psychosomatik wird dicht gemacht! Kein Wort über eine Verantwortung der Zentrale für das chancenlose Therapiekonzept, die versprochenen Bemühungen um Akutbetten, die Zusammenarbeit mit einer Kinderklinik. So gestaltet sich die Motivationsförderung zu einem Drahtseilakt.

Aus dem Osten kommt das Licht

Russisches Roulette

Mich erreicht erneut ein Anruf der Personalabteilung mit der Aufforderung, umgehend zu erscheinen. In seinem Büro überreicht mir Herr Walther eine Akte: »Hier, Herr Chefarzt, habe ich für Sie noch die Bewerbung einer Russin.« – »Einer Russin?« Die Geschäftsführung erstaunt mich immer wieder, denn deren Vorurteile gegenüber ausländischen Ärzten sind seit langem bekannt. »Wir bevorzugen wohl jetzt Russisches Roulette?«, frage ich. Er verzieht keine Miene. »Ja, sie hat besondere Qualifikationen. Sie hat Russland schon vor der Perestroika im Ausland vertreten.« – »Das scheint ja eine sehr qualifizierte Bewerberin zu sein.« – »Ja, ja, nehmen Sie sich die Unterlagen einfach mit!«

Bereits zwei Wochen später wird Frau Dr. Karinskaja ohne Rücksprache mit mir eingestellt. Ich zweifle nicht an ihrer medizinischen Qualifikation. Stutzig macht mich ihre internationale Bewegungsfreiheit in Zeiten, in denen der Eiserne Vorhang für Normalsterbliche kaum zu überwinden war.

Frau Dr. Karinskaja beginnt ihren ersten Tag und wird von Dr. Eichler sofort empfangen. Kein Zweifel, er bemüht sich sehr um diese Mitarbeiterin, während ich noch etwas Distanz wahre. Nach einer kurzen Begrüßung bittet mich Dr. Eichler, ihr zunächst die orthopädische Logistik darstellen zu können. Warum auch nicht? Am Nachmittag klopft sie dann an meine Tür. Das ist zwar unüblich, denn normalerweise führt der Weg zu mir an meiner Sekretärin vorbei. Doch sie lächelt sehr charmant und beginnt: »Ich habe mich lange um eine Stelle in Deutschland bemüht. Wissen Sie, mein Mann ist Militärarzt auf

Kamtschatka gewesen. Heute betreibt er in Deutschland ein Hard Rock Cafe. Ich selbst bin Hygieneärztin, habe aber an einem Institut viel Forschungsarbeit geleistet.« Ich kläre Dr. Karinskaja kurz darüber auf, was unsere Klinik vom Spektrum her von ihr erwartetet, nämlich eine Arbeit als Assistenzärztin. Obwohl sie habilitiert ist und den Titel »Privatdozentin« führt, scheint ihr diese Tätigkeit doch nicht zu einfach zu sein.

In einem weiteren Gespräch deutet sie mir augenzwinkernd ihre Geschäftsidee an, die viele unserer Belegungsprobleme lösen könnte. Ich bin sehr gespannt. Dem Geheimnis auf der Spur, nehme ich einen Monat später und sehr neugierig den Termin in der Geschäftsführung wahr. Entgegen sonstiger Gewohnheiten werde ich sofort empfangen. Heute kein Weichkochen, was ist bloß los? Der Prokurist, Herr Greifzu und Herr Keilhauer warten bereits. »Herr Chefarzt, wir müssen ihnen Folgendes erklären: Aufgrund unserer Situation in der Klinik haben wir uns entschlossen, zur Patientenakquise auch den osteuropäischen Raum einzubeziehen.« Nun wird mir einiges klar. »Sie wissen doch, russische Patienten sind in der Regel Barzahler«, erklärt Herr Keilhauer weiter. Deshalb also die vertraulichen Gespräche während der Verleihung des Klinikförderpreises mit Vermittlungsfirmen internationaler Privatpatienten und Politikern. Die Katze ist aus dem Sack! »Nun, davon habe ich zwar bisher nur in den Medien gehört ...«, sage ich, war mir aber bisher nicht darüber im Klaren, dass ich selbst so nah am Puls der Zeit lebe. »Sie sind doch diesen Patienten gegenüber offen?« –»Natürlich.« Was soll man auf so eine Frage auch anderes antworten. »Sie wissen ja ebenfalls, dass sogar renommierte Kliniken, aufgrund der neuen Abrechnungssysteme in Deutschland, zunehmend schlechter belegt sind.« – »Sie meinen zum Beispiel chirurgische Universitätskliniken?« – »Ja, nicht nur die, alle operativen Fachrichtungen würden sich über einen Zustrom von Barzahlern aus dem Osten freuen! Wären Sie bereit, Herr Chefarzt, die Kollegen entsprechend zu informieren?« Auch das bejahe ich. »Wir stellen uns vor, dass die Patienten aus Russland über Dr. Karinskaja vermittelt werden, natürlich ganz diskret. Nach der akuten operativen Behandlung in den führenden Krankenhäusern der Umgebung werden wir die Rehabilitation in unseren Kurkliniken durchführen. Sie interessieren sich doch auch für posttraumatische Belastungsstörungen?« Ah, jetzt kommt das Filetstück! »Natürlich«, wiederhole ich stereotyp, »das haben wir ja schon besprochen.« Nun wird mir die Situation noch klarer. »Und Sie wissen, wie viele Terroranschläge es in Russland mittlerweile durch bürgerkriegsähnliche Zustände gibt?« Ich fasse es nicht mehr: Unsere Geschäftsführung interessiert sich plötzlich für den psychosomatischen Leidensdruck in Osteuropa. »Wir schlagen Ihnen vor, Ihr Behandlungskonzept für Stress- und Belastungsreaktionen zu modifizieren, es hat uns schon immer sehr interessiert. Insbesondere, weil ja Frau Dr. Karinskaja auch die Sprache der Patienten beherrscht. Wir stellen uns vor, dass Sie zur Knüpfung erster Kontakte mit ihr zusammen eine Reise nach Russland unternehmen.« – »Ach so?«, frage ich erstaunt. »Natürlich ganz privat. Über einen Kostenzuschuss werden wir später sprechen. Sie verstehen doch, Herr Chefarzt. Sie wissen doch, was wir meinen? Standesrechtlich dürfen wir ja keine Patienten einkaufen, nicht wahr …« – »Ja, natürlich. Selbstverständlich. Ich verstehe wohl, was Sie meinen, meine Herren!« Abschließend schlage ich vor, einen Vortrag über psychosomatische Themen zu halten, die russische Kollegin könnte ihn simultan übersetzen.

*

Am 3. Oktober, dem Tag der Deutschen Einheit, gehen wir auf Reisen und fliegen in geheimer Mission nach Moskau.

In den Abendstunden treffen wir in der russischen Hauptstadt ein. Dort empfängt uns vor dem Airport eine riesige Baustelle. Ich bewundere das endlose Meer von geparkten Fahrzeugen aller Typen. Hier landen also die verschwundenen Edellimousinen aus Westeuropa?

Da sich die Ereignisse der letzten Tage so überstürzten, bin ich gar nicht dazu gekommen zu realisieren, dass ich mich im früheren Weltreich der russischen Zaren befinde. Selbst den obligatorischen Reiseführer, den ich sonst immer mitnehme, habe ich vergessen. Dr. Karinskaja führt mich durch die wartenden Menschenreihen, bis wir vor einem etwa zwei Meter großer Herrn in einem abgewetzten Sakko stehen bleiben. Er stellt sich als Professor Malakow vor und scheint mit Dr. Karinskaja sehr gut befreundet zu sein. Nach dem Austausch von Bruderküssen, begrüßt er mich mit Handschlag und nimmt sofort mein Gepäck. Einerseits freut es mich sehr, dass er sich so bemüht, andererseits frage ich mich, warum er keinen Fahrer bei sich hat. Schließlich hatte Frau Dr. Karinskaja seine Position als sehr bedeutsam dargestellt.

Mit einer russischen Limousine älterer Bauart fahren wir nun in Richtung Stadtzentrum. Endlose Häuserreihen stalinistischer Prachtbauten gleiten an uns vorüber. Sie umrahmen mehrspurige Straßen, die in das Machtzentrum dieses Riesenreiches führen. Alles in allem wirkt Moskau dunkel und zunächst nicht besonders attraktiv. Nur in der Innenstadt werben Leuchtreklamen aller Weltmarken um die Gunst der Kundschaft, die den American Way of Life ersehnt. Meine Begleiter unterhalten sich in der Landessprache. Ich bin sehr erschöpft und wünsche mir nur noch, bald schlafen zu können. Das Auto hält schließlich vor einem wunderschönen Stadtpalais, das ein Hotel beherbergt. In meinem Zimmer angekommen, präsentiert mir der Blick aus dem Fenster die funkelnden Symbole der russischen Nation.

*

Das Frühstück ist hervorragend. Ich nutze die Zeit bis zur Verabredung, um den großzügigen Wellnesskomplex des Hotels zu besuchen. Gegen 10 Uhr erwarten mich Dr. Karinskaja und

Professor Malakow in der Lobby und informieren mich, dass mein Vortrag schon am Nachmittag stattfinden werde. Um teilzunehmen, wären sogar Ärzte aus Sibirien angereist. Wieder fahren wir über endlos erscheinende Ausfallstraßen. Erst am Kreml, dann am Mega-Hotel »Rossia« vorbei, über die Alleen in Richtung Vorstadt. Komisch, dass die Universitätsklinik so weit weg vom Zentrum liegt. »Nein, nein«, meint Dr. Karinskaja, »der Vortrag findet nicht dort statt, sondern ist in eine periphere Klinik verlegt worden, die sich mit Orthopädie und Psychosomatik beschäftigt.«

Ein wenig später kommen wir in einer Siedlung an, die aus über 30 Meter hohen Plattenbauten besteht. Der Tagungsort befindet sich hinter einer Betonmauer mit Stacheldraht und einem rot-weißen Schlagbaum. Die ganze Szenerie erinnert an den Checkpoint Charlie zu Zeiten des Kalten Krieges.

Das Krankenhaus wirkt insgesamt eher heruntergekommen. Das Entree ist dunkel, fast düster, die Flure sind von verschmutzten Neonröhren gesäumt, welche die Gänge nur diffus erhellen. Wir betreten den Vortragsraum, einen früheren Kinosaal. Die Bestuhlung, der rote Plüschvorhang, eine Bühne, davor ein altes Klavier … Versunkene Zeit.

Der Projektor ist vorbereitet. Viele Ärzte sind, aufgrund der weiten Entfernungen, bereits am Vorabend angereist, so dass die Tagung pünktlich beginnen kann. Ich berichte über psychosomatische Theorien und Therapiekonzepte in unserem Land. Dabei fällt mir auf, dass, im Vergleich zu den Veranstaltungen in Deutschland, die Kollegen in Russland konzentriert zuhören. Niemand kommt hier zu spät, niemand wird durch ein Mobiltelefon gestört. Im Raum ist es so geräuschlos, wie ich es nur von den spannendsten Vorlesungen meiner Studentenzeit kenne. Dr. Karinskaja übersetzt. Das Auditorium ist sehr interessiert und stellt eifrig Fragen. Danach stärken wir uns mit frischem Obst, Mineralwasser und stellen uns für das übliche Erinnerungsfoto vor dem Eingang der Klinik auf.

Im Anschluss bitte ich um eine Führung. Doch diese lehnen meine Begleiter in einer Mischung aus Scham und Trotz ab. Es ist ihnen offenbar sehr unangenehm, diese Räumlichkeiten zu präsentieren. Die Etagen sind mit vergitterten Milchglastüren verschlossen. Ich werde darauf hingewiesen, dass es nicht üblich sei, diese Klinik ohne offizielle Genehmigung zu besuchen. Aber die Physiotherapie dürfe ich mir gern anschauen.

Wir betreten ein Kellergeschoss. Das bedrückende Gewölbe ist mit Vorhängen aus einem dunklen derben Stoff in kleine Boxen aufgeteilt. Die Liegen sind am Kopfende mit elektrischen Geräten ausgestattet, die ich aus Deutschland nicht kenne. Wie ich erfahre, handelt es sich um Reizstromgeräte, die mir von der leitenden Therapeutin vorgestellt werden. Die russische Medizin verfügt, wie es aussieht, über eine große Tradition, den menschlichen Körper mit Stromstößen zu stimulieren. Sie werden auch bei Managern eingesetzt, die unter haltungsbedingten Rückenschmerzen leiden, um ein Muskelaufbautraining durchzuführen, klärt mich die Physiotherapeutin auf und bittet mich wiederholt, ihr einen Gegenbesuch in Deutschland zu ermöglichen.

*

Am nächsten Morgen holt mich Dr. Karinskaja ab. Ich bin sehr gespannt auf die Kontakte mit russischen Krankenversicherungen. Unser erster Ansprechpartner, beschäftigt bei einem großen privaten Versicherungsunternehmen, sitzt in einem Gebäude des internationalen medizinischen Zentrums im Herzen von Moskau, das in seiner modernen Architektur den Funktionsbauten deutscher Großkliniken in nichts nachsteht.

Wieder passieren wir die ganze Kontrolleskorte. Normalerweise selektieren die Kreditkartengeräte das Publikum nach dem Sicherheitscheck. Nur die Besucher dürfen passieren, deren Kreditkartendeckung durch die Maschinen überprüft wurde. Danach eröffnen sich dem Patienten schöne Wartezimmer mit Videofilmen und sanfter Musik. Zwei Mitarbeiter der

Krankenversicherung empfangen uns unverzüglich. Frau Dr. Karinskaja stellt uns in ihrer Landessprache vor und berichtet über deutsche Kliniken, die Patienten sowohl zur operativen Versorgung als auch zur Rehabilitation übernehmen könnten. Die russischen Gesprächspartner nehmen die Angebote aufmerksam zur Kenntnis und stellen überraschenderweise kaum Fragen zum medizinischen Konzept. Die Thematisierung ganz anderer Probleme scheint wichtiger: Wo befindet sich das nächste Casino? Wie weit ist der nächste Nachtclub entfernt? Außerdem interessiert die Distanz unserer Klinik zur Stadt Baden-Baden. Für anspruchsvolle Privatpatienten wird besonderer Wert auf die Hotelunterbringung gelegt, insbesondere auf die Möglichkeit, die »Privatsekretärinnen« mitzunehmen.

Nach einigem Nachdenken bemerkt der Mitarbeiter, während er auf seine Akten zeigt: »Bei entsprechender Provision habe ich es in der Hand, Ihnen Patienten zu vermitteln.« Auf unsere Frage, ob wir denn die Ersten seien, die sich bei ihm vorstellten, meint er lächelnd und kopfschüttelnd: »Sie sind bereits der dritte Klinikträger, der sich bei uns um Patiententransfer bemüht.«

Er sei, nach Umfang seiner finanziellen Mitbeteiligung, gern bereit, wohlwollend über die Patientengruppen zu entscheiden, deren Behandlung in unserer Klinikgruppe stattfinden könne. Ich weise darauf hin, dass wir nicht bevollmächtigt seien, über seine Provision zu entscheiden. Dr. Karinskaja spürt meine Zweifel. »Ich habe noch ein gutes Gefühl, so verlaufen in der Regel Geschäftsgespräche in Russland. Wir wurden doch sehr freundlich aufgenommen«, versucht sie meine Bedenken zu zerstreuen. Wir müssten nun zügig entscheiden, wie hoch die Umsatzbeteiligung für die russischen Krankenversicherer sein könnte.

Am Nachmittag fliegen wir in Begleitung von Larissa, der Sekretärin von Professor Malakow, nach Sankt Petersburg, um mit weiteren Krankenversicherern zu verhandeln. In der Billigflugbörse schauen mich beide Frauen nachdenklich an, als es um die Bezahlung der Tickets geht. Es ist immer wieder interessant zu beobachten, wie psychologischer Druck aufgebaut werden kann. Widerstrebend buche ich die Flüge mit meiner Kreditkarte.

*

Sankt Petersburg erinnert mich mit seinen unzähligen Brücken und Wasserstraßen sehr an europäische Städte, leider aber auch an den Krieg. Es verbleiben uns noch zwei Stunden vor dem ersten Termin. Diese nutzen Larissa und ich für einen Besuch der Eremitage. Am frühen Nachmittag treffen wir uns wieder mit Dr. Karinskaja, die in der Zwischenzeit einen Studienfreund besucht hat. Meine Nachmittagsmüdigkeit verlangt nach einem Muntermacher. In einem Literatur-Café genießen wir einen Cafè Latte aus einer Espressomaschine neuester Bauart. Die Wände sind mit prunkvollen Bücherregalen verziert. Die meisten Gäste lesen tatsächlich. Auf den Einbänden sind Namen wie Puschkin, Tolstoi, aber auch Paulo Coelho zu erkennen. Die angenehme Stille erinnert an eine Universitätsbibliothek. Die Getränkeauswahl verdeutlicht schon an ihrem Preisniveau, dass sich diese Literateninsel nicht an Jedermann wendet. Dr. Karinskaja sitzt mir nachdenklich lächelnd gegenüber. Ob sie jetzt endlich ihr Geheimnis lüften wird? Auf meine Frage »Wie haben Sie eigentlich die Stelle in unserer Klinik gefunden?«, antwortet sie diplomatisch: »Das sollten wir später bereden. Ich würde gern mit Ihnen das nächste Gespräch mit den russischen Partnern vorbereiten.« Nach dieser Ansage trinken wir weiter schweigend unseren Kaffee. Dr. Karinskaja bleibt während der gesamten Reise freundlich, aber sehr distanziert. Mit Larissa unterhält sie sich – natürlich – in russischer Sprache.

Der Empfang in der Filiale der Privatversicherung ist in St. Petersburg herzlicher als in Moskau. Wir werden mit der viel gerühmten russischen Gastfreundschaft verwöhnt. Neben Wodka und Brot stehen kleine deftige Speisen auf dem Tisch. Die leitende Ärztin deutet auf den Hof. Dort stehen zwei moderne

Rettungswagen neuester deutscher Bauart, die ich im östlichen Ausland nicht erwartet hätte. Deren Einrichtung gleicht einer Intensivstation. Diese Ausstattung steht in krassem Gegensatz zu der psychosomatischen Klinik, die ich in Moskau gesehen habe. Auf meine Nachfrage lächelt die Ärztin und erklärt, dass diese Rettungswagen natürlich nur für exklusives Publikum reserviert seien. Insbesondere, wenn dieses von der Klinik zum Flughafen gebracht und dann weiter ins Ausland zur Behandlung geflogen werde.

Das Gespräch verläuft insgesamt sehr offen und uns gegenüber wohlwollend. Wir sind fast sicher, neue Partner gewonnen zu haben. Eine Frage wird allerdings noch diskutiert, auf deren Intensität ich nicht vorbereitet bin: Auf Seiten der Krankenversicherer entsteht der Wunsch, in Deutschland auch Patienten für Organtransplantationen unterzubringen. Ich weise auf die ethischen Regelungen hin, die meine Gesprächspartner aber nur mit einem verlegenen Lächeln quittieren.

*

Wieder zurück in Moskau möchte ich Dr. Karinskaja und Professor Malakow sehr gern noch zum Essen einladen, um mit ihnen die vergangenen Tage zu besprechen. Doch sie lehnen höflich ab und wollen den Abend im privaten Kreis ausklingen lassen.

Am nächsten Tag heißt es Abschied zu nehmen. Wir umarmen Larissa und Professor Malakow noch einmal fest. Er unterstreicht seine Bereitschaft, die Kontaktperson für die Patientenvermittlung nach Deutschland zu werden. Und fügt an: »Es ist nur bedauerlich, dass Sie, in Bezug auf die finanzielle Umsatzbeteiligung der Krankenversicherungen, ohne Kompetenz gekommen sind.«

*

Bereits zwei Tage nach unserer Rückkehr erhalten Dr. Karinskaja und ich einen Termin in der Geschäftsführung. Alle gratulieren uns und äußern sich lobend über den Verlauf der Reise. Das erstaunt mich, denn sie waren doch gar nicht dabei. Wir besprechen weitere Einzelheiten, vor allem die ungeklärte Frage nach der Umsatzbeteiligung für die russischen Vermittler. Hier wird die Geschäftsführung allein entscheiden. Mich sorgt das Thema Organtransplantationen viel mehr. »Ich habe auf die ethisch-rechtlichen Fragen für Patienten außerhalb des EU-Raumes hingewiesen«, bemerke ich mit Nachdruck. »Sie wissen doch, alles kein Problem. Wir haben Kontakte bis in die höchsten Regierungskreise.« Ich erinnere mich an den Klinikförderpreis. »Herr Chefarzt, lassen Sie dies unsere Sorge sein, damit müssen Sie sich nicht abgeben. Kümmern Sie sich einfach darum, dass wir bald die ersten russischen Privatpatienten empfangen können! Sie haben dafür die vollste Unterstützung der Verwaltung.« Nun, diesen Satz kenne ich in seinen Auswirkungen zur Genüge. Ambiente und Umgang mit den russischen Patienten müssen stimmen. Sie erwarten im Vergleich zu »normalen« Patienten, wie Könige behandelt zu werden. Unser Service benötigt dafür eine Einführung in das Hotelmanagement, deshalb gibt es auch kritische Stimmen in der Verwaltung diesem Projekt gegenüber.

Bereits zwei Wochen nach dieser Besprechung kommt Dr. Karinskaja strahlend in mein Büro und informiert mich, dass der erste russische Patient angemeldet sei. Es handle sich um eine geplante Lebertransplantation. Die notwendige Vordiagnostik würde in wenigen Tagen erledigt sein. Die Anzahlung sei bereits überwiesen und die Angehörigen hätten den Hauptbetrag in fünfstelliger Höhe als Barzahlung zugesichert.

Zwei Tage später erreicht mich die tragische Nachricht. Der Patient sei beim Betreten des Privatjets einem Leberversagen erlegen. In Erwartung seiner Operation in Deutschland hätte er zuvor eigenmächtig alle seine Medikamente abgesetzt.

Showdown

Kalkuliertes Risiko?

Mittlerweile werden auch Tumorpatienten zur psychoonkologischen Behandlung in der Klinik angemeldet. Vielfach muss die Chemotherapie, die bei Krebspatienten in den Akutkrankenhäusern beginnt, von uns fortgeführt werden. Der Kostendruck in diesen Kliniken ist inzwischen so massiv, dass sie die Chemotherapie noch nicht einmal mehr abschließen können.

Wir haben derzeit keinen Internisten mehr im Hause, geschweige denn einen onkologisch erfahrenen Arzt, der diese nebenwirkungsreiche Therapiemethode begleiten und überwachen könnte. Daher mache ich die Hauptverwaltung darauf aufmerksam, dass diese Patienten von uns nicht ausreichend versorgt werden können. Doch die Zentrale signalisiert den zuweisenden Kostenträgern die unverminderte Bereitschaft, Chemotherapiepatienten aufzunehmen. Die Verantwortung für diese Behandlung wird ohne Rücksicht auf die dafür nicht ausgebildeten Mitarbeiter abgewälzt.

Die internistische Station ist seit dem Ausscheiden von Frau Dr. Petters ärztlich nicht besetzt. Als Ausgleich soll nun ein Belegarzt für Urologie vertretungsweise mehrmals wöchentlich nach dem Rechten schauen und mir wird nochmals die Entlassung angedroht, wenn ich die Aufnahmen onkologischer Patienten verweigere oder die Kostenträger informiere. Ich bin verunsichert und ratlos. Was erwarten die Klinikbetreiber noch von ihren leitenden Ärzten? Sollte ich mich an die Presse wenden?

Herr Jahnsen rät zur Anpassung: »So schlimm wird es schon nicht werden. Sie sind als Chefarzt der Psychosomatik nicht für die Innere Medizin verantwortlich. Und die Zeit bis zur nächsten Einstellung eines Internisten überstehen wir gemeinsam mit unserer Praktikantin.«

Es handelt sich um eine Medizinstudentin. Sie leistet täglich die Visite für die Krebskranken. Nach wenigen Tagen erhalten wir erneut einen Anruf aus der Zentrale: »Zehn onkologische Patienten werden aufgenommen! Oder Sie erhalten die fristlose Kündigung!« Das Unternehmen spielt mit uns. Sie wissen die existenzielle Bedrohung der Mitarbeiter geschickt auszunutzen und sie mundtot zu machen. Kurze Zeit darauf treffen die schwerkranken Klienten mit laufender Chemotherapie ein.

*

Zwei Wochen später ist es in einer Klinikkonferenz so weit. Die Medizinstudentin kommt vollkommen aufgelöst zu uns, fragt einen Assistenzarzt nach einem bestimmten Blutbildmarker und bittet um Hilfe. Einem onkologischen Patienten geht es sehr schlecht. Er klagt bereits seit Tagen über starke Bauchschmerzen. Die Chemotherapie läuft weiter. Eine Verlegung ist uns nur im äußersten Notfall erlaubt, um möglichst keinen Pflegetag zu verlieren. Doch wir verfügen im Haus über keine apparative Untersuchungsmöglichkeit, wie zum Beispiel Röntgen oder Ultraschall. Zum Glück erreichen wir den Urologen, der unverzüglich den Patienten untersucht. Dessen Gerinnungswerte sind auf ein Minimum gesunken, es besteht akute Blutungsgefahr. Die Praktikantin ist verzweifelt und macht sich große Vorwürfe. Wir entscheiden sofort und ohne Rücksprache mit der Verwaltung, die Verlegung einzuleiten. Mit dem Rettungsdienst wird der Patient in die Akutklinik gebracht, während ich erneut die gravierende und bedrohliche Situation dokumentiere, die der Ärztemangel in der Klinik auslöst. Wir können die Station zwar mit psychologischer Betreuung und einer Medizinstudentin abdecken, aber beim besten Willen keine internistische Versorgung mehr sichern. Das Resultat: Wir werden angewiesen, die Stationen zukünftig zu mischen, um alle Betten auszulasten. Die Mitarbeiter sollen konzentriert werden.

*

Am nächsten Tag erhalte ich prompt einen Termin in der Geschäftsführung. Die Stunden bis dahin wollen nicht vergehen. Am Vorabend lindere ich meine Unruhe mit einer ganzen Flasche Wein. Ich fühle mich etwas besser. Der Impuls zum Flughafen zu fahren, wird immer stärker. Einfach nur noch raus aus diesem Dasein.

Von der Empfangsdame werde ich unmittelbar im großen Konferenzraum platziert. An der Wand erblicke ich das Bild, das von mir in der psychosomatischen Gruppentherapie für den Katalog gemacht wurde. Ich setze mich davor. So werden sie mich doppelt sehen! Ihre Anwälte jagen währenddessen über den Flur. Sie sind vollbeschäftigt, diese Advokaten, und jetten häufig von Arbeitsgericht zu Arbeitsgericht, um für die Firma Prozesse zu führen. Ob die beiden sich in ihrem Job wohlfühlen? Ich atme tief durch. Bisher habe ich alle Audienzen überstanden, auch diese wird vergehen. Trotzdem, es wird zunehmend unbehaglicher. Seit ich als Chefarzt in diesem Unternehmen tätig bin, ist es mir nicht gelungen, eine tragfähige Beziehung zur Geschäftsführung herzustellen. Was soll ich tun: Stillhalten und anpassen oder mir selbst treu bleiben und für meine Ziele kämpfen?

Nach einer Viertelstunde betreten die Herren den Raum. Mein Mund wird trocken. Anstelle unseres Prokuristen kommt ein mir unbekannter, kräftiger Mann in den Saal. Er wird als Nachfolger vorgestellt. »Herr Ruhland arbeitet jetzt in einer anderen Abteilung im Untergeschoss«, erklärt man mir, als ich mich nach seinem Verbleib erkundige. Die beiden Geschäftsführer entschuldigen sich noch einmal und gehen wieder hinaus. Der neue Prokurist stellt sich mit kräftigem Händedruck vor. Mag sein, dass er unvoreingenommen ist, aber wahrscheinlicher ist, dass er mit sehr vielen Informationen versorgt wurde. »Sie sind immer noch schlecht belegt. Nennen Sie die Gründe!«, fordert er mich auf. »Bis heute haben wir keine festen Belegungsverträge. Akutbetten werden nicht beantragt, außerdem schlägt der Ärztemangel zu Buche und bauliche Mängel bestehen immer noch«, antworte ich ruhig und gelassen. »Was haben Sie unternommen, um Patienten zu gewinnen? Sie sind häufig nicht in der Klinik anzutreffen!«, herrscht er mich an. Bitte nicht in diesem Ton, Herr Seiler. »Patienten strömen nicht von allein in eine Rehaklinik. Für die Akquise muss ich schon das Haus verlassen. Sie wissen doch, dass all meine Vorträge dem Haus so viele Privatpatienten wie noch nie bringen.« – »Sie dürfen ja mitverdienen, Herr Chefarzt, aber so geht es nicht weiter. Die Belegungssituation der Psychosomatik ist im Vergleich zur Orthopädie katastrophal! Und Sie sind noch nicht einmal bereit, mit onkologischen Patienten ein kalkuliertes Risiko einzugehen! Ihr Oberarzt hat mit seiner Freundin bereits die Klinik verlassen, sind die beiden mit uns nicht zufrieden?!« Wie kommt dieser Herr dazu, mich über Menschen auszufragen, noch dazu in dieser Art und Weise, die jahrelang engagiert für die Klinik gearbeitet haben? »Haben Sie Ihre Informationen vielleicht aus zweiter Hand?«, frage ich entschieden. »Ich habe sehr stark den Eindruck, dass die Geschäftsführung eigentlich nur noch an dem Erlös pro Bett interessiert ist. Sie verkaufen unsere Leistungen zu Discountpreisen, um bei den Versicherungen Gehör zu finden, Herr Seiler! Dahinter stehen aber Menschen, zum Teil mit schweren gesundheitlichen Problemen. Herr Jahnsen hat sich als Verwaltungsleiter während unseres Klinikbesuches in den neuen Bundesländern davon überzeugen können, dass reine Marktwirtschaft auch im Rehabereich nicht nur positive Auswirkungen zeigt.«

Herr Ruhlands Nachfolger runzelt nachdenklich die Stirn.

Für mich ist der Konflikt nicht mehr aufzuhalten und zu verlieren habe ich nur noch meine Position. Deshalb setze ich kontraphobisch nach: »Übrigens bin ich der festen Überzeugung, dass mit Discount-Betten ebenso wie mit Discount-Konserven nicht einmal die vom Gesetzgeber angestrebte medizinisch notwendige Rehabilitation realisierbar ist. Politiker liegen wahrscheinlich in anderen Betten!« Das akzeptiert er offensichtlich. »Sie sind ein mutiger Mann, Herr Chefarzt! Sie widersprechen mir.« Wahrscheinlich steht mein Arbeitsvertrag mittlerweile zur Disposition. »Wissen Sie, was ich hier habe?«, meint er und deutet auf die vor ihm liegende Mappe. Ich stelle mich unwissend. »Ihre Abmahnung, Herr Chefarzt, ist schon vorbereitet! Sie haben sich geweigert, ein Kontingent von onkologischen Patienten aufzunehmen!« Ich kontere: »Ein Patient ist fast verblutet, weil kein Internist die Chemotherapien überwachen kann! Mehrfach habe ich das Personaldefizit angemahnt! Außerdem bestehen bereits seit Eröffnung der Klinik die baulichen Mängel fort! Dass es bis heute zu keinem ernstlichen Suizidversuch durch einen Sprung aus dem Fenster gekommen ist, ist nur dem Engagement unseres Teams zu danken, Herr Seiler!« Ich könnte die Wände hochgehen. Er lächelt milde: »Wissen Sie, Herr Chefarzt, man kennt sich doch in unseren Kreisen aus, oder? Ich habe schon mehrere Kliniken betriebswirtschaftlich reorganisiert. Sie haben sich sogar mit Ihren Patienten verbündet, um die Fällung eines Baumes zu verhindern. Hört man.« – »Nun machen wir doch reinen Tisch«, erwidere ich. »Was erwarten Sie von mir?« – »Die Herren sind so enttäuscht von Ihnen, Herr Chefarzt, dass sie nicht mehr mit Ihnen sprechen möchten. Sie werden ab sofort tagsüber die Klinik nicht mehr verlassen und sich nur noch um Ihre Patienten kümmern. Das ist eine Dienstanweisung!« Habe ich das richtig verstanden? Der Mann stellt mich unter Hausarrest? »Sie kehren also sofort zurück!«, sagt er noch und streckt mir zum Abschied die Hand entgegen. »Nein«, platzt es aus mir heraus. »Ich werde jetzt in die Stadt gehen, einen Cappuccino trinken und über mein Leben nachdenken!« Herr Seiler blickt säuerlich. »Melden Sie sich danach unverzüglich telefonisch bei uns, damit wir wissen, dass Sie in Ihrer Klinik eingetroffen sind!« Ich weiß, dass mir keine Wahl bleibt. Entweder erreiche ich noch einen Aufhebungsvertrag oder die fristlose Kündigung steht mir in naher Zukunft bevor. Sie warten nur noch auf den letzten Auslöser.

Für heute reicht es. Ich schalte das Mobiltelefon ab. Mein Kopf dröhnt. Angedrohte Abmahnung … Bewerbungen … Kündigung … Patientenverantwortung. Danach bin ich noch kurz in der Klinik, um »gesehen zu werden«. Beim Durchblättern der Neuanmeldungen fällt mir auf, dass einige Kassen wieder mehr Patienten mit Depressionen als mit schweren Neurosen zuweisen. Diese Verteilung garantiert mit hoher Wahrscheinlichkeit eine ruhigere Behandlungsperiode. Depressive sind leidensfähiger. Sie tolerieren die Missstände in der Klinik geduldiger als andere Patienten. »Geht es Ihnen nicht gut, Herr Chefarzt?«, fragt die diensthabende Spätschichtschwester. »Sie sehen blass aus …!« – »Doch, doch … es geht schon …«, stottere ich, »es war nur ein schwerer Tag.« – »Das glaube ich Ihnen. Kann ich etwas für Sie tun? Möchten Sie etwas Mineralwasser?« – »Oh ja, einen Schluck davon nehme ich gern.« Ich fühle mich wie eine Wüstenpflanze, die am Austrocknen ist. »Und wie läuft es bei Ihnen?«, frage ich. »Ach, das Übliche, Herr Chefarzt. Beschwerden über die Austauschmedikamente, der Salat heute Mittag war angeblich nicht frisch und die Wartezeiten in der Physiotherapie sind zu lang.« – »Wie tröstlich, also nichts Neues.«

*

Noch am selben Abend treffe ich einen befreundeten Wirtschaftsjuristen. Wenn ich mich jetzt weiter zu meinen Prinzipien bekenne, sind existenzielle Probleme unausweichlich. Das bestätigt mir auch mein Bekannter. Was wird, wenn sie mir die universitären Lehrverpflichtungen und die Fortbildungen für die Notärzte nicht mehr genehmigen? Nach einem Chardonnay und dem hervorragenden Spargelgericht bin ich etwas entspannter, aber auch sehr müde. Das Gespräch mit ihm tat mir gut. Angenehme Umgebung, ruhiges Publikum und keine offenen neurotischen Krisen.

Der Kellner überreicht die Rechnung und meine Kreditkarte folgt auf dem silbernen Tablett. Nach einiger Zeit kehrt er mit verlegenem Blick zurück und räuspert sich diskret. »Ein Telefonanruf für Sie, dürfte ich Sie bitten?«

Der Hotelmanager erwartet mich schon. Jetzt fällt es mir wie Schuppen von den Augen. »Ihre Kreditkarte scheint nicht zu funktionieren, Herr Doktor. Können Sie uns eine alternative Karte anbieten?« – »Nun, leider nicht, ich habe die anderen zu Hause ...«, lüge ich mit klopfendem Herzen. Dieses Gefühl ist so beschämend. Mein Banker hat den Verfügungsrahmen eingefroren, ich hatte nicht pünktlich die Rate zusammen. Die Kreditkarte hat mich in den letzten Wochen am Leben erhalten. Mit meinem Reserve-Bargeld bezahle ich die Rechnung des Abends. Welch existenzielles Grundgefühl mit einem Stückchen Plastik verbunden sein kann. Narzissmus der Leistungsgesellschaft in Reinkultur. Mein Bekannter lächelt und fragt arglos, ob alles in Ordnung sei. Noch einmal lüge ich: »Ja, alles in Ordnung.«

Er begleitet mich noch zur S-Bahn und wir vereinbaren den nächsten Termin. Anschließend verschwindet er mit seinem Mercedes in der Dunkelheit. Der Abendwind ist kühl, mich fröstelt es. Ich habe gerade noch genug Bargeld, um das Ticket zu bezahlen. In fünf Minuten wird die Bahn hier eintreffen. Gedankenversunken sehe ich in die Endlichkeit des Gleises. Der Zug donnert unaufhaltsam heran. Erlösung? Ruhe? Einfach fallen zu lassen? Nicht mehr kämpfen müssen, nicht mehr streiten? Auf einmal bin ich meinen Patienten sehr nahe: So ähnlich fühlt es sich also an, wenn man keine Alternativen mehr sieht. Für jeden von uns erscheint die Dekompensation nur als Frage der tolerablen Dosis.

Rhythmisch rüttelt mich der Takt der S-Bahn durch die Dunkelheit. Die Wellen des Sees verwandeln sich im Fenster des Zuges in eine zarte Landschaft. In der Dunkelheit erscheinen die Landsitze am Ufer als liebliche »Schlösser« eines Märchens. Ich döse in einer Mischung aus Müdigkeit, Ärger, Enttäuschung und Verzweiflung vor mich hin und sehne mich nach Bewegung. Die körperliche Anstrengung einer Joggingrunde wird mir gut tun.

*

Marie empfängt mich mit großem Verständnis. Wie glücklich bin ich, mit ihr über alles offen reden zu können. »Wir ziehen bald wieder um, nicht war?« Sie hat es wohl von meinen Augen abgelesen. »Ja, du hast die Küche gerade so schön eingerichtet«, antworte ich nachdenklich und streiche ihr sanft über die Hand. Ihre Finger tasten nach meinen. Die S-Bahn donnert in der Ferne vorbei. »Wir wollten doch immer am Seeufer wohnen. Immerhin ist es kurzfristig gelungen.« Dann lächelt sie und umarmt mich.

*

Der Freitag ist wie immer Anreisetag: ungefähr 40 Patienten sitzen kurz nach 13 Uhr vor uns, wartend auf Fango oder Tango. Verteilung ebenfalls wie gehabt: Zwei Drittel Orthopädie, ein Drittel Psychosomatik. Wer von ihnen hat noch ein ernsthaftes Interesse daran, die Arbeitsfähigkeit wiederzuerlangen? Die Mehrheit von ihnen hofft auf den medizinisch begründeten Ritterschlag in den lang ersehnten Ruhestand. Den Rentenantrag haben sie längst gestellt. Handwerker, Hilfsarbeiter, Köche, Sekretärinnen, Arbeitslose, die gesamte Bandbreite unserer Bevölkerung. Nur Akademiker fehlen in der Runde. Die meisten der hier Anwesenden freuen sich wahrscheinlich auf drei Wochen bezahlte Ferien, da ihre Beschwerden bereits chronifiziert sind. Doch für uns sind das drei Wochen »Gummiknüppelkur«. Es ist ein Irrwitz, zu erwarten, dass man Patienten innerhalb so kurzer Zeit verständlich machen kann, dass ihre Psyche für die Symptomatik mitverantwortlich ist. Denn Rehabilitation verheißt häufig keinen Heilungsanspruch, sondern Linderung und den Versuch einer sozial verträglichen Wiedereingliederung in den Alltag. So sind meine medizinischen Ansprüche auf ein der Situation angepasstes Maß reduziert.

Unsere Begrüßung läuft jedes Mal gleich ab: Der Reihe nach stellen sich die leitenden Ärzte und Mitarbeiter mit einer kleinen Verbeugung vor und lächeln servil. Jeder formuliert seinem Ressort entsprechend einige Begrüßungsfloskeln. Die angereisten Patienten wirken zu diesem Zeitpunkt noch einigermaßen wach, doch spätestens die Informationen über den medizinischen Teil führen zur Ermüdung. Viele gähnen. Ich kürze meine Einführung, wo ich nur kann. Pflichterfüllung, 08/15 – mehr wird hier nicht erwartet. Interessant sind noch die Essenszeiten, die Ankündigung von Tanznachmittagen und die Regelung des Ausgangs. Danach wird ein Fruchtsaftcocktail serviert, damit unsere Patienten nicht bereits im Stehen einschlafen … Wir wüssten nämlich nicht, wohin mit ihnen. Die Betten auf den Zimmern sind fast noch warm. Die vorhergehenden Klienten reisen erst am Ankunftstag der anderen ab. Da die Verwaltung jedoch die strikte Vorgabe erlassen hat, vor 11 Uhr anzureisen, staut sich nun ein Heer von Wartenden mit Gepäckstücken in der Lobby. Es erinnert an einen Bahnhof, an Flüchtlingsschicksale oder Streiks am Airport. Gehbehinderte warten mit ihren Koffern schon ungeduldig vor den Zimmern. Scham überkommt mich. Ich überlege mir, ob ich mich besser ohne Visitenmantel an den Wartenden vorbei zum Aufzug begebe, um zu vermeiden, in diesem Chaos angesprochen zu werden. Mit dem halben Kontingent auf zwei Anreisetage verteilt, würde für Patienten und Mitarbeiter keine Hektik entstehen. Die Verwaltungsleitung verabschiedet sich derweil in die Mittagspause. Schließlich ist es Freitagmittag und wenigstens die Administration hält ihren Tagesablauf exakt ein. Kurze Zeit darauf steht der Pflegedienst für Fragen und Organisation bezüglich der Zimmerbelegung zur Verfügung. Die Chefärzte wünschen noch einen erfolgreichen Behandlungsverlauf, was auch immer damit gemeint sein mag.

*

Die Sonnenwiese neben der Klinik wartet immer noch auf ihre Gestaltung. Als ich mit meinen Augen blinzle, erstrahlt das Grün eines gepflegten Golfplatzes vor mir. Die Realität sieht jedoch anders aus. Immer noch verunzieren braun aufgerissene Erdschollen, deren einzige Begrünung in langsam wachsendem Unkraut besteht, das im Prospekt ausgewiesene Idyll. Weiße Plastikliegen ohne Auflagen wurden durch die Verwaltungsleitung installiert. Ich versuche zu intervenieren. Wer soll sich auf diesem Schuttplatz sonnen? Außerdem besteht bei den meisten Patienten durch die Medikamente häufig eine erhöhte Sonnenempfindlichkeit. Generell ist diese Ausstattung fernab jeder dermatologischen Empfehlung. Ich bitte eindringlich um den Sonnenschutz. Diese werden wiederum mit dem Hinweis auf die noch zu geringe Auslastung abgelehnt. So nutze ich meine Kontakte. Bei einer bekannten Pharmafirma ordere ich ansprechende Schirme. Die Zusage erfolgt prompt. Nach wenigen Tagen werden sie mit Firmenlogo geliefert. Diese Ausstattung unserer Liegewiese führt zur allgemeinen Belustigung.

*

Parallel zu der Tätigkeit in der Klinik bin ich seit Jahren als Referent in der Notarztfortbildung für die Landesärztekammer tätig. Wenigstens in diesen Kursen dominieren noch die medizinischen Inhalte. Der ernüchternde Alltag der realen Versorgungslage wird die jungen Ärzte noch früh genug ereilen.

Nachdem ich meinen Vortrag über psychiatrische Notfälle über die Jahre hinweg perfektionierte, freue ich mich schon auf seine Pointen bei der nächsten Veranstaltung. Jedes Mal erholt sich mein narzisstisches Gleichgewicht in den berauschenden Wogen der Aufmerksamkeit des Auditoriums. Nach dem trockenen »Advanced Life Support« (erweiterte Wiederbelebung) kommen meine ironischen Bemerkungen über die Erkennung zwischenmenschlicher Krisen und ihre Differenzierung von tatsächlicher psychiatrischer Erkrankung immer gut an. Doch in diesem Sommer bleibt mein Dienstreiseantrag für diese Tagung von der Geschäftsführung unbeantwortet. Normalerweise wird eine kongressbedingte Abwesenheit durch die Herren Greifzu oder Keilhauer unterschrieben. Meine Sekretärin Heidi blinzelt mir zu: »Es ist so weit, seien Sie vorsichtig. Die warten nur darauf, Sie abzuschießen.« Was soll ich tun? Eine Abreise ohne Genehmigung durch die Geschäftsführung ist ein unerlaubtes Entfernen vom Arbeitsplatz, obwohl meine Vertretung gewährleistet ist. Telefonisch rät mir mein Anwalt nach Abwägen der Gesamtsituation zur Teilnahme an der Veranstaltung. Letztendlich ist eine von der Landesärztekammer zertifizierte Notarztausbildung keine beliebige Tagung. Der Anwalt stellt die über ein Jahr geplante Verpflichtung der Fortbildung für Notärzte rechtlich höher als das Einverständnis der Verwaltung einer Klinik. Zumal vertraglich für mich die Vortragstätigkeit grundsätzlich erlaubt ist. Ich warte bis zum Anreisetag. Keine Nachricht. Gegen 9 Uhr morgens verlasse ich die Klinik. Jetzt hat die Geschäftsführung einen Abmahnungsgrund.

*

Anders als bei früheren Vorträgen, vor denen ich immer eine starke emotionale Anspannung spürte, bin ich heute während meiner Rede so frei und ruhig wie noch nie. Fühlt sich so die Gelassenheit an, die ein Suizidaler empfindet, bevor er sich zum letzten Akt in seinem Leben entschließt? Oder die Schicksalsergebenheit eines Verurteilten, der in die durchgeladenen Gewehrläufe seiner Henker schaut, bevor man ihm die Augenbinde anlegt? Nein, mein heutiges Gefühl ist nicht als nekrophil zu bezeichnen, es ist pure positive Energie. Eigentlich lässt es sich nicht besser beschreiben, als die Befreiung aus der Hierarchie des Klinikmanagements. Als vorhin an der Leinwand unter dem Titel »Der psychiatrische Notfall im Notarztdienst« mein Name erschien, betrat ich leichtfüßig und wie in einem Trancezustand der Erlösung die vertraute Bühne, die Bretter, die meine Welt bedeuten. Meine Eltern waren leider gegen eine Schauspielschule. Aber bereits als Kind schnitzte ich aus den Holzabfällen der väterlichen Firma kleine Mikrophone, um zum Beispiel Peter Scholl-Latour nachzueifern.

Mein Vortrag läuft wie am Schnürchen, ist wohl akzentuiert, die rhetorischen Pausen sind präzise gesetzt. Die Augen der Teilnehmer fokussieren sich auf mich. Die Psychodynamik der menschlichen Krisensituation, die einen Blaulichteinsatz zur Folge haben könnte, beginnt sie zu fesseln. Mit dem Bild der blutigen Axt in der Hand eines schizophrenen Mannes eröffne ich die Welten des psychotischen Unterbewusstseins unserer Seele. Niemand kämpft noch gegen den Schlaf, alle sind hellwach. Nach dem Teil »Suizidgefährdung« ist der Vortrag auch schon wieder beendet. Schade.

Tosender Applaus, obwohl ich die Redezeit überzogen habe und es bereits Mittag ist. Die zahlreichen Fragen müssen abgebrochen werden, da das Essen keinen Aufschub duldet. Dort bestürmen mich die Teilnehmer weiter. Jede dieser Minuten wird kostbar. Bloß nicht an später denken. Hier werde ich gebraucht, gebucht und geschätzt. Ein ungeahnt schönes Gefühl! Ich bin überzeugt, nach meiner Rückkehr wird mich ein Termin in der Geschäftsleitung erwarten. Ich vermeide es, Heidi anzurufen, um mich über die neusten Entwicklungen zu informieren.

Mit Marie, die mich begleitet, gönne ich mir noch ein Glas Wein im Wintergarten eines Restaurants am See. Wir beobachten einfach nur den freien Flug der Möwen und sind dabei sehr glücklich.

Am Nachmittag nehmen wir noch einen Termin mit dem Kundenberater meiner Hausbank wahr. Ohne einen zusätzlichen Disporahmen wird es sehr eng. Doch diesmal lehnt Herr Mahnke eine weitere Limiterhöhung ab. Für mich bricht eine Welt zusammen. Er war meine letzte Hoffnung für den Erhalt des Kapitaldienstes ohne weiteren Stress. Wenn ich jetzt noch den Arbeitsplatz verliere ..., ich wage nicht weiter zu denken. »Wie läuft es denn in Ihrer neuen Klinik?«, fragt Herr Mahnke, der um ein neues Thema bemüht ist. »Ach, recht gut«, antworte ich, »wir sind auf vielfältigen geschäftlichen Ebenen aktiv, um Patienten zu akquirieren.« – »Sicherlich keine leichte Aufgabe, in der heutigen Zeit eine neue Klinik aufzubauen, Herr Chefarzt. Ihr Anteil an Privateinnahmen wird sich zukünftig sicherlich verbessern«, ermuntert er mich, nachdem er kritisch die Unterlagen des Steuerberaters durchgeblättert hat. »Ich mache mir noch schnell eine Kopie.«

Als Herr Mahnke zurückkehrt, sagt er leise: »Übrigens müssen wir Ihre Kreditkarte vorübergehend sperren, Herr Doktor. Aufgrund der finanziellen Gesamtsituation wird das Risiko zu groß. Ich bin leider zu diesen Maßnahmen verpflichtet. Sie wissen doch, mein Vorgänger hat sich umgebracht, weil er in der Vergabe von Krediten zu großzügig war.« In schärferem Ton setzt er nach: »Und denken Sie bitte an die monatliche Rückführung der Raten für Ihren Überziehungskredit!« Ich begreife wortlos. Meine Hände verkrampfen sich unter dem Beratungstisch. Aus dieser Situation heraus gibt es nur noch begrenzte Alternativen: Entweder eine neue Chefarztposition besetzen oder doppeltes Gehalt verhandeln. Was davon ist schnell realisierbar? Nichts! Nichts! Und wieder: Nichts! Ich hätte doch Fußballprofi werden sollen. Jetzt nur nicht durchdrehen. Es gibt immer eine Lösung. Marie drückt ganz fest und beruhigend meine Hand.

*

Als ich am anderen Morgen in die Klinik zurückkehre, finde ich das erwartete Fax der Hauptverwaltung auf meinem Schreibtisch vor. In zwei kurzen Sätzen wird meine Abwesenheit dokumentiert und ein dringendes Gespräch in der Zentrale anberaumt. »Sie haben Ihren Arbeitsplatz unerlaubt verlassen, Herr Chefarzt! Erklären Sie sich bitte!«, werde ich beim Termin mit dem Personalchef – wie ebenfalls von mir erwartet – aufgefordert. »Nun«, räuspere ich mich und halte mich an die Empfehlungen meines Anwaltes, »es handelt sich um die regelmäßige Weiterbildung für Notärzte.« Der Personalchef schaut grimmig. Er scheint die Rolle als Vollstrecker zu lieben. »Sie sind auch als Chefarzt weisungsgebunden und müssen Ihre Vorträge genehmigen lassen!« – »Es war eine Veranstaltung der Landesärztekammer, die übrigens über den Antrag der Klinik auf Erhalt einer Weiterbildungsermächtigung zu entscheiden hat«, versuche ich ruhig zu erläutern.

Er überlegt und nörgelt dann doch weiter: »Ihre Vertretung war nicht geregelt!« – »Wer soll mich vertreten, wenn kein Oberarzt mehr da ist? Aber auf meine Mitarbeiter ist Verlass und außerdem war ich telefonisch erreichbar!«, antworte ich, um Fassung bemüht. Sein Gesicht bebt. Holt er jetzt zu Disziplinarmaßnahmen aus? »Sie wissen doch, Notarztdienst ist eine hoheitliche Aufgabe!«, setze ich nach. Das Wort »hoheitlich« tut offenbar seine verunsichernde Wirkung. »Also gut, Herr Chefarzt, wegen der Ärztekammer tolerieren wir diesen Vorfall noch einmal, aber nur ausnahmsweise. Sie haben zukünftig auf die Faxbestätigung Ihrer Abwesenheit zu warten. Die Regelung gilt für alle leitenden Ärzte, also auch für Sie!« Damit ist das Gespräch beendet. Musste er mich für diese dürren Sätze herzitieren? Hätte er mir das nicht auch am Telefon mitteilen können? Zumal ich für diesen Termin wieder einen halben Tag nicht in der Klinik sein kann.

Antreten zur Entwertung

Es gibt zwei Wege, um eine Audienz bei den Herrschern unseres Klinikunternehmens zu erhalten. Entweder meldet sich der Mitarbeiter schriftlich an, um seine unerfüllte Sehnsucht nach Besetzung freier Stellen oder nach Sachinvestitionen zu befriedigen. Oder ein Termin erfolgt als Vorladung per Fax. Dann geht es meist um die Maßregelung des Mitarbeiters. Heidi braucht nur noch ein Stirnrunzeln, um mir zu verstehen zu geben, dass wieder einmal ein solches Schreiben eingetroffen ist. In diesen Augenblicken verspüre ich stets eine vegetative Alarmreaktion meines Körpers. Kopfdruck und ein flaues Gefühl in der Magengegend beginnen mich zu quälen. Auch das kenne ich bereits. Chefärzte gewöhnen sich an chronischen Stress.

Die Formulierungen dieser Faxe gleichen Anklageschriften. Verschiedene Tagesordnungspunkte stehen zur Auswahl, um den Mitarbeiter mit seiner Begrenztheit zu konfrontieren. Jeder der Vorgeladenen weiß, dass es sich nicht um eine Audienz voller Wertschätzung, positiver Rückmeldungen oder offenen Diskussionen handelt. Mehr noch: Meist gipfeln diese Runden in einer kompletten Deklassierung und Entwertung der Person. Hier gilt es, ein stabiles Selbstwertgefühl mitzubringen, um nicht der narzisstischen Krise zu erliegen. Besonders tragisch ist, dass die zusammengetragenen »Beweise« der angeblichen Inkompetenz des Mitarbeiters häufig auf Denunziationen beruhen. Das Geflecht der Informationsgewinnung und Manipulation ist raffiniert gestrickt. Unter den Mitarbeitern wird berichtet: Ein Manager eines Unternehmens geht einem lukrativen Nebenerwerb nach. Nach gemeinsamen Geschäftsterminen bietet er leitenden Mitarbeitern die Vermittlung von Immobilienfinanzierungen an. Ich habe sein überraschendes Angebot kurz nach Ablauf meiner Probezeit übrigens abgelehnt. Zahlreiche Angestellte geraten so jedoch in persönliche Bedrängnis, wenn diese Immobilie nicht gut läuft. Außerdem kennt das Unternehmen nun exakt deren finanzielle Situation. Die daraus resultierende Erpressbarkeit erweist sich als sicherer Bestandteil der Machtausübung. Geschickt nutzt man dies in den Mitarbeitergesprächen aus, um die Vorgeladenen zu Zugeständnissen zu bewegen, nur um sich weitere Peinlichkeiten zu ersparen.

Am Vorabend meines Termins in der Hauptverwaltung bereite ich mich auf meine Argumente vor. Meine Themen werden lauten: Mangelnde Belegung und die durch irrationale »Beweisführung« unterstellte Faulheit meiner Mitarbeiter.

*

Am nächsten Tag sitze ich in der Regionalbahn. Der Druck in meiner Magengegend nimmt mit jedem Umsteigebahnhof zu. Termine dieser Art induzieren psychosomatische Symptome, deren Behandlung eigentlich unsere Aufgabe ist. Ich habe bereits zahlreiche Gespräche dieser Art absolviert. Der Tonfall wird von Mal zu Mal schärfer. Was werden sie mir heute vorwerfen? Welche Informationen haben sie diesmal und durch wen zusammengetragen?

Leicht schwitzend komme ich in den oberen Etagen der Unternehmenszentrale an.

Die Empfangsdame, die für ihre vernichtende Ironie bekannt ist, bemerkt meine Gleichgewichtsstörung glücklicherweise nicht. Ihr Lippenstift in der aggressivsten Rottönung, die auf dem Kosmetikmarkt verfügbar ist, unterstreicht an diesem Morgen ihre Angriffslust. »Guten Morgen, Herr Doktor! Sie sind doch Neurologe? Oder, können Sie das überhaupt?« Diese Mischung aus Respektlosigkeit und bewusster Kränkung des Gegenübers ruft bei mir ohnmächtige Wut hervor. Und außerdem: Was ist das für eine Frage? Sie hat doch seinerzeit meine Facharztzeugnisse kopiert! Ich versuche die Contenance zu wahren, vermeide jede Reaktion auf diese Provokation und versuche, zur Tagesordnung überzugehen. Dieser Dame zu widersprechen oder sie gar zu kritisieren, ist für niemanden ratsam, denn sie genießt das tiefste Vertrauen der Geschäftsführung. So frage ich, ob ich warten könne oder der Termin unmittelbar bevorsteht. Mit gespieltem, verächtlich wirkendem Charme führt sie mich in das kleine Besprechungszimmer im Gang neben der Rezeption. Die Sonnenstrahlen tanzen auf der noblen Teakholzmöblierung und erwärmen den Raum behaglich. »Möchten Sie Kaffee, Herr Doktor?« – »Nein. Wasser reicht.« Sie verschwindet mit einer ausgestellt femininen Rumpfbewegung.

Sofort taste ich die Unterseite der Tischplatte sowie die beiden Topfpflanzen auf der gegenüberliegenden Anrichte nach Wanzen ab und lege den Telefonhörer des Festnetzanschlusses neben die Anlage. Was tue ich hier eigentlich? Bin ich durch die Unternehmenskultur inzwischen komplett paranoid geworden? Ist damit der Geschäftsführung auch die innere Unterwerfung gelungen? Ich schäme mich vor mir selbst.

Unwillkürlich überkommt mich erneut eine Kreislaufschwäche. Schweißtropfen sammeln sich auf meiner Stirn. Eine ruhige Gegenatmung hilft nicht mehr und die Fenster des Raumes lassen sich nicht öffnen. Jetzt spüre ich richtige Atemnot. Was wäre das für eine Peinlichkeit, wenn sie mich in dieser Situation überraschen würden, jagt es mir durch den Kopf, während ich eine Überdosis meines Kreislaufmittels in das Mineralwasser tropfe. Bereits nach wenigen Minuten spüre ich eine Besserung.

Zum hundertsten Mal gehe ich die Antworten auf die kommenden Vorwürfe durch. Eigentlich bin ich sehr stolz auf mich, dass ich die fünfzehn Jahre der Ochsentour vom Assistenten zum Chefarzt bewältigt habe. Wirst du ausgerechnet heute schwach? Wirken die Machtdemonstrationen der Geschäftsführung tatsächlich so einschüchternd auf dich, frage ich mich immer wieder. Die existenzielle Bedrohung, die heute von einem missglückten Gespräch für mich ausgehen könnte, ist bei allem Selbstbewusstsein nicht zu leugnen. Immerhin steht meine berufliche Zukunft auf dem Spiel. Und ganz nebenbei habe ich mehrere tausend Euro für den Umzug und die neue Wohnung ausgegeben. Es scheint zweifelsohne sinnvoller, etwas kompromissbereit zu bleiben und Kränkungen zu ertragen. Hoffentlich nimmt der neue Prokurist an dem Gespräch teil. Sein Vorgänger, Herr Ruhland, schaffte es, bei brisanten Personal- und Unternehmensfragen und nach den vernichtenden Frontalangriffen beider Geschäftsführer erfolgreich zu vermitteln. Ob Herr Seiler dessen fast seelsorgerische Kompetenz erreicht, bezweifele ich. Aber er akzeptiert wenigstens den Mut, Dinge offen darzulegen wie ich nach unserem ersten Zusammentreffen erkennen konnte. Das würde vielleicht als Gegengewicht schon reichen. Die Tür öffnet sich. Es ist soweit, die Show beginnt!

*

»Herr Doktor, Sie wissen, warum wir uns heute hier treffen?«, fragt Herr Greifzu in sachlichem Ton. Seine tiefe Stimmlage und die hervortretenden Stirnadern lassen das kommende Unwetter bereits erahnen. Herr Keilhauer genießt derweil laut schmatzend seinen Teller frischer Erdbeeren. »Ich nehme an, es geht um unsere Belegung?«, deute ich vorsichtig an. »Herr Doktor, wir sind mit Ihnen und Ihrer Abteilung überhaupt nicht mehr zufrieden!«, tönt es aus dem rot gefärbten Mund von Herrn Keilhauer. »Aber die Abteilung läuft, unser Therapiekonzept greift, die Beschwerdebriefe an Sie halten sich doch in Grenzen, oder?«, füge ich geistesgegenwärtig hinzu und frage mich gleichzeitig, ob sie jemals zufrieden waren. Herr Keilhauer schiebt sofort seinen Lieblingsspruch nach: »Sie hatten von uns den Auftrag erhalten, Schwung in diesen Schlamperladen von Psychosomatik zu bringen!« Er lässt mich nicht mehr zur Antwort kommen. »Wenn das so weiter geht, müssen wir uns von Ihnen als Chefarzt und Ihren Mitarbeitern trennen! Mit dem Tanztherapeuten Mondlicht, oder wie er auch immer hieß, hatten wir schon einmal begonnen«, poltert er. »Wir verfügen über Informationen, die belegen, dass Sie sich weiterhin nicht ausreichend um Ihre Klinik kümmern! Was sagen Sie dazu?« Jetzt lässt er endlich die Katze aus dem Sack. »Der ehemalige Mitarbeiter heißt übrigens Mondschein und war eine wichtige Säule unseres psychosomatischen Programms«, gebe ich zu bedenken. Keine Reaktion. Also versuche ich, mit dem deutlich gestiegenen Anteil an Privatpatienten zu argumentieren. Auch sie sind im Allgemeinen recht zufrieden. Weiterhin weise ich auf die Schwierigkeiten hin, die der Kontakt zwischen den gehbehinderten älteren Patienten der Orthopädie und den meist jüngeren der Psychosomatik, vor allem in den Gemeinschaftsräumen, hervorruft. Viele psychosomatische Patienten haben sich über den Geräuschpegel in der Klinik beschwert. Die Altersschwerhörigkeit der orthopädischen Patienten trägt zur Verstärkung der Lautstärke im Haus bei. So ist das Geschrei häufig durch die schlecht isolierten Wände bis in die Nacht hinein gut hörbar. Ich versuche, diese Argumente ruhig und sachlich darzustellen. Prokurist Seiler nickt wohlwollend. Die beiden anderen Herren atmen schwer, als ob sie gegen einen Widerstand pressen. Ich beginne, den Spieß umzudrehen und konfrontiere sie nun meinerseits. »Warum verfügen wir eigentlich im Unterschied zu den anderen Rehabilitationskliniken noch immer über keine festen Belegungsverträge mit mehreren Kostenträgern, meine Herren? Außerdem ist mir bei Einstellung von Ihnen zugesichert worden, dass Sie sich bei den verantwortlichen Politikern für die Anerkennung von zehn Betten als Akutbetten stark machen. Diese würden unsere Position deutlich verbessern. Der höhere Pflegesatz würde uns auch die empfohlenen Laborkontrollen leichter ermöglichen. Hinzu käme ein besserer Personalschlüssel. Und vor allem könnten die Patienten ohne aufwändiges Antragsverfahren per Einweisung in unsere Abteilung kommen. Bedarf gibt es genug, auch im Umland, nur leider keine Kostenzusagen für die psychosomatische Abteilung!« Ich lasse sie nicht mehr zu Wort kommen. »Sie verfügen doch nach Ihren Angaben über gute Verbindungen in höchste Regierungskreise? Warum reden wir hier nicht Klartext?« Mein Tonfall wird schärfer. Gleichzeitig versuche ich, weiter die Contenance zu wahren und ergänze: »Meine geschätzten Herren Greifzu und Keilhauer, offensichtlich verfügen Sie nur über unvollständige Informationen. Im Moment kann ich eine Belegung der Psychosomatik nur durch die Akquise von Privatpatienten erreichen und deshalb halte ich es für erforderlich, meine zahlreichen Vorträge im Bundesgebiet zu nutzen, um unsere Klinik weiterhin bekannt zu machen!«

Die Gesichter der beiden Geschäftsführer verfinstern sich. Mir wird leicht übel. Der Tornado aus Empörung und Aburteilung hat soeben die Erde berührt und nimmt nun mit brachialer Gewalt seinen Lauf. »Sie wissen doch, wir müssen bereits mit unserem Privatvermögen für die nicht ausgelasteten Kliniken gegenüber unseren Banken haften«, platzt es aus Herrn Greifzu heraus. »Wir stellen ab sofort alle Investitionen für Sie zurück! Es gibt keine Personaleinstellungen mehr, insbesondere keine für die Ergotherapie, und vor allem: Was wollen Sie überhaupt mit einer Sauna?« – »Sie planen wohl eine Wellnessklinik«, setzt sein Kompagnon nach. Am liebsten möchte ich mit der Faust auf den Tisch schlagen! Warum ist es diesen Herren so schwer klar zu machen, dass auf diese Weise kein Klinikaufbau funktionieren kann? Jetzt begreife ich, warum es für unerträgliche Situationen den Fluchtreflex gibt und frage mich, weshalb ich ihm überhaupt noch widerstehe und mich weiterhin diesem Druck aussetze. Noch einmal atme ich tief durch und antworte mit bebender Stimme: »Um sich dem Wettbewerb ohne feste Belegungsverträge stellen zu können, bedarf es meines Erachtens auch weiterhin eines Minimums an laufenden Investitionen, meine Herren!« Immerhin, heute kommt einiges auf den Tisch. Die vorliegenden Beschwerden der Patienten über die Qualität des Essens, das mangelnde Ambiente der Klinik sowie über die ungepflegte Umgebung des Gebäudes würden sie nur reizen und einen Fortgang des Gesprächs unmöglich machen. Was soll ich also tun? »Wenn sich Arroganz, Rechthaberei und Neid paaren, entsteht eine unheilvolle, destruktive Allianz!« Dieser Satz, den der Schauspieler Peter Sodann über seinen Abschied als Theaterintendant sinngemäß in einer Talkshow formuliert hat, fällt mir in diesem Augenblick wieder ein. Er trifft auf die heutige Situation exakt zu! Wie Schuppen fällt es mir von den Augen: Die mir beim Abschluss des Chefarztvertrages zugesicherte Flexibilität war nur ein Köder, um mich zu umgarnen. Jetzt sucht man für das Desaster einen Sündenbock. Motivation von Mitarbeitern gelingt in diesem Unternehmen immer häufiger nur noch durch die Peitsche. Die medizinische Versorgung läuft am Limit. Gewertet werden physische Anwesenheit und die pünktliche Einhaltung von Pausenzeiten. Jeder Versuch einer Flexibilisierung, sprich: der Ressourcenoptimierung für Patienten und Mitarbeiter, stößt auf konsequentes Unverständnis. Die Therapeuten kämpfen um jeden Patienten, versuchen fast alle Wünsche zu erfüllen und verhalten sich unglaublich kompromissbereit. Mehr als 30 Prozent der Arbeitszeit von Ärzten und Psychologen werden mit Verlängerungsanträgen an Krankenkassen oder Rentenversicherungen verschwendet, da die Drei-Wochen-Bewilligungen für die meist schwerkranken Patienten nicht ausreichen, um auch nur eine Linderung der Beschwerden zu erzielen. Hinzu kommt der weitere diagnostische Aufwand durch die regelhaft schweren Begleiterkrankungen. Viele Diagnosen werden ambulant bereits kaschiert, auch auf Drängen der Patienten hin, um einer psychiatrischen Stigmatisierung zu entgehen

Wut und Verzweiflung steigen in mir hoch, da meine Argumente ignoriert und ich ständig unterbrochen werde. Die gereizte und aufgeladene Atmosphäre steigert sich immer weiter. »Wenn Sie uns in nächster Zeit nicht die Vollbelegung der 65 Betten Ihrer Abteilung garantieren können, sind Sie für uns der falsche Chefarzt!«, tönt Herr Greifzu. Prokurist Seiler blickt verlegen zur Seite. »Mit Ihrer Luxus-Psychotherapie lässt sich nach den festgelegten minimalen Tagessätzen einfach kein Geld verdienen. Bieten Sie einfach jedem Arzt 100 Euro pro Patient«, höre ich nun schon zum zweiten Mal während meiner Tätigkeit in diesem Unternehmen. »Ich gerate damit an die Grenzen meines ärztlichen Standesrechts und lehne diesen Vorschlag kategorisch ab!«

So geht das ungefähr eine Stunde. Dann verliert der Tornado an Kraft, ein neuer Termin wartet auf die Geschäftsführer. Herr Seiler nickt mir diskret lächelnd zu. Geschafft! Mit einem kurzen Händedruck werde ich noch verabschiedet. »Sie fahren doch sofort zurück in die Klinik, Herr Chefarzt?« Es ist mehr eine Drohung als eine Frage. »Nein, meine Herren, ich lebe auch in Traditionen, deshalb werde ich, wie immer nach den Terminen mit Ihnen, in der Stadt ein Glas auf Ihr Wohl trinken! Danach haben Sie mich für eine Vortragsreise bis übermorgen freigestellt.« Was habe ich da gerade gesagt? »Sie kennen doch das Sprichwort, meine Herren: Wer nicht genießen kann, ist ungenießbar!«, setze ich nach. Was habe ich noch zu verlieren?

Prokurist Seiler erbleicht und starrt voller Erwartung in das Antlitz seiner Herrschaft. Die beiden verharren sprachlos und wie vom Blitz getroffen. Doch sie fassen sich rasch wieder. »Nehmen Sie sich ein Beispiel an Ihrem orthopädischen Kollegen, Herr Chefarzt! Wir werden Sie weiter kontrollieren!« Nun, endlich, wenden sie sich von mir ab und eilen zu ihrer Garderobe, welche die Sekretärin schon vorbereitet hat.

Für heute ist es vorbei. Sie haben mir die vorbereitete Abmahnung immer noch nicht ausgesprochen. Worauf warten sie noch? Eigentlich habe ich mich wacker geschlagen. Mein Selbstwertgefühl ist erheblich gestärkt.

Wie in Trance gehe ich zur Rezeption. »Sollen wir Ihnen ein Taxi rufen?«, fragt die Sekretärin ungewöhnlich charmant. Ihre Stimme klingt irgendwie so entfernt. Plötzlich öffnet sich eine

Tür und Herr Seiler tritt nochmals an mich heran. »Das Taxi ist nicht nötig. Ich begleite den Herrn Chefarzt noch kurz zur S-Bahn.« Schweigend nehmen wir den Fahrstuhl in die Tiefgarage. Erschöpft und erleichtert sinke ich in den breiten Sitz seines Firmenwagens. Mich überfällt eine bleierne Müdigkeit. »Ist bei Ihnen alles in Ordnung?«, fragt er versöhnlich. »Sie müssen die Herren auch verstehen, sie sind doch für alle Kliniken verantwortlich und die goldenen Zeiten der Rehabilitation gehören doch längst zur Vergangenheit. Ich möchte Ihnen sagen, dass ich Ihre psychosomatische Herangehensweise sehr schätze. Wir gönnen Ihnen doch die Privatpatienten.« Will er mich verhöhnen? Oder meint er tatsächlich die 25 Prozent Nettoanteil der Privatliquidation, welche mir nach den Abzügen noch bleiben? Versteht er diese tatsächlich als grandiose Anerkennung des Unternehmens für die von mir erbrachte Psychotherapie in den Abendstunden, an Wochenenden und meine Präsenz an Feiertagen?

Am S-Bahnhof angekommen, nickt mir Herr Seiler noch einmal aufmunternd zu: »Sie sind ein mutiger Mann!« – »Danke, Sie auch, Herr Prokurist.« – »Wie meinen Sie das, Herr Chefarzt?« – »Nun, immerhin tolerieren Sie offensichtlich auch kritische Stimmen!« Er seufzt verlegen und verabschiedet sich. Ich atme tief durch und beginne mich auf den Vortrag einzustellen, den ich in ein paar Stunden halten muss.

*

Auf dem Hauptbahnhof habe ich vor der Abfahrt zum Tagungsort noch Zeit für zwei Cappuccino. Genüsslich lasse ich das maßlos überteuerte Getränk auf der Zunge zergehen, um überhaupt wieder klar denken zu können. Noch hämmert der Schlagabtausch in meinen Ohren. Bahnhöfe und Flughäfen sind mir inzwischen nicht mehr lästig, sondern entwickeln sich langsam zu wichtigen Fluchtpunkten und Transiträumen, in denen ich schrittweise ein wenig Abstand zum Klinikalltag finde und die Gedanken ein wenig sortieren kann. Was soll ich am Montag meinen Mitarbeitern erzählen, die auf Informationen zur Zukunft unserer Klinik gespannt sein werden? Sie haben ausgeharrt, sie vertrauen mir. Ich bin ihnen gegenüber in der Verantwortung. Es ist wie auf einem Schiff: Der Kapitän ist die Hoffnung der Crew und geht als Letzter von Bord.

Der Kampf um unsere Arbeitsplätze erinnert mich an einen Satz von Friedrich dem Großen: »Meine Leute sehen aus wie die Grasteufel, aber sie beißen.« *Meine* Leute sind voller Zweifel, aber auch voller Humor und manchmal Zuversicht. Doch auch wenn ich meine gesamte Kraft zum Erhalt unserer Abteilung einsetze: Ohne Unterstützung der Geschäftsführung gleichen unsere Anstrengungen zur Patientengewinnung dem Bemühen, einen Berg von 4000 Meter Höhe ohne alpine Ausrüstung zu erklimmen. Trotzdem versuchen wir es jeden Tag auf's Neue.

Und noch etwas ist absurd: Jede externe Veranstaltung bringt uns potentiell zwei neue Patienten, doch meine wahrscheinliche Kündigung rückt mit jeder dadurch bedingten Abwesenheit ein Stück näher.

*

Der Freitagabend erfreut sich für Fortbildungsveranstaltungen erfahrungsgemäß keiner großen Beliebtheit. Zumal ich gegen die müden Oberlider von erschöpften und frustrierten Hausärzten ankämpfen werde. Gelegentlich denke ich darüber nach, ob ich die Glückshormone, über die ich so oft in meinen Vorträgen zu Behandlungsmöglichkeiten von Depressionen berichte, nicht irgendwann einmal selbst benötigen werde. Die chronifizierte Zermürbung führt auch Mediziner in den Mangel an Serotonin, den Botenstoff, der unser Gehirn befähigt, auch bei größtem Ärger noch ein wenig Spaß zu haben.

Heute Abend muss also eine perfekte One-Man-Show aus Wissenschaft und Comedy her, hier müssen die Pointen präzise gesetzt sein, um den Spannungsbogen der Teilnehmer bis zum Einnehmen des Imbisses zu erhalten. Hinter den Teilnehmern liegt ein hektischer Praxistag, der von Hausbesuchen in der Mittagspause gekrönt wurde. Zum Essen oder gar Erholen blieb für die meisten Kollegen kaum Zeit. Von möglicherweise noch bevorstehenden Nachteinsätzen und Notfalldiensten gar nicht zu reden. Sie brauchen keine endlosen Darstellungen von Statistiken und Studien. Im Gegenteil: Sie benötigen praktische Tipps für ihre Hausarztpraxis. Wie in diesem Buch bereits anklang, arbeiten niedergelassene Ärzte unter dem Druck begrenzter Budgets und permanenter Regressdrohungen. Sie befinden sich als Freiberufler ebenso wie die Klinikkollegen im Spannungsfeld zwischen ärztlichem Ethos und betriebswirtschaftlicher Notwendigkeit in einem zunehmend rationierten Gesundheitssystem. Längst kennt kein Kassenarzt am Quartalsende mehr die exakte Summe des zu erwartenden Honorars. Dieses wird wiederum erst ein weiteres Quartal später überwiesen, ebenso die Regressaufforderungen. So arbeiten die meisten Praxisärzte in einer Blackbox, ohne zu wissen, was sie im Monat verdienen beziehungsweise wie sich ihr Budget entwickelt. Das führt nicht selten zu psychischem Stress und erheblichen Existenzproblemen, die von den Kollegen auch sehr kritisch wahrgenommen werden. Doch offen mit anderen darüber zu sprechen, ist ihnen eher unangenehm. Wer möchte schon an Ansehen in seiner Berufsgruppe verlieren. Wenn wir uns auf einer Demonstration gemeinsam artikulieren müssten, wären wir froh, wenn der Kollege dorthin geht und wir ihn in der Praxis vertreten könnten. Nur nicht auffallen, jede unnötige Exposition vermeiden, so lautet noch zu oft die Devise.

Die Astroshow

Nach dem dritten Umstieg fahre ich die letzte Station mit der Regionalbahn, die das bevorzugte Transportmittel für Asylbewerber ist, die im Übergangswohnheim der Kleinstadt leben, in die ich eingeladen bin. Mit Anzug und Krawatte wirke ich zwischen ihnen etwas deplaziert, doch sie tolerieren mich unauffällig, während ich inmitten ihrer spielenden Kinder meine Dias sortiere. Nach über einstündiger Fahrt erreiche ich schließlich mein Ziel. Frau Brückner, eine Pharmareferentin, holt mich vom Bahnhof ab.

Nach zwei bis drei Veranstaltungen entwickelt sich zwischen den Außendienstmitarbeitern von Pharmafirmen und Ärzten ein recht persönliches Verhältnis. Während der Fahrten zu den Vortragsorten sprechen wir sehr offen über die Probleme in unserem Berufsumfeld. Das Dasein eines Pharmareferenten ist sozusagen die andere Seite derselben Medaille. Wir erleben die gleiche Psychodynamik des permanenten Kosten- und Erfolgsdrucks und müssen in einem Markt, der längst aufgeteilt ist, unsere Leistungen anpreisen. Gelingen uns unsere Offerten und Bilanzen schlecht, besteht die Gefahr, dass wir über Nacht ausgewechselt werden. Der eine würde den Außendienstbezirk verlieren, der andere die Chefarztstelle. Trotz des Ärztemangels steht noch immer genügend »Frischfleisch« bereit, das sich zum Teil zu Dumpingpreisen jederzeit auf das Karussell der lobgepriesenen Verheißungen des Gesundheitsmarktes begeben würde. Unser Sozialprestige als Ergebnis unserer biopsychosozialen Evolution. Diese »Wesensverwandtschaft« entwickelt sich bei den gemeinsamen Veranstaltungen gelegentlich zu einem wichtigen Element der gegenseitigen Psychohygiene. Ein gelungener Vortrag des Arztes stellt für den Pharmamitarbeiter einen zukünftigen Erfolgsgaranten dar, weil ein positives Feedback entscheidend für dessen Marketingbudget des nächsten Jahres ist. Umgekehrt bedeutet ein erfolgreiches Referat für den Arzt die Chance auf weitere Vorträge.

*

Die Außendienstmitarbeiterin Frau Brückner ist sehr beliebt, vor allem ihre fürsorgliche Art, mit den Hausärzten umzugehen, kommt in ihrer Region sehr gut an. Sie begleitet mich noch ins Hotel, das gleichzeitig der Veranstaltungsort ist. In zwei Stunden soll der Vortrag beginnen. Auf meinem Zimmer angekommen, versuche ich mich noch einige Minuten auf dem Bett zu entspannen, doch das Telefon klingelt. Meine Sekretärin Heidi ist am Apparat: »Herr Chefarzt, entschuldigen Sie bitte, aber ein Assistenzarzt ist erkrankt und wer soll nun die Vertretung für den Wochenenddienst übernehmen?« Unsere Personaldecke ist mittlerweile so dünn, dass schon bei Abwesenheit von zwei ärztlichen Kollegen, die Inanspruchnahme der anderen nahezu unzumutbar wird. Die Therapeuten sind abgehetzt und fühlen sich ausgelaugt, hinzu kommen auch die negativen Folgen der Personalquerelen auf die Motivation. Ein gnadenloses Unternehmen darf keine engagierten Mitarbeiter erwarten. Also bitte ich Heidi, einen Arzt anzurufen, der noch in der Probezeit ist. Er kann nicht Nein sagen.

Gerade hatte ich die Klinik etwas vergessen können, doch durch dieses Telefonat holt mich die Dynamik des Alltages wieder ein. Ich wälze mich auf dem Bett hin und her, finde keine Ruhe mehr.

Eine Stunde später überprüfen wir im Saal noch die Technik, denn wie so oft steckt der Teufel im Detail. Dann nehmen die Pharmareferentin und ich noch einen Drink – und los geht's.

*

Ungefähr 25 ärztliche Kollegen sind anwesend. Viele kennen mich schon, insofern ist es ein kleines Heimspiel. Einige Ärzte treffen erst nach Beginn der Veranstaltung ein und fallen erschöpft auf die freien Sitzplätze.

Der Vortrag läuft gut, die Aufmerksamkeit steigt, als ich über die Wechselwirkungen von Serotonin mit Medikamenten berichte und Frau Brückner strahlt. Die Zeit rast förmlich dahin.

Nach dem Essen diskutieren wir noch bis in die Nacht. Die mörderische Arbeitsbelastung schafft in unserer Berufsgruppe eine zunehmende Sensibilisierung im Hinblick auf das Tabu

Suizidgefährdung von Ärzten. Vier Stunden nach dem Vortrag und mithilfe von reichlich Alkohol kommt auch dieses Thema langsam und endlich über die Lippen der Teilnehmer.

Alles in allem verbringen wir einen sehr anregenden Abend. Die letzten Gäste verabschieden sich erst weit nach Mitternacht. Nachdem alle gegangen sind, fällt der Stress des Tages von mir ab. Frau Brückner wirkt ebenfalls müde. Jeder von uns ist nun froh, den geschäftlichen Teil hinter sich zu lassen. Das Wochenende kann beginnen. Als sie sich verabschiedet, sagt sie noch: »Ich wünsche Ihnen eine erholsame Nacht und wenn Sie Interesse haben, dann können wir morgen nach dem Frühstück, die Lebenslinien in Ihrer Hand analysieren.« Astrologie? Damit hatte ich bisher nicht viel am Hut. Daher entwickeln sich die Gedankenspiele auch nicht zu umfangreich und ich falle in einen tiefen, traumlosen Schlaf.

*

Erst durch das Klopfen des Zimmerservices am nächsten Morgen werde ich wieder wach und hätte fast das Frühstück verpasst. Als ich im Restaurant eintreffe, stehen meine Haare wirr zu Berge, da ich sie in der Eile nicht mehr waschen konnte. Frau Brückner beendet gerade ihre Mahlzeit und lächelt mich vielsagend an. Steht mir jetzt die erste Einführung in die astrologische Psychodynamik meines Lebens bevor? Ich frage mich, ob es überhaupt an der Zeit sei, mich dieser ambivalenten Situation zu stellen. Nach der Erfahrung meiner einjährigen Psychoanalyse bin ich durchaus überzeugt, dass die gewonnenen Einsichten zu lebensverändernden Konsequenzen führen können. Immer noch zweifelnd, bin ich nur zögernd bereit, meinen Meridianen angemessene Aufmerksamkeit zu widmen. Doch Frau Brückner, die mich lediglich von zwei Veranstaltungen kennt, hat bereits sanft meine Hände genommen und betrachtet nun nachdenklich und interessiert deren Innenseiten. »Ich habe mir schon gedacht, dass sie einige Lebenserfahrungen mitbringen, Herr Chefarzt!«, lächelt sie. Nun gut, das kann ja jeder sagen, der jemandem ein Kompliment machen möchte. Sie bittet mich im Folgenden, mein Geburtsdatum und den Ort zu nennen, in dem ich zur Welt kam. Als mein Sternzeichen wird die Waage erkennbar. Sie würde jetzt einige Zeit benötigen, um meine Meridiane vorzubereiten. Auf ihre Bitte hin, ziehe ich mich inzwischen in mein Zimmer zurück und versuche, mich mit der mitgebrachten Fachliteratur zu beschäftigen. Trotz aller Mühe, kann ich mich nicht darauf konzentrieren. Auch ein kleines Nickerchen gelingt nicht. Da kann ich noch so genau meine bevorzugte Einschlafposition einnehmen und die Beruhigungsformeln aus dem autogenen Training aufsagen! Fragen über Fragen, brisante Szenen meiner Reifungskrisen, Beziehungen, Brüche und Neuanfänge peitschen meine Sinne auf. Wird auch die dunkle Seite meiner Triebstruktur in meinen Handflächen abgebildet? Können die Sterne zu einem Offenbarungseid der seelischen Hierarchien führen? Muss ich mich meiner unerfüllten Phantasien schämen? Endlich unterbricht das Klingeln des Zimmertelefons meine gedankliche Programmvorschau. Die Astroanalyse kann beginnen.

Wir treffen uns im leeren Restaurant, das nachmittags geschlossen ist. Frau Brückner breitet vor mir die mitgebrachte große Sternenskizze aus. Zweifel wühlen in mir. Habe ich mich zu weit vorgewagt? Zu groß ist die Anspannung etwas Beunruhigendes erfahren zu müssen. Ich bin selbst erstaunt, dass ich mich als Schulmediziner auf so etwas überhaupt einlasse. Noch vor nicht allzu langer Zeit wäre ich niemals bereit gewesen, als Notarzt, Neurologe und Psychiater nach einer umfangreichen Psychotherapieausbildung mich in eine solche Situation zu begeben. Humbug, Pseudo-Wissenschaft, Geldschneiderei. So habe ich gedacht. Bis jetzt, denn während ich hier mit Frau Brückner sitze, beginne ich zu akzeptieren, dass ich erstmals bereit bin, die internalisierten Bahnen meiner naturwissenschaftlichen Kenntnisse zu verlassen, um mich in einen Grenzbereich menschlicher Erfahrung zu begeben. Wie oft habe ich früher an der Seriosität von Patienten gezweifelt, die auch spirituellen Rat suchten. In meinem persönlichen Leben erkenne ich zunehmend, dass es offenbar mehr Dinge zwischen Himmel und Erde gibt, als wir uns allein mit den Neurowissenschaften erklären können.

So analysiert Frau Brückner nach und nach die verschiedenen Ebenen: Beziehung, Beruf, Gesundheit, Finanzen und Zukunft. Mich durchlaufen Schauer von überraschenden Gefühlen. Ich bin verblüfft und fasziniert, welche Anteile meines Charakters zu Tage gefördert werden. Es ist phänomenal: Sterne lügen offenbar tatsächlich nicht. Noch einmal: Diese Dame hat mich vorher zweimal im Rahmen von Vortragsveranstaltungen gesehen und keine Möglichkeit gehabt, wirklich persönliche Informationen über mich einzuholen. Und nun deckt sie im Handumdrehen Eigenschaften auf, deren Anerkennung mein Psychoanalytiker ein ganzes Jahr lang mit mir erarbeitete. Plötzlich hinterfrage ich meine privaten und beruflichen Wege noch einmal. Warum ertrug ich eine Ehe über zehn Jahre, die mich von Anfang an nicht erfüllte? Wie verhalte ich mich in der Beziehung zu meinen Rivalen? Weshalb eröffne ich in Gruppensituationen nicht gern den kritischen Schlagabtausch? Warum gerate ich gelegentlich in eine nahezu übermächtige Abhängigkeit von destruktiven Systemen? Das Wechselspiel zwischen Emotionen und rationalen Entscheidungen induziert in jedem Leben offenbar ein vitales Spannungsfeld. »Sie fühlen sich in Ihrer Position im Moment nicht wohl«, sagt sie, »Sie werden durch andere ausgenutzt. Noch mindestens zweimal werden sie umziehen!« Himmel, ich habe den jetzigen Umzug schon kaum mehr bewerkstelligen können. Wie soll das weitergehen? Ruhig erläutert sie mir weiter meinen Lebensweg auf den Beziehungsebenen von meiner Kindheit bis zur letzten Verliebtheit. Ich kann ihren Ausführungen kaum noch folgen, weil ich von der Bilderwelt meiner Erinnerungen förmlich überschwemmt werde. Blitzartig taucht vor mir das exotische Au-pair-Mädchen auf. Sie, die der Anlass für die letzte Krise in meiner Ehe war, ist auf einmal ganz nah bei mir. Da ist Marie mit ihren großen, runden, braunen Augen, die auf mich zukommt, der erste Kuss, der erste Tanz, die erste Nacht ... All diese, im Jargon der Psychotherapeuten Versuchungs- und Versagungs-Situationen genannten Ereignisse, überfluten die Leinwand meines Lebens. Am Horizont meiner beruflichen Entwicklung zeichnen sich ebenso interessante Konstellationen ab. Es gibt einen größeren Widersacher in meinem Leben. Wer ist damit wohl gemeint? Oft gerate ich in diesen Strudel männlicher Rivalität. Die Revierkämpfe mit weiblichen Artgenossen löse ich offenbar konstruktiver. Welche beruflichen Entwicklungschancen warten noch auf mich? Bin ich nicht als Chefarzt am Endpunkt der Karriereleiter angelangt? Warum gelingt es mir nicht, mich endlich in einer bequemeren Nische einzurichten?

Epilog

Stille Nacht

Unruhig flackert das Licht der Duftkerze. Es ist still. Die Schneedecke hat sich schützend über das Klinikgelände und die weite Landschaft der Umgebung gelegt. Ein Hintergrunddienst kann diese Einsamkeit noch verstärken. Ich habe ihn für die Weihnachtstage übernommen, um meine Mitarbeiter zu motivieren. Ein Chef sollte mit gutem Beispiel vorangehen. Wenn ich den immergleichen Pfad zu meinem Büro stapfe, kann ich trotz der erneuten Schneefälle der letzten Stunden noch meine Schuhabdrücke des vorigen Tages sehen. Welche Spuren werde ich wohl in dieser Klinik hinterlassen, die mir so viel Kopfzerbrechen bereitet hat und nun, als könnte sie kein Wässerchen trüben, in einem unschuldigen Weiß dasteht?

»Grüß Gott, mein Name ist Antonia«, sagt die neue Krankenschwester lächelnd, als sie mir von der Oberschwester vorgestellt wird. Jedes Mal, wenn wir uns von nun an in den Visiten oder Dienstbesprechungen in die Augen sehen, entsteht ein funkelnder Austausch von Phantasien. Sie hält dem Blickkontakt stand. Nach einiger Zeit wünsche ich mir, möglichst länger in ihrer Nähe zu sein. Bin ich jetzt in einem Klischee gelandet? Oder in einer TV-Serie? Liebeskranker Chefarzt erliegt dem unwiderstehlichen Zauber einer hübschen Krankenschwester? Und wenn schon. Immer wieder versuche ich den Duft ihres Parfums zu erkennen. Dieses Unterfangen ist jedoch recht kompliziert, da in den Besprechungen in der Regel genau beobachtet wird, wo der Chef Platz nimmt. Deshalb versuche ich möglichst als Letzter in die Rapporte zu gelangen, um noch einen Stuhl in ihrer Nähe zu platzieren. Zu meinem Erstaunen stelle ich fest, dass ich, abgehärtet durch meinen bürgerkriegsähnlichen Klinikalltag, überhaupt noch zu solch zarten Empfindungen fähig bin.

*

Kurz vor Silvester lädt die Klinikleitung zu einem Empfang ein. Die Herren Greifzu und Keilhauer lassen sich vertreten. Freundliche Worte voller Diplomatie von Verwaltungsleiter Jahnsen empfangen die Mitarbeiter.

Danach treffen sich alle zum Apéro. Ärzte, die diensthabenden Schwestern, das Servicepersonal und die Rezeptionsmitarbeiter prosten sich zu. Es ist fast nicht zu glauben, unsere Klinikleitung hat wirklich tief in die Tasche gegriffen. Die Spirituosen sind von hoher Qualität. Das Buffet mit Lachshäppchen, Piemont-Schinken, köstlich duftenden Rinderfilets und gebratenen Lammkoteletts, umrahmt von mediterranen Salaten, leuchtet in den schönsten Farben, als hätte es der holländische Maler Jan Vermeer gemalt. Wer einmal sein Bild *Das Mädchen mit dem Perlenohrring* gesehen hat, weiß, was ich meine. Wie dieses Mädchen sieht nun auch Antonia zu mir herüber und wir prosten einander diskret zu.

Alsbald zerfällt die Gesellschaft in die üblichen, je nach Beruf sortierten Kleingruppen. Nach und nach verabschieden sich die Frühaufsteher, um am nächsten Morgen fit zu sein. Der harte Kern diskutiert noch eifrig über die Zukunft der Klinik. Auch Dr. Eichler stößt mit mir auf die Zusammenarbeit an.

Abschiedssymposium

Am Morgen nach dem Neujahrstag überreicht mir Heidi eine Notiz. Sie ist von meinem Bankberater und enthält keine guten Nachrichten. Wenn ich jetzt noch meinen Job verliere … Schluss mit den düsteren Gedanken und den angstvollen Planspielen! Nein, ich lasse mich nicht mehr entmutigen und nutze den Schwung des Jahresanfangs für die Vorbereitung unseres Symposiums. Mittlerweile habe ich bereits mehrere davon organisiert. Die durchweg positive Resonanz der Teilnehmer zeigte uns bisher, dass die Themenwahl passend war. Für die nächste Veranstaltung wird mein früherer Chef aus der Universitätsklinik als Ehrengast erwartet. Es ist eine der schönsten Traditionen in der Medizin, dass »Schüler« den Kontakt zu ihren akademischen Lehrern möglichst auch in ihren neuen Funktionen erhalten. Ich freue mich besonders, als »mein Professor« und Freund zusagt, den Ehrenvortrag über »Selbsttötungsgefahr und Psychosomatik« zu halten.

Die Vorbereitung nimmt in den nächsten Wochen viel Zeit in Anspruch: Programm, Tagungsort, Catering, Sponsoren – alles will gut geplant, organisiert und aufeinander abgestimmt sein. Vonseiten des Klinikträgers habe ich diesbezüglich nicht viel zu erwarten. Die lokalen Medien und eine große Tageszeitung werden durch uns informiert und fast 300 Briefe gehen an die Ärzteschaft der Region. Heidi stöhnt im Vorzimmer über diese Zusatzarbeit.

Nun beginnt die Zitterpartie mit den Sponsoren. Zum einen müssen die Spesen gedeckt sein, denn die Verwaltung weigert sich, hier mehr auszugeben als ein Mittagessen nach Ende der Veranstaltung. Welch renommierter Referent fliegt dafür durch Deutschland? Zum anderen sind die Sponsoren so zu platzieren, dass sie sich in ihrer Bedeutung gleichwertig fühlen.

Parallel dazu darf der Klinikalltag nicht vernachlässigt werden. Die Auslastung beträgt jetzt immerhin knapp über 50 Prozent und bleibt stabil. Selbst die Damen der Patientenverwaltung und Aufnahme loben uns, denn unsere Klinik hat sich auf dem freien Markt behauptet. Auch das PSYCHOTERMINAL ist mittlerweile mit einer Telefonanlage und funktionierenden Computern ausgestattet, so dass die Kommunikation mit meinen Mitarbeitern zunehmend effizienter wird. Ich führe mir diese logistischen Erfolge immer wieder vor Augen, um nicht dem täglichen Sog des Klagens, der Verunsicherungen und Kränkungen zu erliegen. Nur gelegentlich gibt es in dieser Hinsicht noch Rückfälle, wie zum Beispiel an jenem Morgen, als mich Dr. Eichler auf einem kurzen Wegstück im Flur begleitet. »Es is schon gut, wenn Sie sisch um ne andere Position bemühen, Sie jehören hier nisch her. Ihr Platz is ne Universitäd, die Forschung, aber nisch die Reha.« Hoppla! Woher weiß Dr. Eichler, dass ich mich anderenorts beworben habe? Bereitet er sich schon auf meinen Abschied vor? Kennt er eine Entscheidung der Hauptverwaltung bezüglich meiner Person? Was sagte er beim Klinikfest zum Jahresende? »Herr Kolleje, nu das wirscht en erfolgreisches Neujahr. Se werdens schon sän.« Für wen erfolgreich? Für ihn? Und was werde ich schon sehen? Was auch immer seine vagen Sätze zu bedeuten haben, ich kann und darf mich mit deren Interpretation nicht länger aufhalten. Es gibt Wesentlicheres zu tun. Ein Vertreter der deutschen Betty-Ford-Stiftung klopft an, um Fragen der möglichen Zusammenarbeit zu diskutieren. Es handelt sich um spezifische Angebote für suchtgefährdete Fach- und Führungskräfte. Aufgrund meiner guten, noch bestehenden Kontakte zur forschenden Industrie gelingt es mir, noch eine beachtliche Anzahl weiterer Firmen für die Tagung als Sponsoren zu gewinnen. Somit steht unserem Symposium nichts mehr im Wege. Selbst der Shuttle-Service für die flugreisenden Referenten ist gesichert. Marie wird sie abholen! Und schließlich melden sich auch noch zwei Mitarbeiter eines expandierenden Forschungszentrums für Arzneimittel. Die Herren rufen aus Wien an und suchen freie Betten für Probanden im Rahmen langfristiger pharmakologischer Zulassungsstudien. Würde diese innovative Geschäftsidee in unserer Klinik umgesetzt, hätten wir den Jackpot geknackt!

Vorbereitung des Symposiums, Organisation des Therapieablaufs, Visitendurchführung, Supervision der neu angereisten Patienten, die administrativen Aufgaben – ich erlebe eine jener

Zeiten, in denen man vor Sonnenaufgang den Arbeitsplatz aufsucht, um ihn erst nach Sonnenuntergang wieder zu verlassen. Ich arbeite wie im Rausch und entdecke meinen Beruf als legales Betäubungsmittel.

*

Und plötzlich steht mein Geburtstag bevor. Seit einiger Zeit versuche ich, ihn nicht zur Stressfalle werden zu lassen, sondern einfach nur als *meinen Tag* zu genießen. Deshalb buchen wir trotz aller beruflichen Anforderungen und Termine wie jedes Jahr einen Kurztrip nach Mallorca. Diese kurzen Auszeiten sind unverzichtbare Elemente meiner Psychohygiene und wichtige persönliche Kraftquellen.

Der Tradition zufolge, bade ich am Vorabend meines Geburtstages in der kleinen Felsenbucht im Südosten der Insel. Wie Skulpturen spiegeln sich unsere Körper verzerrt auf der Meeresoberfläche. In den Abendstunden schwimmt hier kein Einheimischer mehr, so dass wir uns dem kühlen Nass frei hingeben können. Wenn ich in dieses glasklare Wasser eintauche, vergesse ich die Welt. Ich bin umgeben von einem mich tragenden dynamischen Element, dessen Tiefe unendlich erscheint. Als ich wieder auftauche, funkeln die Sterne über uns. Ich erinnere mich an meine Schulzeit und das Fach Astronomie, als ich die Hinterachse des »Großen Wagens« zum Nordstern hin ausmessen musste.

Zum Geburtstagsmorgen gehört unbedingt ein ausgiebiges Frühstück, das Lesen einer Tageszeitung und der Blick aufs Meer. Ich liebe das. Einfach Zeit haben und den Tag dahingleiten lassen. Innehalten, die Seele baumeln lassen, sich selbst zu spüren. Auch an diesem, meinem 42. Jahrestag, liegen wir auf einer herrlichen Terrasse und träumen vor uns hin. Mein größter Wunsch für das kommende Jahrzehnt? Gesund bleiben und endlich freiberuflich tätig sein. Das Dasein als Angestellter bietet auch nur noch eine Pseudosicherheit. Wer weiß schon, wann die nächste Kündigungswelle anrollt und wen sie mit sich reißt. Was habe ich davon, täglich 14 bis 16 Stunden unter Bedingungen zu schuften, die krank machen, mich um den Schlaf bringen, Lebensfreude und Kreativität rauben? Soll ich mich bis zur Pensionierung mit immer neuen Energievampiren und Gefühlsterroristen herumschlagen? Keine Frage, auch die Selbstständigkeit wird mit viel Arbeit verbunden sein. Doch sie wird mehr Spaß machen und neue Kräfte freisetzen, denn ich könnte endlich selbst über meine Zeit bestimmen.

*

Nach der Rückkehr in die Klinik erhalte ich noch die Gratulation der Geschäftsführung. Auf meinem Schreibtisch liegt ein Brief der Geschäftsführung mit folgenden Worten:

»... Herzlichen Glückwunsch zum Geburtstag!
Heiterkeit und Frohsinn sind die Sonne, unter der Alles gedeiht.
(Jean Paul)

In diesem Sinne wünschen wir Ihnen zu Ihrem Geburtstag und natürlich auch ganz besonders für Ihr neues Lebensjahr sehr viel »Sonne« verbunden mit bester Gesundheit, Glück und Zufriedenheit.
Bei der Bewältigung Ihrer Aufgaben als Chefarzt der Psychosomatischen Abteilung unserer ... wünschen wir Ihnen viel Erfolg.
Unsere Zeilen nehmen wir auch gern zum Anlass, uns für die zwar noch recht junge, gute Zusammenarbeit mit Ihnen herzlich zu bedanken, und freuen uns auf die konstruktive Fortsetzung unserer Kooperation ...«

*

Dann ist es endlich soweit: der Tag des so leidenschaftlich vorbereiteten Symposiums beginnt. Nach einem kurzen Frühstück mit Marie und der Morgenbesprechung versuche ich, die Visite schnell zu beenden. Kurz nach Mittag eile ich zum nahe gelegenen Tagungsort. Der Veranstaltungsraum neben dem italienischen Restaurant ist bereits eine Stunde vor Beginn bis auf den letzten Platz besetzt. »Amoklauf und Geiselnahme« oder »Trauma und Depression« sind offenbar Themen, für die sich eine breite Öffentlichkeit interessiert. Auch die Journalisten der Region sind anwesend. Die angereisten Firmen konkurrieren vereinzelt um die vorhandenen Tischkapazitäten, Stellflächen und um ihre Anordnung am Rande des Tagungssaals. Jeder möchte die Aufmerksamkeit des Publikums am stärksten auf sich vereinen. Alles in allem ist eine erwartungsfrohe Aufgekratztheit zu spüren. Voller Freude begrüße ich meinen alten Lehrer, der den ersten Vortrag halten wird, und bitte ihn um größte Rednerdisziplin, denn er ist für seine Zeitüberschreitungen bekannt. Dann zeige ich ihm den zerknitterten Zettel, den er mir vor Jahren hinterließ, als ich sein Nachfolger an der Universitätsklinik wurde.

»Viel Erfolg an diesem Platze. Dein … »

Er staunt nicht schlecht, als ich die Notiz aus meiner Tasche ziehe und kurz erzähle, wie ich ihn in all den Wirren der letzten Zeit behütete.

Vonseiten der Geschäftsführung erweist uns übrigens niemand die Ehre. Lediglich Herr Jahnsen schaut kurz vorbei. Auch aus dem Bereich der Orthopädie zeigt sich niemand. Kurzer Anruf in meinem Sekretariat. Die psychosomatische Abteilung läuft ruhig, keine Krisen, kein akuter Behandlungsbedarf durch den Chef. Erleichterung! Es kann losgehen.

Meine Einleitung gelingt routiniert. Die Auswahl der Gastreferenten ist ebenfalls ein Volltreffer. Sämtliche Vorträge, die thematisch den Bogen von der Psychosomatik bis hin zur Neurobiologie spannen, kommen sehr gut an. Der lang anhaltende Applaus des Publikums dankt allen Rednern. Während ich sonst die Pausen oder den Schluss eines Symposiums herbeisehne, spüre ich heute, dass irgendetwas anders ist. Im Stillen wünsche ich mir, dass die Veranstaltung nie zu Ende geht. Viele Mitarbeiter, die sich sonst ihren Frust bei mir von der Seele redeten, sind heute gekommen. Sie gehören zu den intensivsten Diskutanten. Die angereisten Pharmareferenten reagieren hocherfreut, dass ihr Prospektmaterial so schnell vergriffen ist. Auch besteht in der Öffentlichkeit ein nicht geringes Interesse an der Perspektive der Klinik. Doch wir wissen nicht einmal, was in den nächsten Wochen kommen wird. Daher beende ich das Symposium mit einem vorsichtigen Hinweis auf die ungewissen Rahmenbedingungen für Rehabilitationskliniken. Ich bin mir nicht sicher, ob meine verschlüsselte Botschaft angekommen ist. Es ist jedenfalls totenstill im Saal. Plötzlich erheben sich einige Gäste und applaudieren. Ich bin tief gerührt. Händeschütteln unendlich lang.

Die Referenten treffen sich noch kurz an der Bar. Mein früherer Chef berichtet stolz über die Entwicklung seiner kommunalen Klinik, die sich bis jetzt in öffentlicher Trägerschaft halten konnte. Für ihn greifen noch einige Mechanismen jenseits der reinen Marktwirtschaft. Ich hingegen habe Mühe, meine Position im allgemein erwarteten Glanz darzustellen. Chefarzt! Privatpatienten! Vorträge! Das klingt für die meisten Menschen noch immer nach Unantastbarkeit, großer Karriere und Mann von Welt. Es klingt nach einem rundum geglückten Leben. Selten erfahren Außenstehende, wie es hinter den Kulissen zugeht und welchen Preis dieses Prestige hat.

Beziehungsklärungen

Für das kommende Wochenende haben sich meine Eltern angesagt. Sie gehören der Generation der Schwarzwaldklinik-Fangemeinde an und sind stolz auf mich. Mit dem Medizinstudium und der Karriere in der Klinikhierarchie erfülle ich ihren Lebenstraum. Als Handwerker war es für sie immer das Größte, dass ihr Sohn etwas »Besseres« wird. Während ich auf dem Bahnhof meine Mutter umarme, durchströmt mich ein tiefes Gefühl der Dankbarkeit und ich erlebe noch einmal die Bilder meiner Kindheit, als würde ich in einem Fotoalbum blättern. Die Begrüßung zwischen mir und Vater ist zwar etwas handfester, aber nicht weniger herzlich. Er ist ein Mann der Tat, bewahrte mich vor vielen Fehlern und gab mir unternehmerisches Denken mit.

Für meine Eltern ist eine Junior-Suite im Schlosshotel reserviert und am Abend besuchen wir ein Musical. Ludwig II. versinkt gerade mit großer Geste im gewaltigen Wasserbecken, Marie und ich applaudieren im unteren Saal und oben auf der Empore kollabiert meine Mutter. Wir rasen die Stufen zu den Logenplätzen hoch. Wie sich rasch herausstellt, ist es nur eine kleine Ohnmacht, die Vitalfunktionen sind intakt und sie kommt rasch wieder zu sich. Was für ein Bild: Unsere Familie im Kollaps wiedervereint.

Am Sonntagmorgen verschlafen meine Eltern den geplanten Ausflug. Sie, die jahrzehntelang immer auf die Minute pünktlich in ihrer Firma erschienen und in ihren besten Jahren auch für mich und mein Studium geschuftet haben, sind jetzt total erschöpft. Dennoch ist es schön, dass sie gekommen sind. Wir haben endlich wieder Zeit für Gespräche. Und am Ende des Tages wollen sie unbedingt noch meine Klinik sehen. Ich führe sie bis zum Hauptportal, zeige ihnen ein wenig die Umgebung und den Stumpf der Tanne, allerdings ohne die Geschichte dazu zu erzählen. Der Familienfrieden soll gewahrt bleiben. Nichts soll den Schein stören oder meine Eltern im Hinblick auf die Zukunft ihres Sohnes verunsichern. Sie haben sich Zufriedenheit und psychische Stabilität in dieser Lebensphase mehr als verdient. Welches Recht hätte ich, daran zu rühren?

Zum Abschied gibt es noch einmal herzliche Umarmungen

am Bahnhof. Zwei glückliche Gesichter strahlen Marie und mich aus dem Fenster des Zuges an, bevor dieser sich wieder gen Norden in Bewegung setzt.

*

Die kommenden Wochen verbringe ich im üblichen Kliniktrott. Es ist nach wie vor das tägliche Wechselspiel zwischen morgendlichen Visiten, emotionalen Zerreißproben mit Dr. Eichler und Schadensbegrenzung durch unsachgemäße Weiterleitung von Informationen, die oft gepaart sind mit irrationalen Ängsten vor psychotherapeutischen Denkweisen. Die Bemühungen um weitere Investitionen bezüglich der Balkonsicherungen, der Klinikausstattung und des mangelnden kulinarischen Niveaus tragen noch immer keine Früchte. Spätestens seit dem Entschluss zum Börsengang weht ein schneidender Wind durch die Gänge der Klinikgruppe. Sparen um jeden Preis war und ist oberstes Gesetz und wird es auch in Zukunft sein. Die Gesundung eines Menschen lässt sich jedoch nicht durch Kostendruck bis zur Bewegungsunfähigkeit und die Mechanisierung von Behandlungsabläufen erreichen. Dafür ist er ein zu komplexes Wesen, sein Denken und Fühlen keine beliebig programmierbare Software. Unser Heilfaktor besteht im Innehalten, im Hinhören und Sich-Zeit-nehmen-können für den Einzelnen. Das mag in unserer Gesellschaft anachronistisch klingen. Doch es ist wahrscheinlich die einzige Chance, sie zusammenzuhalten und vielleicht sogar ein bisschen lebenswerter zu gestalten.

*

Eine neue Patientin wird aufgrund von therapieresistenten Panikanfällen aufgenommen. In der Visite am folgenden Tag kommen wir ins Gespräch. »Ihnen fällt der Buchstabe A häufig sehr schwer?«, frage ich nach. Die sehr gepflegt wirkende Frau beginnt heftig zu weinen. Bestürzt schweigen wir alle. Ich setze mich zu ihr auf die Bettkante und versuche, behutsam fortzufahren: »Was macht Sie jetzt so betroffen, Frau Seidler?« Sie schildert ihren Alltag als Flugbegleiterin bis zu dem Tag, als ihr eine unbekannte Kraft wie von Zauberhand das Getränketablett entriss. Die Anfälle setzten sich fort und sie konnte ihren Beruf nur noch mit starken Einschränkungen ausüben. »Ich wwwar mit meiner AAAArbeit immer so zufrieden, Herr Doktor. Nun ist alles aus, auch der Psychotherapeut hat mich schon aufgegeben.« Die Probleme mit dem Sprechen und Schreiben des »A« machen mich stutzig. Eine rein psychische Ursache wird hier kaum zugrundeliegen. »Und was meinte der Psychotherapeut zum schwierigen »A«, Frau Seidler?« – »Er meinte, meine Probleme die Zunge zu bewegen, um das AAA … zu formulieren, kommen von bestimmten sexuellen Erfaaahrungen.« Nun bricht die Patientin komplett zusammen und gerät in einen Weinkrampf. Schweigend lege ich meinen Arm um sie und sage nach einer Weile, dass wir uns ihrer Sache annehmen und versuchen werden, ihre Ängste zu lindern.

Sofort nach Ende der Visite gehe ich nochmals die Unterlagen durch: Frau Seidler befand sich ein Jahr in Psychotherapie, jedoch ohne Erfolg. Zwei Elektroenzephalogramme waren unauffällig gewesen. Das Gehirn wurde noch nicht geröntgt. Da haben wir es! Wie heißt es doch immer so schön: Die Voraussetzung für einen Rehaantrag ist die vollständig abgeschlossene Akutdiagnostik. Und dies war bei Frau Seidler im Zeitalter der Kostendämpfung offensichtlich nicht der Fall. Sofort vereinbart meine Sekretärin einen Computertomogrammtermin für den nächsten Tag. Ich rufe derweil die Krankenversicherung an. Der Sachbearbeiter lehnt die Kostenübernahme ab. »Sie sind in einer Rehaklinik und die Patienten sind vor einem Antrag auf Rehabilitation medizinisch abgeklärt.« Hier ist doch Gefahr im Verzug! Kennt er eigentlich unsere Realität? »Also gut«, erwidere ich energisch, »wir nehmen das CCT auf unser Rehabudget, aber ich verspreche Ihnen, wenn das Schädel-CT einen krankheitswertigen Befund zeigt, bringe ich diesen Skandal in die Presse!« Nach einer Stunde erhalten wir per Fax die Kostenzusage.

Am nächsten Morgen sind alle gespannt. Habe ich überreagiert? Als die Patientin nachmittags immer noch nicht aus dem Kreiskrankenhaus zurück ist, lasse ich mich in die Radiologie durchstellen. Der Kollege teilt mir mit: »Respekt, Herr Kollege, die Patientin hat tatsächlich einen Hirntumor im Sprachzentrum. Sie wurde sofort in die Neurochirurgie verlegt.«

*

Ein, zwei Wochen später, an einem Mittwochmorgen, wird die Chefarztvisite für einen Termin bei Herrn Jahnsen eine halbe Stunde unterbrochen. Er hat ihn einfach in Heidis Tischkalender eingetragen. Normalerweise werden Termine zwischen uns telefonisch abgestimmt. Meine Mitarbeiter reagieren dennoch verständnisvoll, die Verwaltung hat eben Priorität. In meinem Büro angekommen, lege ich den Visitenmantel ab und ordere zwei Tassen Kaffee. Es klopft ganz behutsam und fast zaghaft betritt Herr Jahnsen mein Büro. Eine böse Vorahnung erfasst mich. Abmahnung, Versetzung in eine andere Klinik, neuer ärztlicher Direktor? Unruhig nestele ich an dem sorgfältig verschlossenen Umschlag, den Herr Jahnsen mir überreicht.

»Wir bedanken uns für Ihre Mitarbeit in unserem Unternehmen und kündigen mit sofortiger Wirkung Ihren Arbeitsvertrag. »

Ich quittiere und setze mich benommen auf meinen Sessel. Es ist vorbei. Ich bin frei. Herr Jahnsen blickt mich tatsächlich noch an und fragt mit belegter Stimme: »Kann ich noch etwas für Sie tun?« Ein Scheißkerl, denke ich, er hat es schon vor dem Symposium gewusst, deshalb ist niemand von der Geschäftsführung erschienen. Ich verkneife mir eine Anklage und lehne durch eine wortlose Geste sein Angebot ab. »Bitte geben Sie

Ihren Schlüssel nachher der Sekretärin, die Visite müssen Sie nicht beenden – und bitte suchen Sie die Klinik nicht wieder auf«, setzt er nach. »Für Ihr Büro lassen wir selbstverständlich auf unsere Kosten einen Umzugsservice kommen.« Dann verlässt er endlich das Zimmer. Ich bin wie gelähmt, fassungslos. Was als erstes tun? Wen zuerst informieren? Marie fällt mir ein. Hoffentlich ist ihr Telefon jetzt auf Empfang. Ja, sie hebt ab. »Wir haben es doch geahnt«, sagt sie, »jetzt haben wir endlich mehr Zeit für uns!« Es ist unglaublich, wie mutig und cool diese Frau die neuen Realitäten aufnimmt.

Ich bitte sofort meine Assistenzärzte und Heidi zu mir und teile ihnen die Nachricht mit. Nach Rücksprache mit meinem Anwalt diktiere ich noch ein Fax mit dem Hinweis, dass mit meinem Ausscheiden ab 13 Uhr der Facharztstandard der psychosomatischen Abteilung nicht mehr gewährleistet ist. Danach räume ich meine persönlichen Dinge in meine Tasche und übergebe Heidi die Schlüssel. Wir umarmen uns. Meine Stimme versagt, Tränen beginnen zu fließen. Als ich an der Rezeption vorbeikomme, blickt die Empfangsdame verlegen zu Boden.

Vor der Klinik empfängt mich der Novemberwind. Ein Frösteln durchfährt mich. Am Horizont durchbricht eine Boeing die Wolkendecke, um in die grenzenlose Freiheit zu gelangen.

Anhang

Empfehlungen für potentielle Patienten

1. Versuchen Sie Ihren Alltag so zu gestalten, dass Sie zunächst einmal keine Rehabilitation benötigen. Bei zahlreichen Erkrankungen sind psychische Faktoren mitbeteiligt. Sie müssen sich dessen nicht schämen!
2. Im Krankheitsfall informieren Sie sich in den Akutkliniken (über den Sozialdienst) oder bei Ihrem Hausarzt über Wahlmöglichkeiten zwischen einzelnen Rehabilitationskliniken.
3. Psychosomatische Rehabilitation (stationäre Psychotherapie) bedarf eines Antragverfahrens durch Ihren behandelnden Arzt an Ihre Rentenversicherung (bei Privatversicherten entscheidet die Versicherung je nach Vertrag).
4. Sie können zum Teil Wünsche zur Region äußern, aber die Entscheidung ist wiederum abhängig z. B. von den Vertragskliniken Ihrer Versicherung.
5. Über Zusatzversicherungen oder eine Wahlleistungsvereinbarung können Sie einen höheren Behandlungskomfort erreichen.
6. Denken Sie bitte daran, Rehabilitationskliniken müssen zum Teil Spartarif-Leistungen erbringen, das führt unausweichlich zu Rationierung von Personal und Leistung.
7. Versuchen Sie deshalb auch, gestresstem Personal mit Freundlichkeit und Verständnis zu begegnen.
8. Sie werden auch ausländischen Ärzten und Schwestern begegnen. Versuchen Sie bei Sprachproblemen verständnisvoll zu reagieren.
9. Nehmen Sie vorsichtshalber alle Kopien ärztlicher Vorbe-

funde und ausreichend Medikamente bei Vorerkrankungen mit, um nicht in Engpässe zu geraten.

10. Versuchen Sie auch, bereits chronifizierte Beschwerden zu akzeptieren und nutzen Sie vielleicht die Möglichkeit einer längerfristigen Psychotherapie bei einem Therapeuten Ihres Vertrauens.

Denkanstöße für politisch Verantwortliche

1. Versuchen Sie einmal, in Deutschland kurz vor Quartalsende einen Termin in einer fremden Hausarztpraxis zu erhalten.
2. Weisen Sie zunächst bitte nicht auf Ihren Privatpatientenstatus hin.
3. Genießen Sie die Atmosphäre im Praxisflur und im Wartezimmer. Machen Sie den Mitpatienten Mut!
4. Nutzen Sie die Wartezeit für ein freundliches Gespräch mit der Arzthelferin und fragen Sie einmal, ob diese das Gefühl hat, einen sicheren Arbeitsplatz zu besitzen.
5. Bitten Sie um ausführliche Aufklärung vor allen diagnostischen und therapeutischen Maßnahmen. Stellen Sie gekonnt kritische Zwischenfragen! Der Arzt wird Ihnen dafür dankbar sein.
6. Wenn Sie auf einer Behandlungsliege auf die körperliche Untersuchung oder die Blutentnahme warten, schließen Sie einfach die Augen.
7. Versuchen Sie sich auf die Hintergrundgeräusche oder vielleicht sogar auf die entspannende Hintergrundmusik zu konzentrieren. Entspannen Sie sich!
8. Vermeiden Sie, auf schneller Symptomlinderung zu beharren, akzentuieren Sie auf Ihre gesunde Lebensweise, denn Sie haben ja hoffentlich Zeit zur Genesung.
9. Vergessen Sie bitte nicht, Allergien auf Farbstoffe und eine

eventuelle Magenempfindlichkeit zu erwähnen, um verträglichere Generika (keine Originalpräparate) zu erhalten. Sie tragen damit zur Kostenersparnis in unserem Gesundheitswesen bei.

10. Fragen Sie auch nach der fachspezifischen Qualifikation des Arztes (Orte und Institute seiner Weiterbildung), um sicher zu sein, eine optimale Therapie zu erhalten.
11. Bei Sprachproblemen bringen Sie einfach Ihre Freude zum Ausdruck, dass auch ausländische Ärzte bei uns eine Chance erhalten.
12. Bei sehr starken Beschwerden (zum Beispiel: Herzproblemen, Bauchschmerzen), die eine dringende stationäre Behandlung erfordern, organisieren Sie bitte den Transport ins Krankenhaus mit Freunden oder der Familie. Sie entlasten damit den Rettungsdienst.
13. Wählen Sie nach Möglichkeit eine Rehabilitationsklinik mit computerisierter Therapieplanung und Regelbehandlung von drei Wochen aus.
14. Besuchen Sie zur langfristigen Gesundheitsprophylaxe Entspannungskurse an Volkshochschulen, möglichst in großen Teilnehmergruppen, um soziale Erfahrungen zu vertiefen.

Markus Breitscheidel

Abgezockt und totgepflegt

Alltag in deutschen Pflegeheimen

ISBN 978-3-548-36901-3
www.ullstein-buchverlage.de

Dahinsiechende Bewohner, ausgebeutete Arbeitskräfte, fragwürdig verwendete öffentliche und private Gelder – das, was Markus Breitscheidel während seiner Tätigkeit in verschiedenen Alters- und Pflegeheimen erlebte, sprengte nicht selten die Grenze der Menschenwürde und Rechtschaffenheit. Sein Buch ist ein erschütterndes Protokoll der katastrophalen Zustände in unserem Pflegesystem.

»Über die Reform des Pflegesystems wird seit langem diskutiert. Wie notwendig sie wirklich ist, zeigt dieses Buch.« *Welt am Sonntag*

»Dieses Buch schockiert Deutschland.«
TV Hören und Sehen

US254

ullstein